メディカルサイエンス
遺伝子検査学

Laboratory Genetic Testing

編　集

有波忠雄

太田敏子

清水淑子

福島亜紀子

三村邦裕

近代出版

編集委員 (五十音順)

有波忠雄	筑波大学医学医療系遺伝医学
太田敏子	宇宙航空研究開発機構有人宇宙技術部宇宙医学生物学（筑波大学名誉教授）
清水淑子	慶應義塾大学先導研 GSP センター（杏林大学名誉教授）
福島亜紀子	女子栄養大学栄養学部分子栄養学
三村邦裕	千葉科学大学大学院危機管理学研究科危機管理学

執筆者 (五十音順)

天野陽子	大東文化大学スポーツ・健康科学部健康科学科
有波忠雄	筑波大学医学医療系遺伝医学
市原慶和	藤田保健衛生大学医療科学部臨床検査学科臨床遺伝学
井本逸勢	徳島大学大学院ヘルスバイオサイエンス研究部人類遺伝学
岩橋和彦	麻布大学生命・環境科学部臨床検査技術学科生理学
上田悦子	鳥取大学医学部保健学科検査技術科学
太田敏子	宇宙航空研究開発機構有人宇宙技術部宇宙医学生物学（筑波大学名誉教授）
緒方衛	防衛医科大学校臨床検査医学
香川靖雄	女子栄養大学栄養学部医化学生体エネルギー学
蒲生忍	杏林大学保健学部分子生物学
河合俊明	防衛医科大学校臨床検査医学
岸邦和	杏林大学保健学部細胞遺伝学
小林清一	北海道大学大学院保健科学研究院病態解析学
小松博義	文京学院大学大学院保健医療科学研究科生体分子機能情報解析学
近藤壽彦	群馬大学大学院保健学研究科生体情報検査科学
近藤弘	大東文化大学大学院スポーツ・健康科学研究科血液細胞分析科学
坂爪悟	獨協医科大学越谷病院小児科
坂元奈津美	京都府立医科大学大学院医学研究科血液・腫瘍内科学
佐藤雄一	北里大学医療衛生学部臨床検査学
清水淑子	慶應義塾大学先導研 GSP センター（杏林大学名誉教授）
清水信義	慶應義塾大学先導研 GSP センター（慶應義塾大学名誉教授）
曽我正宜	セキテクノトロン株式会社
滝龍雄	北里大学医療衛生学部医療検査学科微生物学
滝智彦	京都府立医科大学大学院医学研究科分子診断・治療医学
谷脇雅史	京都府立医科大学大学院医学研究科血液・腫瘍内科学
永井慎	岐阜医療科学大学保健科学部臨床検査学科
中西邦昭	防衛医科大学校臨床検査医学
西田一弘	京都府立医科大学大学院医学研究科血液・腫瘍内科学
野口恵美子	筑波大学医学医療系遺伝医学
野島博	大阪大学微生物病研究所分子遺伝研究分野
原諭吉	東京医科歯科大学名誉教授
久武幸司	筑波大学医学医療系遺伝子制御学
廣井禎之	防衛医科大学校臨床検査医学
深尾敏幸	岐阜大学大学院医学系研究科小児病態学
福島亜紀子	女子栄養大学栄養学部分子栄養学
穂苅茂	埼玉医科大学医学部医学科生化学
細貝昇	三菱化学メディエンス株式会社先端技術研究センター遺伝子分析研究部染色体第1グループ
本田克也	筑波大学医学医療系法医学
三浦富智	弘前大学大学院保健学研究科分子細胞生物学
水上令子	九州大学大学院医学研究院保健学部門検査技術科学分野生体情報学
三村邦裕	千葉科学大学大学院危機管理学研究科危機管理学
室橋郁生	埼玉県立大学保健医療福祉学部共通教育科血液学
森川一也	筑波大学医学医療系感染生物学
山田芳司	三重大学生命科学研究支援センターヒト機能ゲノミクス部門
吉田繁	北海道大学大学院保健科学研究院病態解析学

（2012年2月現在）

序

　21世紀の初頭から，分子生物学に基づいた先端技術の進展と相まって，各種の生物のゲノム情報の解読が急速に進みました．小さなゲノムをもつ300種に及ぶ微生物種はもちろんのこと，真菌・藻類，イネなどの植物，昆虫，哺乳類を含む脊椎動物など真核生物のゲノム構造が次々に明らかにされ，2003年，ついに国際連携による「ヒトゲノムプロジェクト」がヒトゲノムの解読を完成させました．遺伝子の実体であるDNA二重らせん構造が発見されてから，わずか50年後のことです．この偉業は，単にヒト遺伝子の数や配列が解明されたことに止まらず，医学を含む医療科学の分野に抜本的なブレイクスルーを与え，これまで神のみぞ知る世界であった「ヒトの設計図」の全貌が明らかになりつつあります．その結果，新たな遺伝子疾患と難治疾患との関係，癌や遺伝子疾患，感染症の迅速診断が容易になり，難治疾患とされていた多くの病にその治療法や発症メカニズム解明の糸口を与え，個体差に応じた診断・治療による医療も現実のこととなりました．

　このように，先端技術の医療への恩恵は枚挙にいとまがありません．この新時代の医療を支える遺伝子検査技術は，常に先端科学の行き先をにらみ，編み出された先端テクノロジーを検査診断技術に取り入れなければなりません．その一翼を担う臨床検査技師の役割は，きわめて大きいといえます．

　しかしながら，バイオサイエンス関連の専門書はちまたに溢れているものの，その分野の歴史がまだ浅く，そのテクノロジーは日進月歩で進歩しているため，最新の遺伝子検査技術を基本から臨床応用まで網羅的に解説した書がきわめて少ないのが現状です．今度，近代出版の発案で，『メディカルサイエンス微生物検査学』に次ぐシリーズ第2巻として発刊する運びになりました．新たな時代に即した最新のサイエンスに基づいた理論的かつわかりやすい遺伝子検査の解説書を作ることを心がけました．

　本書では，遺伝子検査技術の原理を理解するために，大きく基礎編と検査法編の2つに分け，基礎編には「細胞生物学」「細胞遺伝学」「遺伝子工学」「ゲノム科学」を盛り込み，実際の検査法編では「染色体検査法」「遺伝子検査法」「遺伝子検査の実際」「遺伝子検査の役割と課題」の4項目に分けて，図や写真を多く取り入れ，理解しやすい工夫をしています．臨床検査技師国家試験の受験を希望する学生諸氏や，専門の臨床染色体遺伝子検査師の資格取得を目指す諸氏の学習のために，各項目にチェックリストを設けています．

　私たちは，医療系大学の学生諸氏が生命体の源である「遺伝子」という分子を理解し，様々な病気に直接的ないし間接的に関与している遺伝子の動態を可視化する技術を的確に身につけるために，本書が座右の書となるよう切に願っております．そして，諸氏のさらなる飛躍に役立てばこれほど嬉しいことはありません．保健学部（医療科学），医学部，薬学部，理学部などの学生はもちろんのこと，研究者諸氏にも広くご利用いただきたいと考えております．分子生物学的手法の進展の速さは，まさに駿馬の如しです．実態に即して，よりよい解説書を目指し速やかな改訂を進めてまいる所存です．お気づきの点はご指摘いただき，ご批判・ご鞭撻を賜れば幸いです．

　本書の企画・編集にあたっては近代出版の関田晋吾氏ならびに菅原律子氏に絶大なご協力ご支援を賜りました．一同心より深謝申し上げます．

2011年12月

編集委員を代表して
太田敏子

メディカルサイエンス 遺伝子検査学

目次

I 細胞
1 細胞の機能と構造 ……… 1
1. オルガネラ ……… 1
2. 細胞応答と生体膜 ……… 4
3. 染色体 ……… 6

2 細胞分裂と細胞周期 ……… 7
1. 細胞分裂と細胞周期 ……… 7
2. 生殖細胞の形成と減数分裂 ……… 12

II 遺伝子とゲノム
1 遺伝子とは ……… 15
1. 遺伝子の構造 ……… 15
2. 遺伝子の発現と制御 ……… 19
3. 遺伝子変異と修復 ……… 23
4. 遺伝子異常と疾患 ……… 28

2 遺伝 ……… 32
1. 遺伝子型と表現型 ……… 32
2. メンデル遺伝様式 ……… 32
3. 非メンデル遺伝様式 ……… 35

3 ゲノム科学 ……… 38
1. ゲノム科学とは ……… 38
2. ヒトゲノムプロジェクト ……… 38
3. ゲノムの構造解析 ……… 39
4. ゲノムの機能解析 ……… 45
5. 構造・機能の予測 ……… 48

III 遺伝子工学
1 遺伝子組換え技術の基礎 ……… 49
1. 制限酵素 ……… 49
2. ベクターと連結反応 ……… 50
3. 宿主と遺伝子導入 ……… 54
4. 組換え体の選択と同定 ……… 54
5. クローニング法の実際 ……… 57

2 機能解析 ……… 59
1. 分子レベルでの解析 ……… 59
2. 細胞レベルでの解析 ……… 61
3. 個体レベルでの解析 ……… 63

IV 染色体検査法
1 染色体分染法 ……… 65
1. 細胞培養・標本作製 ……… 65
2. 染色法 ……… 69

2 核型分析 ……… 73
1. 核型記載の国際規約と表記のルール … 73

3 FISH法 ……… 77
1. FISH法の原理 ……… 77
2. プローブの種類 ……… 77
3. FISH法の手技 ……… 79

4 CGH法 ……… 81
1. CGH法の原理 ……… 81
2. CGH法の手技 ……… 81
3. CGHアレイ法 ……… 83

V 遺伝子検査法
1 核酸抽出法 ……… 84
1. 核酸の調製法 ……… 84
2. RNA抽出における注意 ……… 85

コラム　ゲノム解析をさらに進める総合戦略　87

2 サザンブロットハイブリダイゼーション ……… 88
1. 原理 ……… 88
2. 各ステップの解説とプロトコル ……… 88

3 ノーザンブロットハイブリダイゼーション ……… 94
1. 解析方法 ……… 94

4 PCR法 ……… 97
1. PCR反応の原理 ……… 97
2. PCR条件 ……… 97

5 RT-PCR法 ……… 100
1. RT-PCR法の原理 ……… 100
2. RT-PCR法を用いた遺伝子検査の実際 ……… 103

6 リアルタイムPCR法 ……… 105
1. リアルタイムPCR法の原理 ……… 105
2. リアルタイムPCR法の種類 ……… 105
3. リアルタイムPCR法を用いた定量法 … 106

4．リアルタイム RT－PCR 法における注意事項
　　　　………………………………………106
7　DNA マイクロアレイ法 ……………… 108
　　1．DNA マイクロアレイ法の原理…………108
　　2．DNA チップのタイプ……………………108
　　3．蛍光標識と検出法 ………………………108
　　4．SNP 解析への応用 ………………………109
　　5．CGH 法への応用 …………………………111
8　シークエンス解析………………………… 112
　　1．サンガー法 ………………………………112
　　2．マキサム・ギルバート法 ………………113
　　3．パイロシークエンス法 …………………113
　　4．質量分析法 ………………………………115
9　蛋白質解析法 …………………………… 116
　　1．SDS－PAGE ………………………………116
　　2．ウェスタンブロット法 …………………117
　　3．免疫沈降法 ………………………………117
　　4．プロテオーム解析 ………………………118

VI 遺伝子検査の実際

1　遺伝性疾患の遺伝子検査………………… 120
　　1．染色体異常症候群 ………………………120
　　2．先天代謝異常症 …………………………122
　　3．トリプレットリピート病 ………………128
　　4．インプリンティング疾患 ………………130
　　5．ミトコンドリア病 ………………………133
2　癌の遺伝子検査…………………………… 138
　　1．ヒトの発癌の分子機構 …………………138
　　2．細胞遺伝学的解析 ………………………142
　　3．分子生物学的解析 ………………………143
　　4．分子細胞遺伝学解析 ……………………145
3　移植の遺伝子検査学……………………… 148
　　1．移植における遺伝子検査の必要性 ……148
　　2．ヒト白血球抗原 …………………………148
　　3．HLA タイピングの原理 …………………148

　　4．HLA の検査方法 …………………………148
　　5．そのほかの移植に関係する遺伝子検査法
　　　　………………………………………150
　　6．HLA タイピングにおける注意点 ………150
4　個人識別遺伝子検査（DNA 鑑定）……… 151
　　1．歴史的背景 ………………………………151
　　2．検査対象 …………………………………151
　　3．検査方法 …………………………………152
　　4．個人識別検査における結果の評価（DNA 鑑定）
　　　　………………………………………152
5　細菌・ウイルスの遺伝子検査…………… 155
　　1．病原微生物の遺伝子検査 ………………156
　　2．遺伝子検査の対象となる遺伝子 ………158
　　3．遺伝子検出における注意 ………………159
6　遺伝子データベース検索システム……… 160
　　1．分子生物学的情報 ………………………160
　　2．遺伝学的情報 ……………………………162

VII 遺伝子検査の役割と課題

1　遺伝子研究と遺伝子医療の倫理………… 165
　　1．遺伝子解析研究の倫理 …………………165
　　2．医療の倫理 ………………………………167
2　遺伝カウンセリング……………………… 170
　　1．遺伝カウンセリングとは ………………170
　　2．遺伝カウンセリングのステップ ………170
　　3．遺伝子検査の適応 ………………………172
　　4．遺伝カウンセリングの必要性 …………172
3　個別化医療………………………………… 173
　　1．総論 ………………………………………173
　　2．薬物治療の際の個別化医療の実際 ……174

資料

遺伝子検査に関するガイドライン………… 177

索引…………………………………………… 179

I 細胞

1 細胞の機能と構造

　すべての生物は細胞からできている．細胞は遺伝情報を担うゲノムの存在の仕方によって原核細胞（prokaryotic cell）と真核細胞（eukaryotic cell）とに分けることができる．原核細胞は直径0.15〜10μmで核をもたず，ゲノムは細胞質に核様体（nucleoid）と呼ばれる塊として存在する．原核細胞に属するのは，真性細菌，らん藻やマイコプラズマなどの単細胞生物である．一方，真核細胞は直径20〜100μmと大きく，核膜で囲まれた明瞭な細胞核を有し，そのなかにゲノムを納めている．真核細胞は，さらにミトコンドリアや小胞体などの膜に囲まれた細胞内区画すなわちオルガネラ（細胞小器官）（図1）をもち，より複雑な構造と機能をもつ．最も単純な真核生物は酵母や原生生物などの単細胞生物であるが，真核細胞は動物や植物の構成単位にもなり，ヒトでは60兆個もの細胞が器官や組織を形成して人体の生命活動を支えている．ヒトの体を構成する細胞は元をたどると1個の受精卵に由来し，ひとりのヒトを構成する細胞は基本的にすべて同じ遺伝情報をもつ．しかし，遺伝子の発現は細胞がおかれた環境やホルモンなど様々な因子の影響を受けるので，細胞の形質は細胞によって異なる．本項では，遺伝子発現の基礎となる細胞の構造と機能について概説する．

1. オルガネラ（organelle）
A. 細胞膜（cell membrane, plasma membrane）
（図2）
　真核細胞は多くの膜系から構成されている．生体膜（biomembrane）は極性基を水相に疎水性の

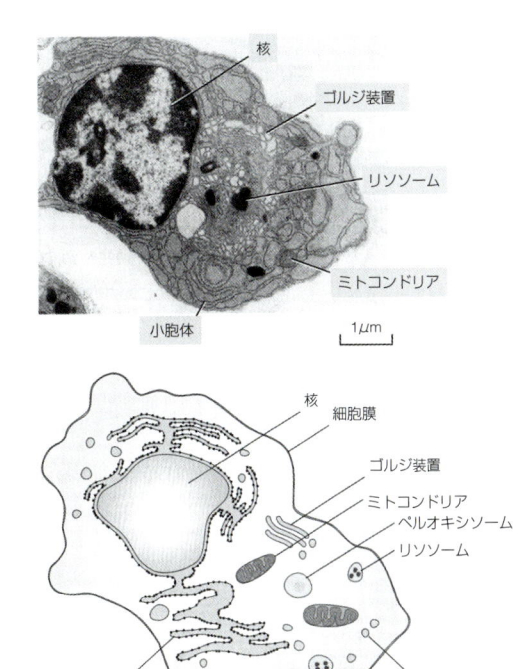

図1　真核細胞
電子顕微鏡像（上）と模式図（下）
Lodish H *et al.* : Molecular Cell Biology, 5th ed., p3, W.H.Freeman & Company, 2003より一部改変

脂肪酸炭素鎖を膜内部に向けてリン脂質が並んだ単位膜（unit membrane）と呼ばれる二層構造の厚さ5nmの膜に，さらに蛋白質や糖脂質，コレステロールが加わって構成される．細胞膜は細胞の内外を物理的に隔てる膜で，選択的物質透過・輸送能，レセプター能や周囲組織との接着能などを有する．輸送能やレセプター能をもつ蛋白質は膜を貫通したり膜に強固に結合していることが多

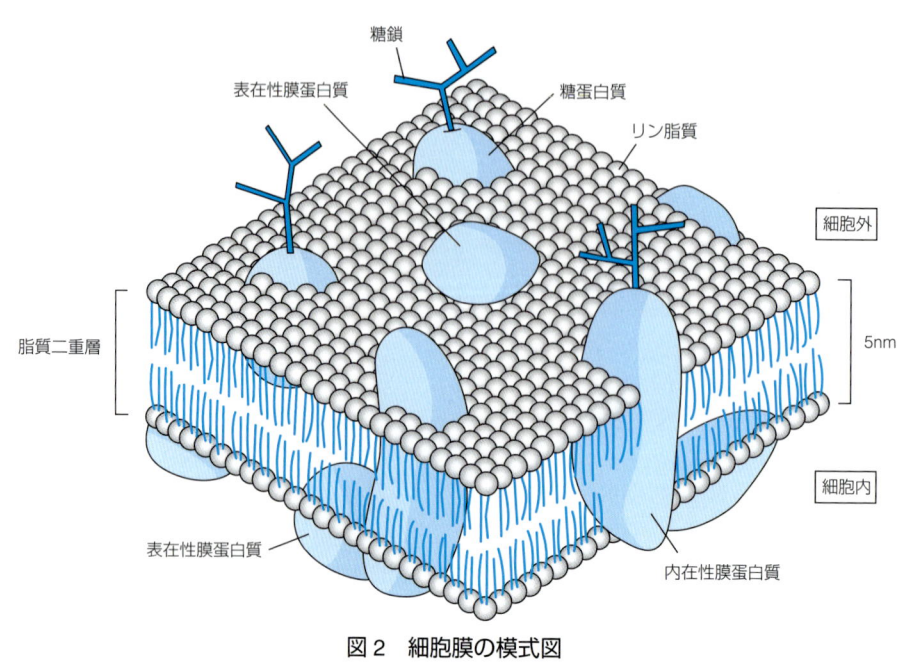

図2 細胞膜の模式図
丸はリン脂質の極性基を，青線は疎水性の脂肪酸鎖を表す．内在性膜蛋白質の一次構造には疎水性アミノ酸が20〜25個連続した膜貫通領域がみられ，その部分が脂質二重層と接する

く，このような蛋白質は内在性膜蛋白質と呼ばれる．それに対し，膜表面に結合する蛋白質は表在性膜蛋白質と呼ばれる．また，細胞膜の内側には膜裏打ち構造と呼ばれる網目構造体がみられ，アクチンなどの収縮性蛋白質が含まれ，細胞膜に強度と変形能を与えている．

生体膜を構成するリン脂質分子は膜面内を側方向に激しく動き回り，膜はあたかも液体のような流動性（fluidty）を有し，図2に示すように膜蛋白質は脂質の海に漂っている．また，コレステロールやスフィンゴ脂質に富む脂質ラフト（lipid raft）と呼ばれる直径数10 nmの膜領域がしばしば現れ，膜蛋白質の足場になることが知られている．このように生体膜は，微視的には大きく変動している構造体と考えられている．

B. 細胞核（cell nucleus），核（nucleus）（図3）

核は細胞内で最大のオルガネラで細胞の中央付近に位置し，核膜（核エンベロープ，nuclear envelope）と呼ばれる内外2枚の生体膜に包まれる．核外膜は後述の小胞体膜と連続している．核内にはDNAとヒストンからなるクロマチンを保持する．ヒトの細胞には30億塩基対（base pair：bp）ものDNAが2組あり，高度に組織化された様式で折り畳まれている（後述）．DNAの遺伝情報は核内で転写と呼ばれる過程でメッセンジャーRNA（mRNA）の塩基配列に移され，RNA編集や修飾を受けて成熟mRNAとなる．mRNAは核膜に開いた直径10 nmほどの核膜孔（nuclear pore）を通して細胞質に送り出され，蛋白質合成の際にアミノ酸の並び順（蛋白質の一次構造）情報を提供する．核内にはリボソームRNAの合成の場である核小体（nucleolus，仁）と呼ばれる濃染顆粒を光学顕微鏡でみることができる．

C. 小胞体（endoplasmic reticulum）

小胞体は生体膜で包まれた不定形の袋で核近傍の細胞質に分布する．小胞体は細胞質面にリボソームを結合した粗面小胞体（rough ER）と結合していない滑面小胞体（smooth ER）とに分けられる．細胞内の可溶性蛋白質は小胞体に結合していない遊離リボソーム上で合成されるが，膜蛋白

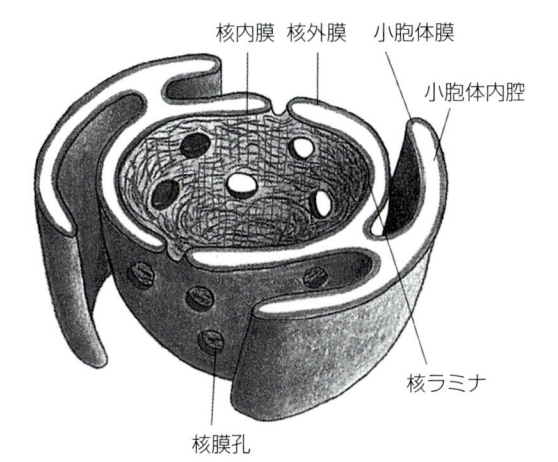

図3 核

核外膜から小胞体膜への移行を示す．核内膜の内側を核ラミナと呼ばれる線維状蛋白質の網目構造体が覆い，核膜に強度を与えるとともに，クロマチンの足場としても働く．核膜孔は内膜と外膜を貫通する核膜孔複合体と呼ばれる超分子構造物からなり，核と細胞質間の物質輸送を制御している

Alberts B *et al.* : Molecular Biology of the cell, 5th ed., p705, Garland Science, 2008 より一部改変

質や細胞外に分泌される蛋白質は膜結合型リボソーム上で合成され，新生ペプチド鎖は合成される都度，小胞体内腔に取り込まれる．粗面小胞体内腔にはペプチド鎖の切断，高次構造の構築や糖鎖付加などにかかわる様々な酵素が存在し，新生ペプチドのプロセシングが行われる．ペプチドはその後 COP（coat protein complex）Ⅱ小胞と呼ばれる膜小胞に載せられてゴルジ装置に運ばれる．また，小胞体膜には Ca^{2+} を細胞質側から小胞体内腔へ輸送するカルシウムポンプが存在し，細胞質の低 Ca^{2+} 濃度維持にかかわっていて，滑面小胞体が Ca^{2+} の貯蔵庫として働く．小胞体膜細胞質面では炭素数16以上の脂肪酸鎖の伸長や不飽和化，シトクロム P450 の水酸化や解毒，コレステロール生合成，ステロイドホルモンの生合成などが生じる．

D. ゴルジ装置（Golgi apparatus）

ゴルジ槽（Golgi cisternae）と呼ばれる袋状の膜構造体が数枚重なったゴルジ層板（Golgi stacks）として細胞質に存在する．小胞体から送られたペプチド鎖はゴルジ装置でさらに糖鎖付加や脂質付加などの修飾を経て成熟蛋白質となり，小胞輸送により目的地に送り出される．ゴルジ層板のうちで小胞体から蛋白質が入ってくる側をシスゴルジ，分泌小胞に載せて送り出す側をトランスゴルジと呼び，その間をメディアルゴルジと呼ぶ．トランスゴルジには網目構造のトランスゴルジネットワーク（TGN）と呼ばれる領域があり，そこで蛋白質が輸送先別に仕分けられ，目的地に向けて小胞輸送によって送り出される．ゴルジ槽はきわめて動的な膜構造体で，高速ライブイメージングを用いた最近の研究から，新生ペプチドを積んだ COP Ⅱ小胞同士が融合をしてシスゴルジ槽を形成し，シスゴルジ槽はペプチドを含んだまま細胞膜方向に移動しながら次第にメディアルゴルジ槽，次いでトランスゴルジ槽へと性質を変えてゆくことが明らかになった．プロセシングに必要な酵素類は COP Ⅰ小胞による逆輸送によって供給されると考えられている．

E. ミトコンドリア（mitochondria）

細胞が必要とする ATP の大部分を生産するオルガネラで，2枚の生体膜に包まれ，内膜はひだ状になって表面積を広げている．内膜に囲まれた空間をミトコンドリアマトリックスと呼ぶ．ミトコンドリアは細胞あたり数百個から数千個存在し，代謝によって得た還元力を用いて ATP を産生し，その過程で酸素分子を消費して水分子を生成する．またミトコンドリアマトリックスではクエン酸回路や脂肪酸 β 酸化が生じる．ミトコンドリアは独自の環状 DNA（ヒトでは16.5kbp）をゲノムとしてもち，自前の蛋白質合成系をミトコンドリアマトリックスにもつ．呼吸鎖の酵素と ATP 合成酵素の一部がミトコンドリアゲノムにコードされているが，ミトコンドリア蛋白質の大部分は核 DNA にコードされ，細胞質の遊離リボソームで合成されて前駆蛋白質の形でミトコンドリアに運ばれ組み込まれる．

呼吸鎖から発生する活性酸素と弱い DNA 修復能のため，ミトコンドリアゲノムは核ゲノムより

も高率で変異し，ミトコンドリア DNA の異常による疾患が存在する（133 頁参照）．

F. リソーム（lysosome）

リソーム膜に囲まれた直径 0.2 〜 0.5μm の小胞で細胞質に存在する．内腔には酸性加水分解酵素すなわちリソーム酵素を 50 種以上も含み不要分子の加水分解を行う．リソームは，内腔に分解すべき基質分子をまだ取り込んでいない 1 次リソームと，エンドソームやオートファゴソームが 1 次リソームと融合して生じた 2 次リソームとに大別できる．エンドサイトーシス（endocytosis）によって細胞外からエンドソームに取り込まれた高分子や微生物，オートファジー（autophagy，自食作用）によってオートファゴソームに取り込まれた細胞内分子や細胞小器官などを加水分解する．2 次リソーム膜には H^+ を輸送する V 型プロトンポンプが発現され，リソーム内腔を pH5 程度に保持している．リソーム酵素にはプロテアーゼ，グルコシダーゼ，リパーゼ，ヌクレアーゼ，ホスファターゼなどが含まれる．これらの酵素の欠損はリソーム内に未消化物の異常蓄積を生じて細胞機能を損なうリソーム病を起こすことがある．またリソームの形態形成にかかわる蛋白質の異常や欠損による疾患も知られている．リソームは動物細胞にのみみられ，植物や酵母では液胞や空胞がこれに相当する．不用物はエキソサイトーシス（exocytosis）によって細胞外に廃棄される．

G. ペルオキシソーム（peroxisome）

0.1 〜 0.2μm 程度の小胞で肝細胞と腎上皮細胞に豊富に存在する．酸素分子を用いた酸化によって，炭素数 22 以上の長鎖脂肪酸炭素鎖の短縮，胆汁酸の合成，グリセロールエーテル型脂質の合成など様々な代謝にかかわる．ペルオキシソーム機能不全症として副腎白質ジストロフィー（adrenoleukodystrophy：ALD）が，ペルオキシソーム形態形成異常症として Zellweger 症候群などが知られている．

2. 細胞応答と生体膜

A. シグナル伝達（signal transduction）

多細胞生物を構成する個々の細胞は周囲の組織や他の細胞との相互関係のなかで生きており，周りの状況に応じて代謝調節，細胞分化や分裂などを行う．このような現象は細胞応答と呼ばれ，特異的レセプターが外界からの情報を検知し，最終的に核にまで情報を伝えて特定の遺伝子の発現に影響を与えることによってなされる．多細胞生物では離れている細胞や組織に情報を伝えるために，神経系を介した情報伝達と血液や体液などを介した液性因子による情報伝達とが存在する．液性因子にはヒスタミンなどのオータコイド（autacoid，局所ホルモン），ホルモンやサイトカインが含まれる．これらの液性因子は標的細胞の細胞膜表面に発現する特異的レセプターによって認識されるが，チロキシンやステロイドホルモンなどの脂溶性分子は拡散によって細胞膜を通過できるため，それらに対するレセプターは細胞内に存在する．レセプターに情報伝達分子が結合するとレセプターの蛋白構造に変化を生じ，その情報が細胞内部に伝達される．次いでその刺激は，細胞内でリン酸化カスケードを開始し，サイクリック AMP（cAMP），cGMP，Ca^{2+} やイノシトール三リン酸（IP3）などのセカンドメッセンジャーの濃度変化を引き起こし，最終的に細胞核に伝えられる．この現象は細胞内シグナル伝達と呼ばれ，レセプターや細胞によって様々なシグナル伝達様式が知られている（図 4）．

B. 細胞骨格（cytoskeleton）（図 5）

細胞内には縦横にアクチン線維，微小管線維や中間径フィラメントと呼ばれる線維構造物が張り巡らされ，細胞の形態維持，小胞輸送やオルガネラの配置などに働く．これらの線維構造は細胞骨格と呼ばれる．前述の膜裏打ち構造も細胞骨格に属し，インテグリンファミリーなどの膜蛋白質を介して細胞外マトリックスとも連結し細胞間の情報伝達にかかわる．

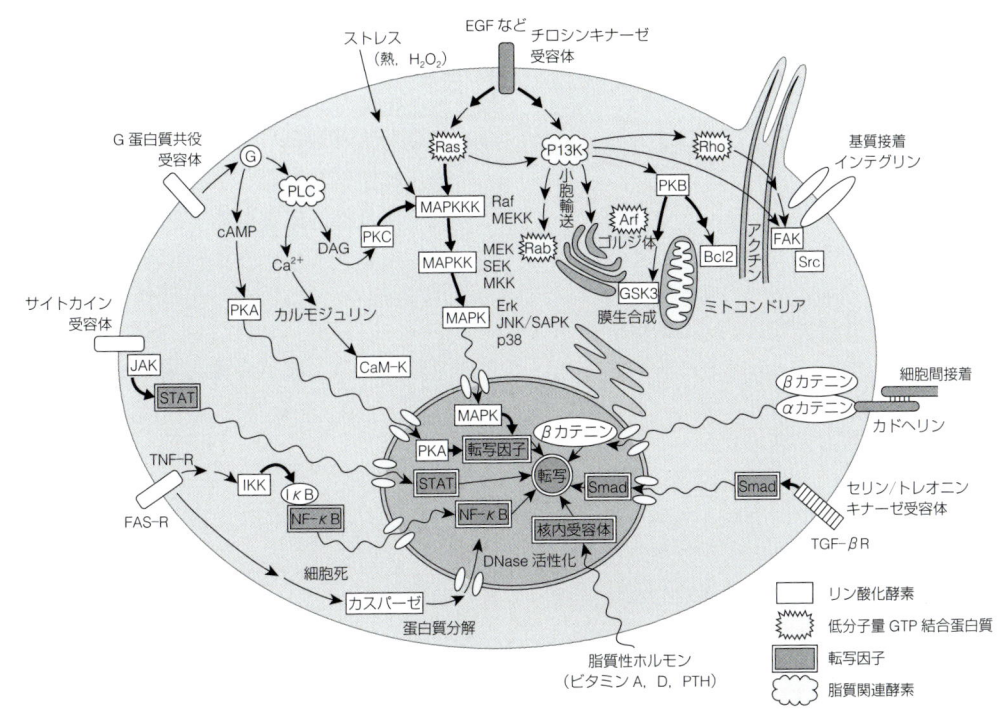

図4　細胞内シグナル伝達
原　諭吉ほか編：スタンダード生化学，p221，文光堂，2004より一部改変

C. 細胞外マトリックス（extracellular matrix）

多細胞生物では，細胞と細胞の間隙は細胞が分泌する生体高分子からなる細胞外マトリックスと呼ばれる物質で満たされ，細胞間接着，細胞間情報伝達と物理的強度の保持などに働いている．細胞外マトリックスはコラーゲン線維，エラスチン線維とプロテオグリカンゲルなどから構成され，さらにフィブロネクチン，ラミニンやカドヘリンなどの糖蛋白質も含まれる．

D. 物質輸送

生体膜は疎水性であるため，イオンや水溶性分子は拡散によって通過することはできない．したがって分子の輸送には特異的な輸送体を必要とする．細胞膜には，栄養分子や前駆体分子の取入れと不要分子排出のために選択的な輸送系が備わる．また，オルガネラ膜にも様々な輸送系が発現し，特定の分子を細胞質とオルガネラ間で輸送することによって細胞内の代謝を支えている．これ

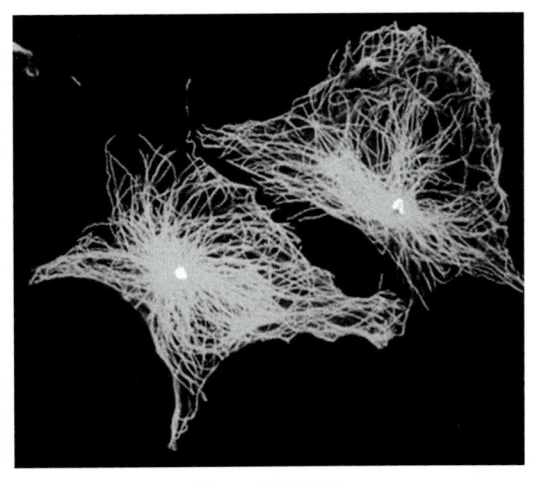

図5　細胞骨格
CHO細胞の微小管の蛍光抗体画像．細胞内に広がる微小管のネットワークがみえる
Lodish H *et al.* : Molecular Cell Biology, 5th ed., p178, W.H.Freeman & Company, 2003より一部改変

らの輸送系にはエネルギーの供給の仕方によって，イオンチャネルなどの受動輸送，ATPのエネルギーを直接利用するイオンポンプなどの能動輸送とNa^+やH^+の濃度勾配を動力源とする共役輸送がある．

E. 代　謝

　細胞が生きてゆくために必要なすべての化学反応を代謝と呼び，真核細胞では栄養分子からATPの形の化学エネルギーを得るためのエネルギー代謝と，細胞の維持・生育・分化・分裂のための生体分子合成過程とが含まれる．

　好気条件では解糖系，クエン酸回路，β酸化などによって糖質，脂質とアミノ酸を炭酸ガスにまで分解し，炭素-炭素間の結合エネルギーをミトコンドリア内膜の内外のプロトン濃度勾配に変換し，その電気化学ポテンシャル（electro-chemical potential）を用いてATPの合成が行われる．糖新生，脂肪酸合成系やグリコーゲン代謝系は個体内のエネルギー安定供給のために働く．

　生体分子合成のための前駆分子の供給には，アミノ酸生合成系，ヌクレオチド代謝，コレステロール合成系，ペントースリン酸回路，尿素回路などがかかわり，生体高分子の合成には蛋白質合成系やDNA複製系などが働く．

3. 染色体（chromosome）

　遺伝物質であるDNAはヒトではきわめて細長い分子であるが，体積を小さくして細胞核に納まるためにヒストンなどの強塩基性蛋白質と結合しクロマチンと呼ばれる複合体を形成する（17頁参照）．細胞分裂期以外の時にはクロマチンは伸長した長い形状であるが，分裂期には棍棒状に凝集した染色体として光学顕微鏡で観察できるようになる．ヒト体細胞には22対の常染色体と1対の性染色体が存在する．

　分裂中期の染色体は複製によって作られた全く同じ遺伝情報をもつ染色分体（姉妹染色分体）から構成される．染色体のくびれ部分は動原体（centromere, cen）と呼ばれ，分裂の際に紡錘糸の付着部となる．動原体から末端までの部分は，その距離の短い方を短腕（p），他方を長腕（q）と呼ぶ．また，13，14，15，21，22番の各染色体では短腕の先に突出した部分がみられ，付随体（s）と呼ばれる．染色体の両端にはDNA複製を末端まで正確に行うためのテロメアと呼ばれる特別な構造がある．

　私たちの体細胞は，細胞あたり父親と母親それぞれに由来する2セットの遺伝情報を含み，二倍体（diploid）と呼ばれる．一方，減数分裂によってできた卵子や精子は，細胞あたり1セットの遺伝情報しかもたず一倍体（haploid）と呼ばれる．

（原　諭吉）

チェックリスト
□原核細胞と真核細胞の構造的な違いを述べよ．
□典型的な動物細胞の構造を描き，各オルガネラの役割を述べよ．
□細胞膜の構造と特徴を述べよ．
□細胞のシグナル伝達の重要性とその仕組みを述べよ．
□細胞骨格と細胞外マトリックスの種類と役割を述べよ．

I 細胞

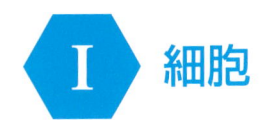

2 細胞分裂と細胞周期

1. 細胞分裂と細胞周期
A. 細胞周期とは何か

　細胞周期（cell cycle）はDNAが複製により2倍に生合成されるために必要なS（DNA synthesis）期と，染色体が2つの娘細胞へ分配されるM（mitosis）期に分けられる．卵子が受精してすぐ後の発生のごく初期にはこの2つの時期が4回ほど繰り返されるが，その後はS期の前にG1期（gap 1），M期の前にG2期（gap 2）と呼ばれる外観は際立った変化を観察できない準備期間が出現する（図1）．

B. 細胞周期エンジンとブレーキ
a. 細胞周期エンジン：サイクリン・CDK複合体

　細胞周期を順番どおりに進行させる役割を担うのは細胞周期エンジンと呼ばれるサイクリン（cyclin）・CDK（cyclin-dependent kinase）複合体である（図2A）．サイクリンは細胞周期のある時期でのみ発現されてCDKを活性化し，その後はすぐに分解される．CDKは標的となる蛋白質のセリン（Ser），あるいはスレオニン（Thr）を細胞周期のある時期でのみリン酸化することで活性化する．ヒトでは現在までにサイクリンA, B, C, D, E, F, G, H, I, K, L, M, O, P, Tという15種類のサイクリンが知られている．さらにサイクリンAには2種類，Bには2種類，Dには3種類，Eには2種類，Gには2種類のサブタイプが報告されている．CDKにもCDK1～CDK20という20種類の類似蛋白質がみつかって機能解析が進んでいる．

　これらは組合せと働く時期が異なる．例えば，

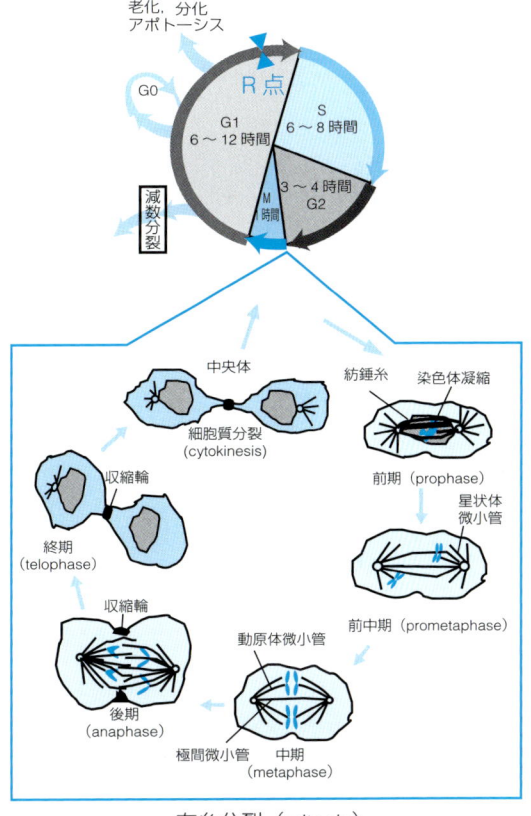

図1　真核生物の細胞周期の概念図
細胞周期は細胞が分裂するM期とDNAが複製により2倍に増えるために必要なS期，およびこの2つを埋めるG1期，G2期の4つに分けられる．中心体はS期の開始とほぼ同時に倍加し，S/G2の間に移動して核の両側に並ぶ．M期は形態の変化が大きく，前期，前中期，中期，後期，終期の5つに分けられる

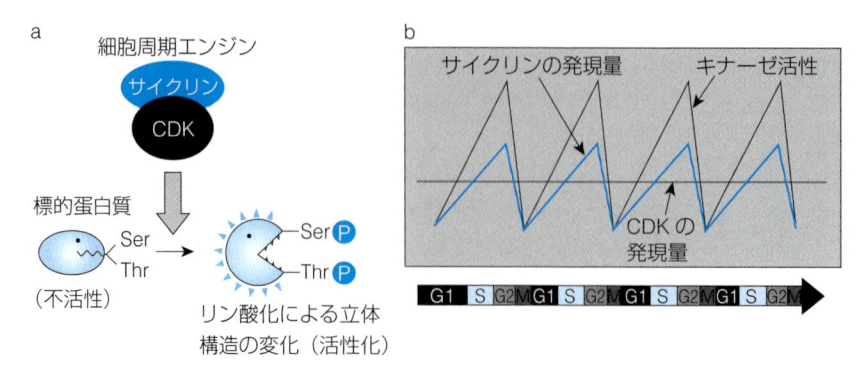

図2A 細胞周期エンジンは蛋白質リン酸化酵素である
a：細胞周期エンジンは2つの因子（サイクリン・CDK）でできており，ほかの蛋白質のなかに含まれる特定のSerあるいはThrをリン酸化する蛋白質キナーゼとして働く
b：CDKでなくサイクリンの周期的な発現によってキナーゼ活性の周期性が達成される

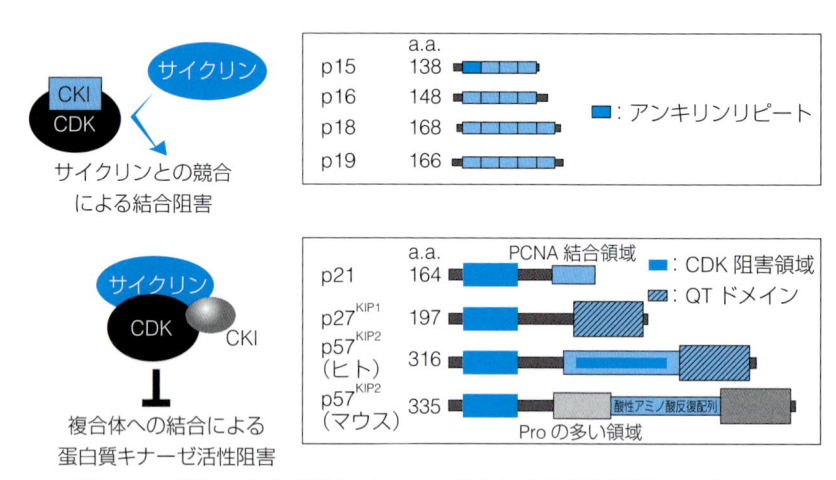

図2B 2グループ（8種類）のCKIの結合による細胞周期エンジンの蛋白質キナーゼ活性阻害の仕組み

CDK2はG1後期からG1/S期にかけてサイクリンEと結合するが，S期に入るとサイクリンEは分解されるため，主としてサイクリンAと複合体を形成するようになる．また，サイクリンDはG1中期から後期にかけて発現し，CDK4，CDK6と結合して活性化する．

b. 細胞周期のブレーキ：キナーゼ阻害蛋白質CKI

細胞周期エンジンにはCKI（CDK inhibitor）と呼ばれるブレーキ役の阻害蛋白質が8個存在する．これらは2グループに分類され，それぞれが異なる様式でサイクリン・CDKのキナーゼ活性を阻害する．第1グループにはp15, p16, p18, p19が含まれ，いずれもCDK4, CDK6と強固に結合してサイクリンを排除し，細胞周期をG1期で停止させる．第2グループにはp21, p27, p57が含まれ，いずれも複数種類のサイクリン・CDK複合体を押さえ込むように結合してキナーゼ活性を阻害する（図2B）．これらが欠損するとキナーゼ活性が暴走して細胞は際限なく分裂し始め，癌細胞となる．実際，p16は同じ遺伝子座にコードされるARFとともに重要な癌抑制遺伝子経路であるRB経路とp53経路を連結しているため（図3A），その破綻は癌の悪性化を引き起こす．そこでは脱リン酸化も重要な役割を果たす（図3B）．

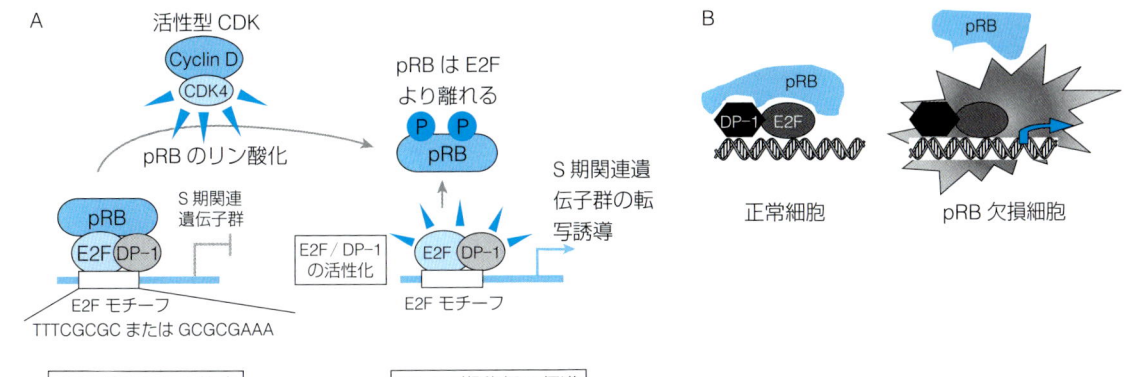

図3 周期的な発現制御とリン酸化

A：S期（DNA複製）開始に必要な遺伝子群が，転写制御因子E2F/DP-1によって転写誘導される．標的遺伝子上流の制御領域にはE2F/DP1が特異的に結合する塩基配列（TTTCGCGCまたはGCGCGAAA）が存在する．ヒトでは6種類のE2F様蛋白質（E2F-1〜E2F-6）と2つのE2F類似なDP（DP1, DP2）が，多彩な組合せでE2F/DP二量体を形成して必要な時期に活性化する．

E2F/DP1はG1/S期以外ではpRB（Rb：retinoblastoma）に覆われて不活性化されている．G1期の後期に差し掛かると，細胞周期エンジン（サイクリンD/CDK4やサイクリンD/CDK6）が活性化され，pRBをリン酸化し，pRBの立体構造を変えてE2F/DP1から遊離させる．抑制が解かれて活性化したE2F/DP1複合体は，一斉にS期開始に必要な遺伝子を転写誘導し，S期が開始する．ヒトではpRBと類似なp107, p130も同様な制御機構で他の場所で働いている．

B：癌抑制遺伝子（pRB）が変異すると常にリン酸化されているのと同じ状態になって，E2Fが常に活性化され，細胞周期が進行し続ける．これが，pRBの欠損が細胞を癌化する理由である

C. 周期的な発現制御

細胞周期の特定の時期にだけ一群の遺伝子を発現させる仕組みが順調な細胞周期の進行を保証している．この制御は主としてG1期からS期へ移行する時期で起こり，細胞周期エンジン（サイクリン・CDK複合体）がpRBという蛋白質をリン酸化することから始まる．pRBの役割は細胞増殖を促進する蛋白質が働けないよう押さえ込むことである．pRBがリン酸化されると，S期関連因子群から外れるため，抑制が解かれたS期関連遺伝子群の転写が誘導される．

ここで，細胞周期ブレーキのCKIによって細胞周期エンジンが不活性化されると，リン酸化標的であるpRBをリン酸化することができず，pRBがいつまでもS期関連因子群を阻害し続ける．その場合には細胞周期はG1/S期に停止する．

D. 周期的な分解制御

周期的な分解制御も細胞周期の進行を保証する．その仕組みは2つの過程に分けられる（図4）．

a. ユビキチンの付加

目印をつけるステップで，ユビキチン（Ub：ubiquitin）と呼ばれる76個のアミノ酸が標的蛋白質のリジン（Lys）残基に複数個付加される．この付加反応を触媒する酵素はユビキチン活性化酵素（E1：Ub activating enzyme），ユビキチン結合酵素（E2：Ub conjugating enzyme），ユビキチンリガーゼ（E3：ubiquitin protein ligase）で，これらはユビキチン修飾複合体を構成する．標的蛋白質の特異性を決定するのはE3で，標的蛋白質の特定アミノ酸（Ser・Thr）のリン酸化をユビキチン化の指令と認識する．

b. プロテアソームによる分解

ユビキチン化された蛋白質をみつけて分解するステップで，プロテアソーム（proteasome）と呼

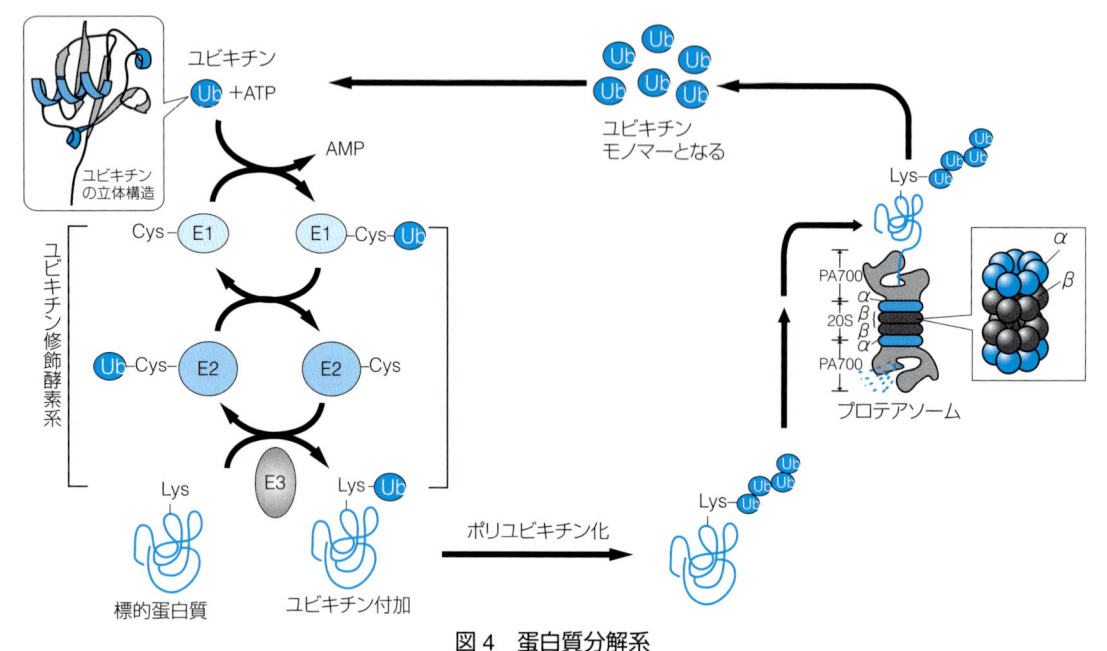

図4 蛋白質分解系
ユビキチンを目印とした蛋白質分解の仕組み

ばれる巨大な複合体が標的蛋白質をATP依存的にアミノ酸まで分解する．このとき，ユビキチンはアイソペプチダーゼにより標的蛋白質からはずされて再利用される．プロテアソームは7個ずつのα，βサブユニットが4層に重なった円筒型構造（$\alpha_7\beta_7\beta_7\alpha_7$）の両端に1分子ずつV字型の粒子が結合しており，標的蛋白質は円筒を通過する際に分解される．

c. 細胞周期の制御

細胞周期制御には2つの複合体（SCFとAPC/C）が連動してG1/S期とM期を制御している．SCFは4つの制御蛋白質を結びつけており，S期の進行を制御する．APC/Cは10種類以上の巨大な複合体で，M期で働く．

E. 染色体分配と細胞分裂

顕微鏡観察によって染色体の大きな変化が観察されるのがM期で，前期（prophase），前中期（prometaphase），中期（metaphase），後期（anaphase），終期（telophase）の順番で短時間（約60分）のうちに進む（図1）．S期開始に連動して複製した中心体（centrosome）が核膜に沿って移動して核膜の両端に位置するM期の直前（G2期）には，染色体がコンデンシン（condensin）の働きで凝縮する．それに連携して核膜が消失すると中心体の周りに微小管構造中心（microtubular organizing center：MTOC）ができて，そこから中空の管状に重合したチューブリン（tubulin）からなる微小管（microtubule）が伸びてくる．紡錘糸（spindle）とも呼ばれる，この微小管は染色体の中央にある動原体に付着すると個々の染色体を押して細胞の中心部（赤道面）へ一列に整列させる（中期）．染色体はS期でDNA複製を終えたあと速やかに連結複合体（コヒーシン：cohesin）によって「外側から紐で結わえるように」つながれている（図5）．

染色体の整列が完了したというシグナルはセパレース（separase）と結合することで，その働きを阻害していたセキュリン（securin）のリン酸化によって伝えられ，それを感知したAPC/Cがユビキチン化することでAPC/C複合体がプロテアソームへ運ばれて分解される（図5）．活性化

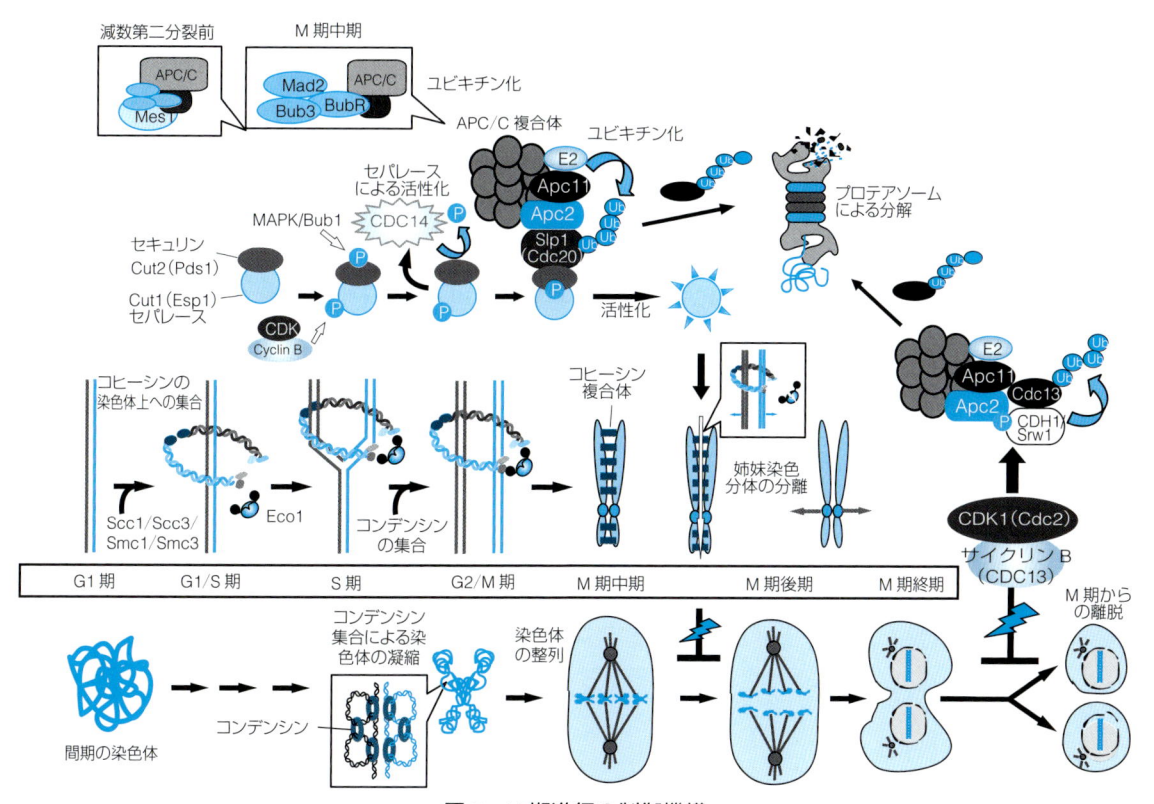

図5　M期進行の制御機構

複製が起きるとすぐに父母由来の姉妹染色体同士はバラバラにならないようにコヒーシン（鎖状の構造をもつ）によって輪状に包み込むように連結される．G2/M期になると類似の鎖構造をもつコンデンシンが集合することで染色体が凝集する．M期中期の後半で，染色分体の赤道面における整列が完了したというシグナルを受けるとコヒーシンがセパレースによって切断される．セパレースはそれまで，セキュリンの結合で活性を阻害されていたのだが，セキュリンはサイクリンB/CDK1によってリン酸化されていた部位がCDC14によって脱リン酸化されると，それを感知したAPC/Cによってユビキチンを付加されてしまう．すると，それを認識したプロテアソームによって壊されてしまうため，もはやセパレースを阻害できなくなり，コヒーシンは分断される．こうしてコヒーシンからの束縛が解けた姉妹染色分体は，すぐさま紡錘糸に引っ張られて娘細胞へと分配され，M期が終了する．この時，サイクリンB（分裂酵母ではCDC13）もSrw1によってユビキチンが付加されてからプロテアソームによって分解され，その後で細胞は次のG1期へ進むことができる仕組みとなっている

されたセパレースがコヒーシンを切断すると，個々の染色分体は紡錘糸によって核の両極側へ引っ張られて後期に進む．後期が数分で終了すると，核膜が再び構築されて分配された染色体を囲みながら，細胞質の中央が収縮輪（アクチンリング）によってくびれて細胞は2つに分裂する（終期）．その後，分裂した細胞は新たなG1期を始める．

F. チェックポイント制御

細胞周期の進行中に異常が起こると一旦停止させて修復するための時間稼ぎをする仕組みが備わっている．これをチェックポイント制御機構と呼ぶ．正常な細胞周期を進行するために，DNA障害，DNA複製，紡錘体形成，染色体分離など重要なステップにチェックポイントがある．チェックポイントのシグナルは主に蛋白質のリン酸化によって伝達される．悪性化癌細胞ではこの機構に異常が起こっており，染色体が細胞分裂後に娘細

胞に均等に分配されなくなって，増殖ごとに異常が蓄積する．

a. DNA損傷チェックポイント

DNAの損傷を検知してG1後期あるいはG2期で細胞周期停止を起こす「DNA損傷チェックポイント制御」は以下のような仕組みで起こる．まずDNAに生じた傷は修復酵素複合体により感知されてATM（ataxia-telangiectasia mutated）あるいはATR（ataxia-telangiectasia mutated related）というリン酸化酵素（キナーゼ）を活性化し，標的であるChk1キナーゼあるいはChk2キナーゼをリン酸化し活性化する．活性化されたキナーゼは脱リン酸化酵素として細胞周期エンジンを活性化する能力をもつ因子の216番目のセリンをリン酸化する．リン酸化された因子は別の因子に補足されて作業場である核の外へ運び去られるため，M期を開始させるCDK1が働くことができない．そのため，修復までの時間の余裕が生じる．

DNA損傷のシグナルを受けてp53により転写誘導されたp21は，いくつかのCDK複合体に結合してリン酸化活性を阻害する．サイクリンD1/CDK4を阻害した場合には細胞はS期に進めなくなってG1期で細胞周期を停止する．さらにp21はDNAポリメラーゼの活性化因子であるPCNAとも結合してDNA複製を阻害してS期進行を阻止する．

b. 紡錘体形成チェックポイント

M期の中期から後期への移行は紡錘体形成チェックポイントによって制御される．そこでは，紡錘体と動原体（染色体の中心部分：セントロメア）の結合状態が感知されており，M期後期での姉妹染色分体の分離が，全染色体が正しく紡錘体に付着した場合にのみ起こるよう制御している．紡錘体の形成に失敗していると，各種因子がリン酸化により活性化され，分裂後期開始に必要なAPC/C活性化因子の活性を阻害し，姉妹染色分体の分離を阻止する．

一方，「チェックポイント制御がかかって細胞周期停止が指令されているにもかかわらず，しばらく時間がたつと傷害が残ったまま指令を無視して細胞周期を再開してしまう現象」を説明するための"適合（adaptation）"という概念も重要である．この「緩いチェックポイント制御」という特徴をもつ哺乳動物細胞は癌化しやすい性質を元来もっているということもできる．

2. 生殖細胞の形成と減数分裂

精子・卵子という生殖細胞の形成において進む減数分裂は，①遺伝子組換え，②還元分裂，③2回連続して起こる核分裂という3つの特徴をもつ点で体細胞の細胞周期とは異なる仕組みで進行する（図6）．すなわち，減数分裂では，染色体が複製した後に，両親由来の相同染色体が対合・分離して染色体数が半減する減数第一分裂（meiosis Ⅰ：MⅠ）と，複製された姉妹染色体が均等に分離する減数第二分裂（meiosis Ⅱ：MⅡ）が連続して起こる．減数分裂の研究は哺乳動物では困難だが，分裂酵母というモデル生物を使って明らかにされた．

A. 減数分裂特異的な遺伝子発現

これらの仕組みを特徴づけるのは減数分裂でしか発現されない多数の遺伝子である．分裂酵母では，それら多数の遺伝子から転写されるmRNAはDSRと呼ばれる塩基配列をもっており，体細胞分裂で間違って発現されるとDSRにMmi1と呼ばれる蛋白質が結合して分解を促進してしまう．栄養増殖期には，Mmi1は核内に多数の点状に分布するが，減数分裂前期には，これらの点状構造は核内のMei2ドットと呼ばれる一点に凝集してmRNAが分解から保護される．これらの結果は，分裂酵母で示されたものだが，ヒトでも同じような仕組みが働いていると推測される．

B. 遺伝子組換え

S期において複製された染色体がMⅠの直前で起こる遺伝子組換え（meiotic recombination）では両親由来の遺伝情報を部分的に交換する．そこではまず父母由来の染色体が交差し，そこから少しずつ入れ替わることで断片的に混ぜ合わされる．その結果，個々の精子や卵子は父母の遺伝子

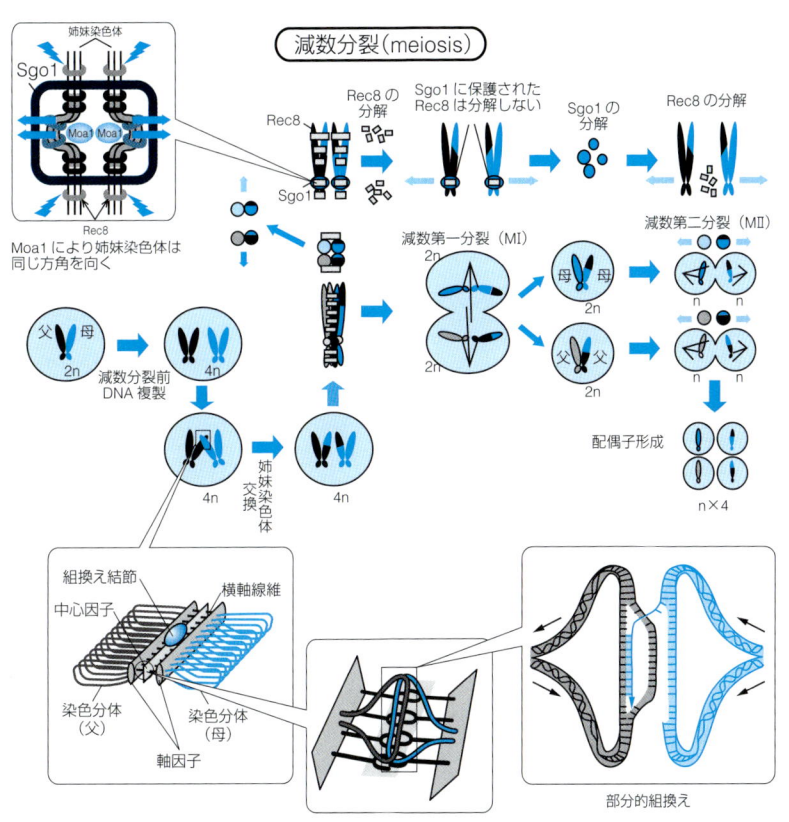

図6 体細胞分裂と減数分裂の違い

の組合せを少しずつ異なった割合で引き継ぐ．子どもの特徴が，ある点では父親似でも他の点では母親似であったり，その程度が子ども同士で少しずつ違ったりする理由はここにある．その結果，地球上には多種多様な生物が棲息するようになり，少々の環境激変が起きたときにも多様な生物のいずれかが適応して生き延びてきた．すなわち，生物の多様化を加速させた進化に大きく貢献したのである．

C. 還元分裂の仕組み

姉妹染色分体（sister chromatid）は，MⅠでは父あるいは母に由来した一対の姉妹染色体が分離することなく娘細胞に分配される（図6）．この染色体の挙動は体細胞分裂のM期におけるものとは大きく異なるため特別に還元分裂（reductional division）と呼ばれる．

実際，体細胞分裂では父母由来の染色体が2倍（4n）になったうえで，（父母）と（父母）の組合せで染色体分配が起こるが，還元分裂では（母母）と（父父）の組合せで分配されるため，動原体が離れることなく同じ方向に引っ張られる．分裂酵母において，この仕組みを支えているのはMoa1とSgo1と呼ばれる，減数分裂の間だけ発現されている2つの蛋白質である（図6）．Sgo1は動原体に局在して（母母）と（父父）の染色体をつなぎとめているコヒーシンのうち動原体の周りに存在するものだけを分解から守っている．そのお陰で，（母母）と（父父）の染色体はMⅡにおける染色体分配の時期までつなぎとめられたままでいられる．Moa1も動原体に局在するが，その働きはSgo1のお陰で離れないようになった動原体を同じ方向へ向かせることで，（母母）あるいは（父父）の染色体が紡錘糸により同じ方向へ

引っ張られて還元分裂が達成できる．

D. 2回連続して起こる核分裂の仕組み

連続して起こるMⅡでは，体細胞分裂と同様に父のみ，あるいは母のみ由来の一対の姉妹染色体が均等に分配される（図6）．その結果，それまで二倍体（diplopid）であった染色体が一倍体（haploid）となり4つの娘細胞（配偶子）に分配されていく．

体細胞分裂ではM期の終了時までにサイクリンは分解されて消失することで，次のG1期に侵入できるようになるが，減数分裂では，減数第一分裂後期でもサイクリン量は半減するだけで消失しない．このサイクリンの分解を抑制しているのが，MⅠからMⅡの後半にかけてのみ強く発現されるMes1である．Mes1はサイクリンを分解するAPC/Cの活性化因子に結合し，サイクリンを蛋白質分解へと導く機能を阻害する（図5左上）．そのため，Mes1が欠失した細胞ではサイクリンは減数第一分裂の終了時に皆無となり，MⅡが進まなくなる．

（野島　博）

チェックリスト

□真核生物の細胞周期とそれぞれの特徴を述べよ．
□細胞周期の進行に必須な分子機構を述べよ．
□細胞周期におけるチェックポイントとその制御機構を説明し，癌化との関係について述べよ．
□細胞周期の進行中に異常が生じた場合どのような機構が働くかを述べよ．
□体細胞分裂と減数分裂を比較せよ．

II 遺伝子とゲノム

1 遺伝子とは

　生命は自身を複製するシステムをもっている．では，何がそのシステムを動かし，複製したものに自身の性質を伝えているのだろうか？　それは長い間，論争の的であったが，生命科学における20世紀の2つの大発見がその答えを出した．1928年GriffithとAveryは，肺炎双球菌の実験から生命体の性質を決めるものは遺伝子であり，その本体はDNAであることを証明した．その25年後の1953年にWatsonとCrickは，DNAが互いに逆方向の二重らせん構造をとっており，その構造こそが自身を複製するシステムの仕組みであることを示した．

　DNA本体やRNAの役割はすべての生物ではぼ同じであり，DNAの暗号を蛋白質に変換するときに使われる．しかしながら，原核生物と真核生物ではRNAやペプチドの合成のされ方やその構造など細かい点に違いがある．本項では，原核生物と真核生物を対比させながら，遺伝子の構造と発現調節の仕組みについて説明する．

1. 遺伝子の構造
A. 遺伝子の本体
a. DNA

　DNA（デオキシリボ核酸）は，塩基，糖，リン酸基の3つの成分から構成される．塩基には，プリン誘導体のアデニンとグアニン，ピリミジン誘導体のチミンとシトシンの4種類があり，それぞれA，G，T，Cと略す（図1A）．糖は，β-D-2-デオキシリボースと呼ばれる1種類のみである（図2B）．デオキシリボースの1'位に塩基が結合したものをデオキシヌクレオシド，このヌクレオシドのデオキシリボースの5'位にリン酸が結合したものをデオキシヌクレオチドと呼び，核酸の最小単位である．DNAはデオキシヌクレオチドの高分子である．ヌクレオチド分子は，リン酸を介したホスホジエステル結合で連結し，鎖状の分子構造をとる（図2A）．塩基をもつデオキシリボヌクレオチドは4種類できる．このデオキシリボヌクレオチドの並びの順序，すなわち塩基の並びの順序が遺伝情報となる．DNA鎖の末端は，5'位のリン酸基が遊離している方を5'末端，3'位のOH基が遊離している方を3'末端と呼んでいる．したがって，1本鎖DNAは5'から3'へ向けた方向性を持っている．複製のときも転写のときもこの方向性に従っている．

　通常，2本のヌクレオチド鎖は，互いの方向に逆となるように相補的な塩基（AとT，GとC）の水素結合を介して結ばれるため（図1C），全体として二重らせん構造をとっている（図3）．塩基の「相補性」とは，A，T，G，Cの4種のうち，1種の塩基に対してそれと水素結合で結ばれる相手の1種も決まるという性質である．水素結合は，高温，酸，アルカリなどの条件で簡単に壊れ，しかもその結合は可逆的である．この相補的2本鎖構造は，片方を保存用（センス鎖，または＋鎖）として残し，もう片方は，遺伝情報を必要な分だけmRNAに伝達する転写用（アンチセンス鎖，または－鎖）として分けられる．このように，2本鎖の片方を保存することは，正確なDNAの複製を容易に行うことができるため，「親から子へ遺伝子の情報を伝える」という仕組みの根源となる．また，このことは，まれに起こる損

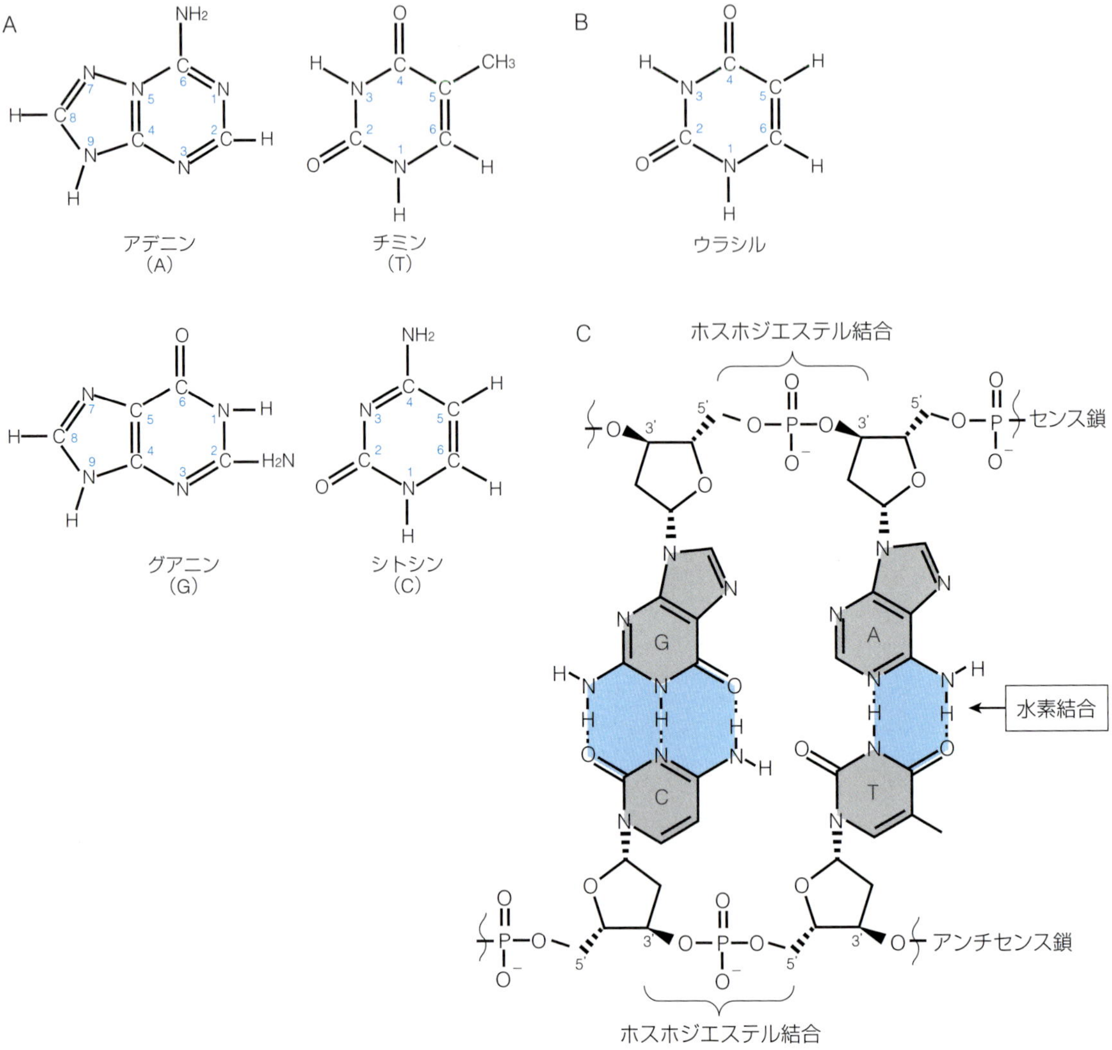

図1 塩基の構造式

A：DNAを構成する4種類の塩基
B：RNAにおいてTの代わりに使われている塩基ウラシル
C：DNAのホスホジエステル結合と水素結合

傷の修復にも貢献している.

DNAの長さの単位は2本鎖の場合，bp（base pair，塩基対）またはkbp（1kbp=1,000bp），1本鎖の場合，b（base，塩基）と呼ぶ．多くの場合，DNAは二重らせん構造をとっている．

b. RNA

RNA（リボ核酸）は，DNAとほぼ同じ構造をもつが，RNAの糖はリボースである（図2C）．その違いは糖環の2'の位置の水酸基の有無である．塩基はA，G，U（ウラシル），Cの4種類で，チミンがウラシルに置き換わっている（図1B）．

RNAは，通常1本鎖である．その1本の鎖の中に相補性があると，分子内で二重らせん構造を形成する．RNAの分子内の約半数は，このような二重らせん構造をとっているといわれる．RNA

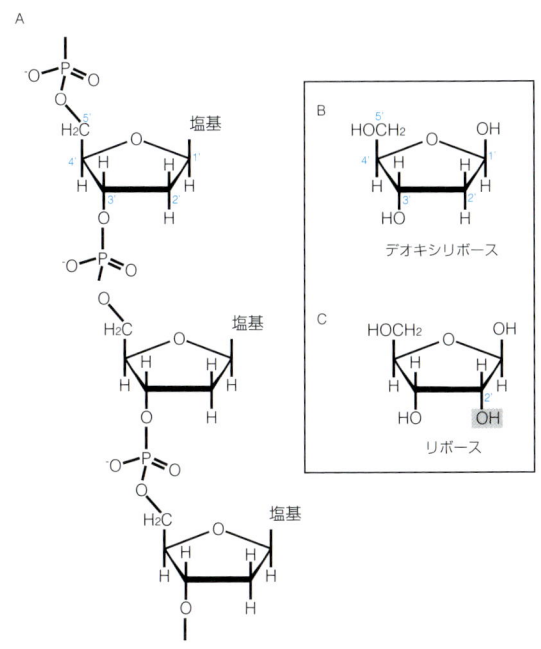

図2 DNAおよびデオキシリボースとリボースの構造式
デオキシリボースとリボースの違いは，糖環の2'の位置の水酸基の有無である

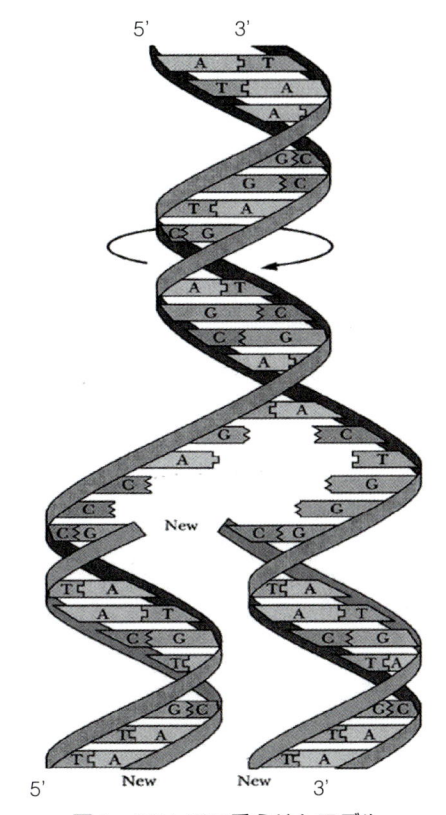

図3 DNAの二重らせんモデル
DNA鎖の末端は，5'位のリン酸基が遊離している方を5'末端，3'位のOH基が遊離している方を3'末端と呼んでいる．通常，DNAは互いに逆向きの2分子が二重らせん構造をとっている

には，その役割により伝令RNA（messenger RNA : mRNA），転移RNA（transfer RNA : tRNA），リボソームRNA（ribosomal RNA : rRNA）がある．mRNAは，DNAの配列を読み取ってアミノ酸の配列を規定する．tRNAは，mRNAの情報をアミノ酸に変換するときのアダプターとなる．そして，rRNAはリボソーム顆粒にあり，リボソーム蛋白質と結合して大きな複合体を作り，ポリペプチドの合成場所となる．

c. 染色体

真核生物では，DNAは巧妙に折りたたまれて染色体（chromosome）という巨大な構造体を形成している（図4）．染色体のDNAは，ヒストンと呼ばれる小さな塩基性の核蛋白質に巻きつくように結合しており，8分子のヒストンに一巻きしたものを単位として繰り返し構造をとっている．この単位をヌクレオソーム，構造体全体をクロマチンと呼んでいる．クロマチンは塩基性色素によく染まる．

B. 遺伝子の構造
a. 染色体上に1列に並んでいる遺伝子

遺伝子（gene）というのは，独立した機能をもつ単位であり，転写されるRNAの全体をコードするDNAの一部分である．DNA上の各遺伝子の間には転写されない部分があり，遺伝子部分と連続して染色体を構成している．それぞれの遺伝子は，染色体DNA上に各々固有の場所に位置している．DNA上に遺伝子を相対的な位置づけをして並べ，図示したものを遺伝子地図（gene map），または染色体地図（chromosome map），遺伝子の位置を遺伝子座（gene locus）と呼んで

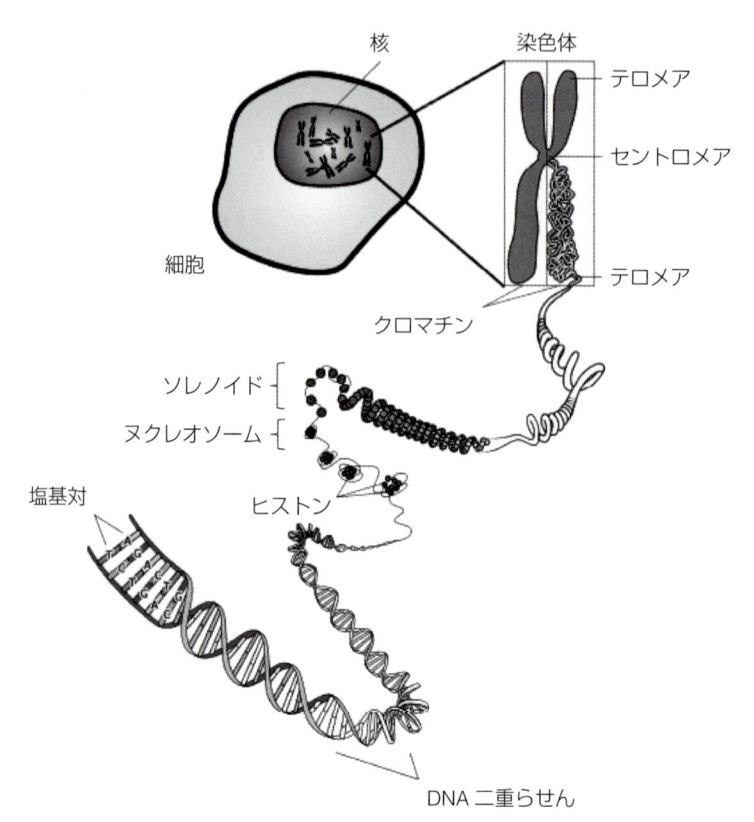

図4 クロマチンの構造

クロマチンの単位であるヌクレオソーム（11nm）は，コアヒストン（ヒストン H2A，H2B，H3，H4 各2分子の計8分子）の周りに DNA が 1.75 回（146b 相当）巻きついており，さらに DNA の巻き始めと巻き終わりに1分子のヒストン H1 が結合して巻き方を密に連結している．ヌクレオソームは連なってフィラメントを作り，高次らせんのソレノイド構造（直径 30nm）をとり，クロマチンを形成する．クロマチン線維はさらにループ状（スーパーソレノイド構造，折りたたみ幅 300nm）に折りたたまれ，染色体（長短鎖を含む直径約 1,400nm）を形成する．
Wikipedia より引用

いる．

b. 遺伝暗号

　DNA 鎖の塩基の配列は，ポリペプチドのアミノ酸配列をコード（code）している．この DNA の塩基配列とそれに対応する蛋白質のアミノ酸配列の関係は遺伝暗号（genetic code）と呼ばれている．遺伝暗号は3つの塩基（トリプレット，triplet）がセットになり，1つのアミノ酸に対応している．3つの塩基配列はそれぞれコドン（codon）と呼んでいる．図 5A は遺伝暗号を示す．3塩基ずつ読まれた1つの遺伝子は，1本のポリペプチド鎖をコードしていることになる．このようなコドンと 20 種のアミノ酸との対応は，原核，真核生物を通じて共通であるが，ミトコンドリアでは一部が異なっている．

c. シストロンとエクソン・イントロン構造

　原核生物やウイルスでは，コードする遺伝子の塩基配列とポリペプチドのアミノ酸配列は正確に1：1に対応しており，1個のポリペプチド分子の構造は連続したヌクレオチドの情報として置換されている．この DNA 情報の単位をシストロン（cistron）と呼んでいる（図 6A）．蛋白質は通

常，同種または異種のポリペプチドから構成されて機能しているため，その遺伝情報は複数のシストロンにまたがっている．これら複数のシストロンは染色体 DNA 上の全く異なる位置に存在することも多い．

真核生物の場合は，連続ではなく翻訳されない配列（介在配列）によっていくつにも分断されている．分断された各部分をエクソン，介在配列をイントロン（intron）と呼んでいる（図 6B）．このエクソン・イントロン構造は古細菌やミトコンドリアの遺伝子にもあることがわかってきた．

d. コード領域と非コード領域

ポリペプチドのアミノ酸配列を直接規定する DNA の領域をコード領域（coding region）といい，mRNA の翻訳開始コドンから終止コドンまでに相当する．ただし，tRNA と rRNA は，転写された RNA がそのまま機能をもつのでコード領域に含まれる．ペプチドや RNA に読み取られない DNA 領域を非コード領域（non-coding region）と呼んでいる．非コード領域は，原核生物では全体の 10％以下であるが，真核生物では 90％に及んでいる．この非コード領域には，遺伝子の発現とその調節を担う重要な働きをしているプロモーター配列が含まれている．真核生物では，プロモーター配列の他にイントロン介在配列などが含まれているが，多くの部分の機能は不明である．原核生物では，複数の遺伝子が 1 つのプロモーターにより支配されて 1 個の転写単位として転写されることが多い．

2. 遺伝子の発現と制御

生命現象のセントラルドグマ（central dogma）は，遺伝子が自己維持の単位であり，発現して蛋白質を作り，その機能を果たすことである（図 7）．遺伝情報は DNA が担っている．その情報は，DNA の複製（replication）によって維持存続される．情報の発現は 2 段階のステップを経て行われる．それは，2 本鎖 DNA のうちの一方と同じ配列をもった 1 本鎖 RNA を生ずる過程（転写：transcription）と，RNA の塩基配列が蛋白質のアミノ酸配列に転換される過程（翻訳：translation）である．しかも，遺伝情報の流れは一方向で不可逆的である．1958 年 Crick により提唱されたこの命題は，1970 年 Temin と Baltimore による逆転写酵素の発見により一部修正されたものの，50 年余りを経た現在もそのまま通用している．

A. RNA の合成：転写

a. 転写開始・伸長・終結

DNA の一方の鎖を鋳型にして mRNA が合成されることを転写という．転写反応は，RNA ポリメラーゼが DNA 上のプロモーター配列と呼ばれる共通配列に結合し，その部位から 2 本鎖 DNA がほどけて 1 本鎖 DNA に巻き戻されることから始まる．それに続く最初のリボヌクレオチドが取り込まれるまでを転写開始（initiation）という．最初のリボヌクレオチドが結合する部位を転写開始点（start-point）と呼び，塩基の位置は +1 と書き表す．数個のヌクレオチドが取り込まれて DNA/RNA 複合体が形成され，鋳型 DNA と相補的な塩基（A → U，G → C，T → A，C → G）をもつリボヌクレオチドが 3' の方向に重合されて伸長（elongation）が進行する（図 8）．この RNA の合成反応は終止コドンに続く転写終結配列（ターミネーター）のところで終結する．このとき終結因子（ρ 因子）の助けが必要な場合もある．

mRNA の役割はすべての生物で同じであり，DNA の暗号を蛋白質に変換するときに使われる．しかしながら，原核生物と真核生物では mRNA の合成を担う RNA ポリメラーゼやできた mRNA の構造が異なっている．

1）原核生物の RNA ポリメラーゼ

4 つのポリペプチド $\alpha_2 \beta \beta'$ からなる分子が基本単位であり，これに σ 因子が会合して酵素となり，DNA 上のプロモーター配列を認識して転写反応が開始される．σ 因子は複数個あり，プロモーター配列に多様性があり，それぞれの σ 因子が対応する配列を認識し，熱，栄養障害，酸化ストレス，浸透圧などの各種ストレス環境下で発現する遺伝子群を決めている．mRNA が DNA から離

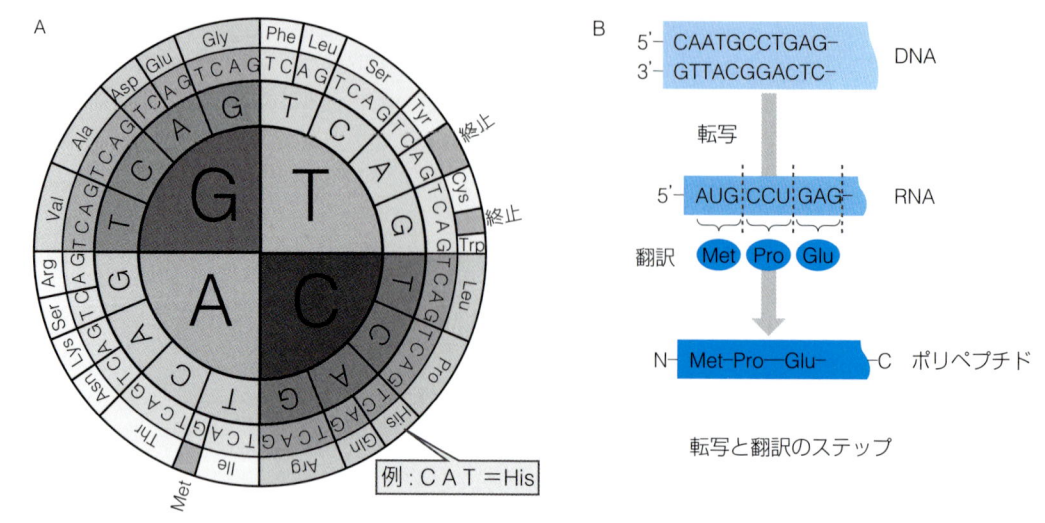

図5 遺伝暗号表

A：図のCATはヒスチジン（His）をコードする．メチオニン（Met）とトリプトファン（Trp）は1種類のコドンであるが，その他の多くのアミノ酸は複数のコドンにより規定される．TAA，TAG，TGAは指定するアミン酸をもたず，ポリペプチド合成の停止のシグナルである終止コドンとして使われている

B：遺伝子は，一方の端にある開始点から他方の端の終結点まで連続して読まれる一連のコドンから成り立っている．5'から3'の方向へ書いたDNA鎖の塩基配列は，N末端からC末端方向に書いたポリペプチドのアミノ酸配列に対応する．

香川靖雄編：生化学，p161，東京化学同人より一部改変

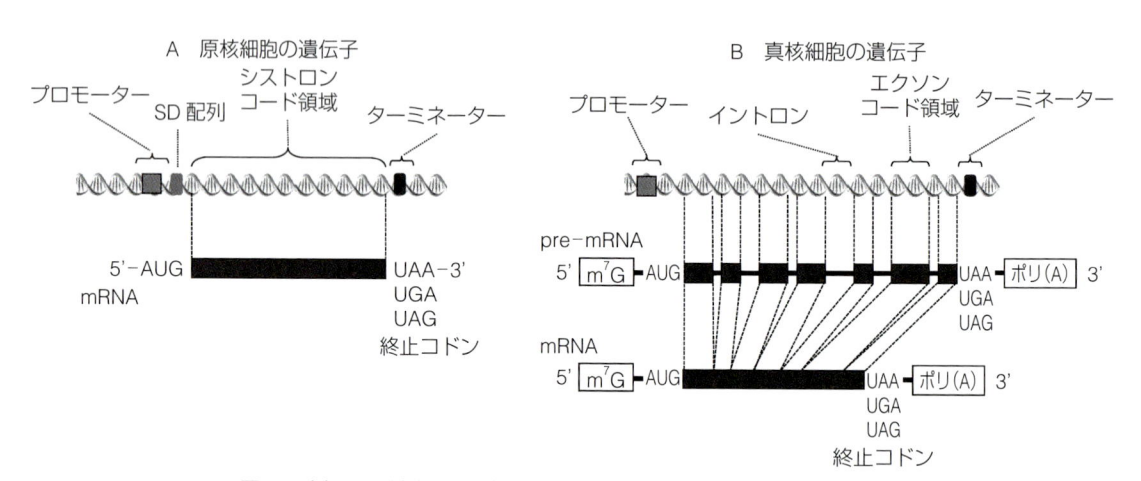

図6 遺伝子の基本構成（シストロンとエクソン・イントロン構造）

原核細胞（A）と真核細胞（B）の遺伝子構造を示す．エクソンはコード領域と非翻訳領域を含む．必ずしもmRNAの5'末端になっていない

れ始めるとすぐに，リボソームがプロモーターに隣接するSD配列（シャイン・ダルガノ配列）に結合してペプチドの合成が始まる．RNA合成，ポリペプチド合成，mRNAの分解が同時に進行する．

2）真核生物のRNAポリメラーゼ

3つの異なる転写酵素であるRNAポリメラーゼⅠ，RNAポリメラーゼⅡ，RNAポリメラーゼ

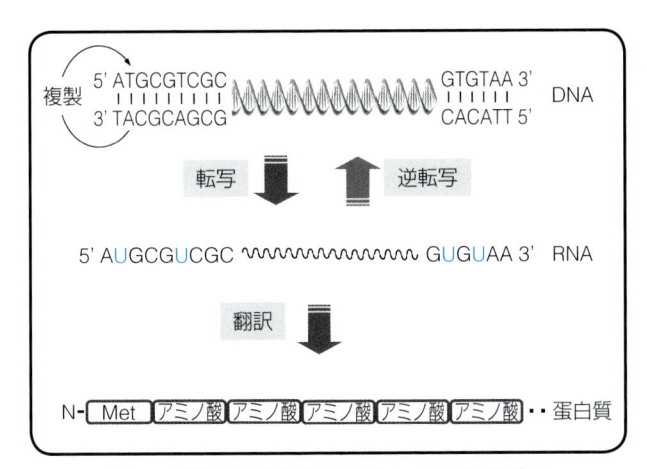

図7 遺伝子の情報伝達のセントラルドグマ

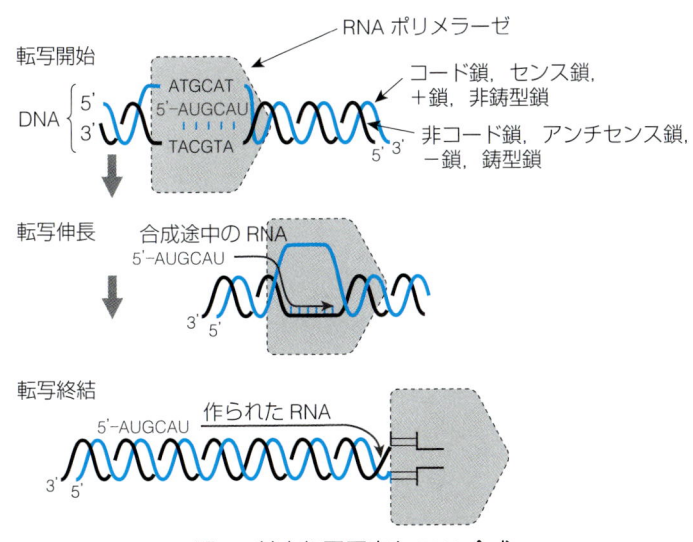

図8 基本転写反応とRNA合成

RNAポリメラーゼ（基本転写因子）により合成されたmRNA（TのかわりにUをもつ）は，2本鎖DNAの片方の鎖と同じ配列をしている．mRNAと同じ塩基配列をもつDNA鎖は，コード鎖（coding strand）またはセンス鎖（sense strand），＋鎖とも呼ばれる．これに対して，RNA合成の鋳型となるDNA鎖は，非コード鎖またはアンチセンス鎖（anti-sense strand），－鎖ともいう

Ⅲが，基本因子としてそれぞれ機能を分担している．それらの機能は，対応する各種の転写因子の補助を必要とする．RNAポリメラーゼは，これら転写因子を取り込んで複合体を作り，多くのハウスキーピング遺伝子に存在する2つの配列，TATA（TATAボックス）とCAAT（CAATボックス）のプロモーター配列に結合して合成を開始する．

b. 転写後修飾とRNAスプライシング

真核生物では，転写されたRNAは核内にある酵素により，mRNA，rRNA，tRNAなどになる．mRNAの生成過程では，3つの加工が行われる（**図9**）．DNAのアンチセンス配列に相補的に合成された前駆体mRNAは，5'末端と3'末端にそ

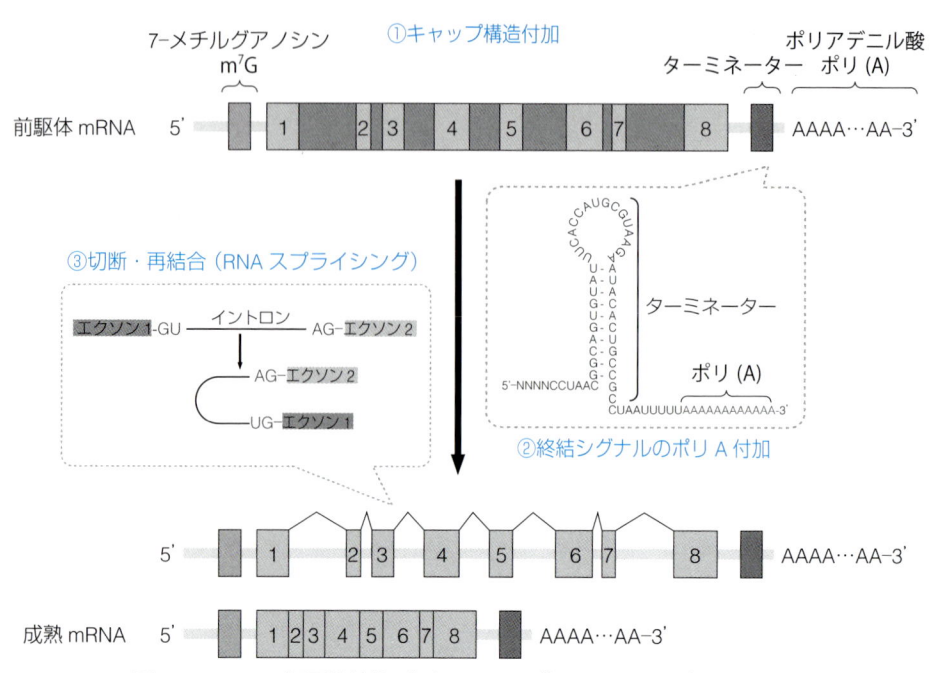

図9　mRNA の転写後修飾（プロセシング）と RNA スプライシング

真核生物では，まず，核内でDNAから塩基配列を正確に読み取ったmRNAの前駆体が作られる．次に，前駆体 RNA 鎖の 5' 端は，末端グアニンの 7 位がメチル化されているメチルグアノシン（m⁷G）が 5'-5' エステル結合で付加される．3' 端側には，ターミネーター（パリンドローム構造をとる）の後にポリアデニル酸のポリ（A）が付加される．ポリ（A）の長さは 50〜250b にも及ぶ．続いて，核内にある蛋白質複合体（snRNP）がイントロンの特異な配列 AG-GU を認識して切断・再結合し，成熟 mRNA になる．イントロンは，どれも GU で始まり AG で終わっているので，これが目印となって正確に切断・再結合される．成熟 mRNA は核から細胞質へ送られ，一方，イントロンは分解される

れぞれ7メチルグアノシン（m⁷G），およびポリアデニル酸〔ポリ（A）〕が付加され安定化される．5' 末端の修飾をキャップ構造，3' 末端の修飾をポリ（A）テールともいう．キャップ構造は，作られたRNAの構造を保護するだけでなく開始メチオニンの位置の目印ともなる．続いて，イントロンが除かれてエクソンだけが一続きになった成熟 mRNA ができる．成熟 mRNA は細胞質へ送られ，イントロンは分解される．このような転写後に起きる一連の過程を転写後修飾（または転写後プロセシング）といい，RNA 鎖の正確な切断・再結合の仕組みは RNA スプライシング（RNA splicing）と呼んでいる．

B. 蛋白質の合成：翻訳
a. ポリペプチド鎖の翻訳開始・伸長・終結

mRNA に読み取られた遺伝子の情報が，ポリペプチドへ変換される過程を翻訳という．開始コドンは AUG で，アミノ酸のメチオニンに対応する（原核生物ではまれに GUG，UUG もある）．原核生物の開始メチオニンは修飾されてホルミルメチオニンとなり，翻訳開始の目印になる．このような違いはあるものの，翻訳の過程はどの生物もほぼ同様な過程で進行する．

翻訳は tRNA が中心的な役割を担っている（図10）．翻訳開始は，mRNA がリボソームと結合し，開始メチオニン tRNA を取り込んで開始複合体を造ることから始まる．翻訳が開始されると，リボソームは終止コドンにたどり着くまでコ

ドンの順にmRNAの3'方向に動いていく．終始コドンが現れると，解離因子がリボソームに結合し，新生ポリペプチド鎖とtRNAの間を切断して合成が終了する．このように，リボソームはmRNAに沿って進んでいく，いわば"移動式合成工場"であり，4種類のRNAと50数種類の蛋白質から構成されている．合成に必要なエネルギーはGTPの加水分解によって供給される．その合成速度は速く，37℃で原核細胞では約15個/秒，真核細胞では約2個/秒の速さでアミノ酸がペプチド鎖に付加される．

b. 蛋白質の翻訳後修飾

ポリペプチドが合成されるまでは化学反応として進むが，新生ポリペプチドは様々な翻訳後修飾が行われ，成熟蛋白質として定められた場所で機能できるようになる．以下にその具体例をあげる．膜蛋白質は，膜を通過するためのリーダーペプチドがついているが，膜通過直後にプロテアーゼにより切断される．小胞体などで働く蛋白質は，ゴルジ体で特定のアミノ酸の側鎖に糖鎖やリン脂質などが付加される．また，新生ポリペプチドは，分子シャペロンと呼ばれる一群の介添え蛋白質により立体構造に折りたたまれて機能性の成熟蛋白質になる．用済みの蛋白質は，ユビキチンを付加する修飾により不要蛋白質とみなされ，プロテアソームに送られて分解される．調節蛋白質は，このユビキチン分解システムにより量が調節されている．

C. 遺伝子発現を調節する要因

RNAの転写量は，プロモーターとRNAポリメラーゼの相互作用によって調節されている．真核生物では，その相互作用は，転写開始にかかわる各種の転写因子や応答エレメント（エンハンサー配列やサイレンサー配列）が調節している（**図11**）．このように，遺伝子の発現は，転写，転写後，翻訳，翻訳後のどこかの段階で調節されている．その調節を通じて，細胞に必要な遺伝子が必要時必要量発現され，ポリペプチドに翻訳されて，成熟蛋白質として細胞内で機能している．

（太田敏子）

3. 遺伝子変異と修復

A. 突然変異

ゲノムDNAは様々な変化が起こりやすい．これを突然変異あるいは変異という．DNA分子の大規模な変異としては，染色体の欠失や獲得などの染色体異常がある．小規模な変異は，DNA配列の異常としてとらえられ，それには塩基置換，欠失，挿入などがある．突然変異は，DNA複製のミスとして生じることが多い．通常はDNA複製はDNAポリメラーゼの校正機能により高い精度に保たれているものの，修復されていない複製ミスが残る．このような突然変異はヒトでは1塩基あたり，1世代あたり$1.0 \sim 1.2 \times 10^{-8}$と推測される．よってハプロイドゲノムの大きさが$3 \times 10^9$個のヌクレオチドであることを考えると，配偶子には塩基単位の小規模なものだけでも約30個の新しい変異ができることになる．その上，隣接遺伝子症候群を起こすような大きいゲノム範囲の欠失や重複の突然変異率も比較的高く，特に症状のない人でも1％以上の人に親にみられない比較的大きな突然変異がみられたとの報告がある．

変異が疾患や死をもたらす場合は負の選択（淘汰）を受ける．逆に有利になる場合は，正の自然選択を受ける．

B. 変異のメカニズム

a. 塩基置換

塩基置換は最もよくみられる変異の1種であり，トランジションとトランスバージョンに分類される．トランジションとはピリミジンがピリミジンに，またはプリンがプリンに置き換わる塩基置換のことで，トランスバージョンはピリミジンがプリンに，またはプリンがピリミジンに置き換わる塩基置換のことである．トランスバージョンよりもトランジションの方が起こりやすく，その理由の一つはCpGジヌクレオチドのシトシンの5位の炭素原子がしばしばメチル化され，5-メチルシトシンは自然に脱アミノを起こしてチミンに変化するためである（**図12**）．また，DNAポリメラーゼによる校正修復の際，トランジションの方が修正されにくいこともこれに関与しているの

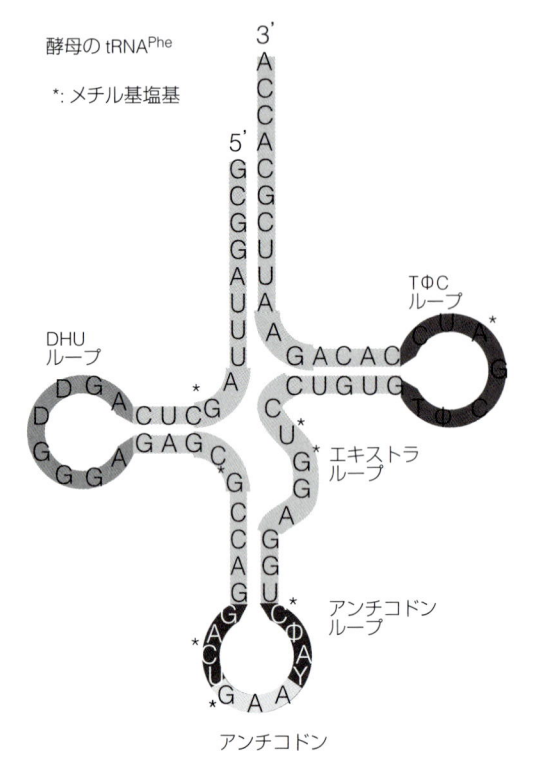

図10　tRNAのクローバー葉構造

酵母のフェニルアラニンtRNAの例を示す．メチオニンとトリプトファンを除いて，各アミノ酸は複数個のコドン（図5）があるので，tRNAの数は少なくとも開始メチオニンと20種類のアミノ酸に対応する21種類以上ある．どのtRNAも分子内で二次構造を作り，クローバー葉構造をしている．3'末端はどれもCCA配列が付加されており，ここに各tRNAに対応するアミノ酸が結合する．アミノ酸とtRNAが結合したものをアミノアシルtRNAという．また，tRNAが形成する3つのループの1つにアンチコドンと呼ばれる配列，5'-GAA-3'があり，こことmRNA上のフェニルアラニンのコドン5'-TTC-3'が結合する

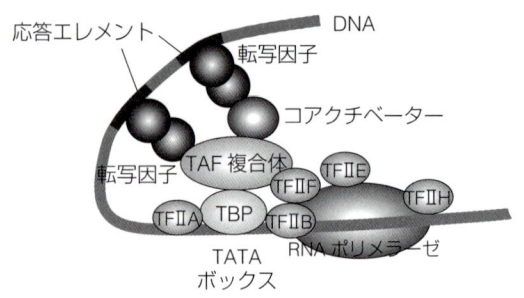

図11　転写因子作用の模式図

転写因子とは，DNAと結合する部位をもち，応答エレメントを認識して結合し，遺伝子の転写の促進や抑制にかかわる蛋白質である．この相互作用が抑制的に働く転写因子を調節因子（リプレッサー），促進的に働くものを活性化因子（アクチベーター）と呼び，転写効率を顕著に高める応答エレメントをエンハンサー配列，著しく抑制するものをサイレンサー配列と呼んでいる．図のように，応答エレメントに結合した転写因子は，遺伝子を隔ててTATAボックスに結合した巨大な分子複合体であるRNAポリメラーゼとトランスに作用する．転写因子のDNA結合部位は，Znフィンガー構造，helix-turn-helix構造，ロイシンジッパー構造などという特有な立体構造をもっている

かもしれない．

b. 短い反復配列とスリップ鎖誤対合

　縦列反復配列では欠失や挿入による変異が起きやすい．マイクロサテライト遺伝子座では1世代あたり1つの遺伝子座につき$10^{-3}\sim 10^{-4}$の範囲で起こることが多い．新しい変異対立遺伝子は，元の対立遺伝子と反復単位1個分だけ異なっていることが多く，スリップ鎖誤対合によって起こる

と考えられている．スリップ鎖誤対合では，DNA2本鎖上の反復配列にずれが生じて二重らせんの相補鎖間の正常な対合が変化することにより，反復部分に誤対合が生じる．

c. 大きな単位の低頻度縦列反復配列（low copy repeat）と不等交差

　減数分裂の際に相同染色体間で組換え（交差）が起こるが，これは相同組換えである．ところが，相同性の高い反復配列からなる大きな縦列反復配列を含むゲノム領域では異なる反復配列間できわめて高度な相同配列が存在するので，非対立遺伝子間の対合を促進する．そこで交差（不均等交差）が起きると，相同染色体間では，相同染色体の一方では重複，もう一方では欠失が起こる（図13）．隣接遺伝子症候群（微小欠失症候群，重複症候群）は，この機構で起こることが多い．もし異なる染色体に相同配列があり，その間で交差が起こると染色体転座を起こす．

図12 シトシンのメチル化とチミンへの変化（トランジション）

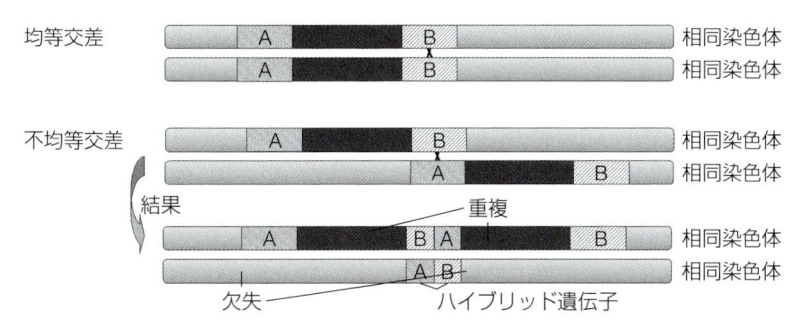

図13 不均等交差によって起こる重複，欠失，ハイブリッド遺伝子
A，Bは相同性の高い配列

C. 変異の種類

a. 大きさからみた変異の種類

塩基置換のほかに，コピー数変異などがある．ほとんどの体細胞では1細胞あたりの遺伝子あるいはゲノム領域の数（コピー数）は相同染色体に各々1個ずつ，計2個ある．これが1細胞あたり1個（1コピー）しかなかったり，3個（3コピー），あるいはそれ以上存在するといった個人差のある領域をコピー数変異（CNV）といい，通常は1kbp以上の長さの領域を示す．このような領域はヒトゲノムの1割以上に及ぶ．もっと短いコピー数の変異として挿入欠失変異（多型）や単純あるいは縦列反復配列変異（多型）などがあり，主に変化するその長さの違いで区別される（表1）．

b. 集団での頻度からみた変異の種類

突然変異の多くは消えてしまうが，なかには増えて集団で一定の割合になる，あるいは，変異がより多くなってしまう場合がある．便宜上集団での遺伝子頻度が1％以上を多型（polymorphism）と呼び，それよりも遺伝子頻度の低いものをまれな変異と呼んでいる．最も多い変異は一塩基多型（SNP）であり，ヒトでは1人のゲノムで300万〜400万のSNPがある．またCNVは3,000ほどある．

c. 遺伝子産物からみた変異の種類とコドン

個体のDNAでは，多くの突然変異は本質的にランダムに生じる．そのためDNAのコード領域にも非コード領域にもほぼ同じ確率で変異が生じる．しかし，変異によって大きな影響を受ける領域は，ヒトゲノムの1.5％のコード領域と，3％あまりの高度に保存された配列（調節配列を含む）にほとんど限定されている．コード領域に起こる変異は同義的変異や非同義的変異などがある．同義的変異はサイレント変異ともいい，遺伝子産物のアミノ酸配列に変化をきたさない変異である．非同義的変異はアミノ酸配列の変化をきたす変異で，ミスセンス変異ともいう．そのほかにナンセンス変異，フレームシフト変異などがある（図14）．アミノ酸配列，塩基配列変化の記載法

表1 大きさからみた変異（多型）の種類

変異（多型）の種類	英語での略称	変化している塩基のサイズ	ゲノムマーカー
一塩基多型（変異）	SNP（single nucleotide polymorphism）	1b	SNPマーカー
挿入欠失変異（多型）	Indel（insertion or deletion）	1〜	Indelマーカー
単純あるいは縦列反復配列多型（変異）	SSRs（simple sequence repeats）またはSTRs（short tandem repeats）	1〜6b	マイクロサテライトマーカー
縦列反復配列多型（変異）	VNTRs（variable numbers of tandem repeats）	20〜100b	ミニサテライトマーカー
コピー数変異（多型）	CNV（copy number variation）	1kb〜数Mb	

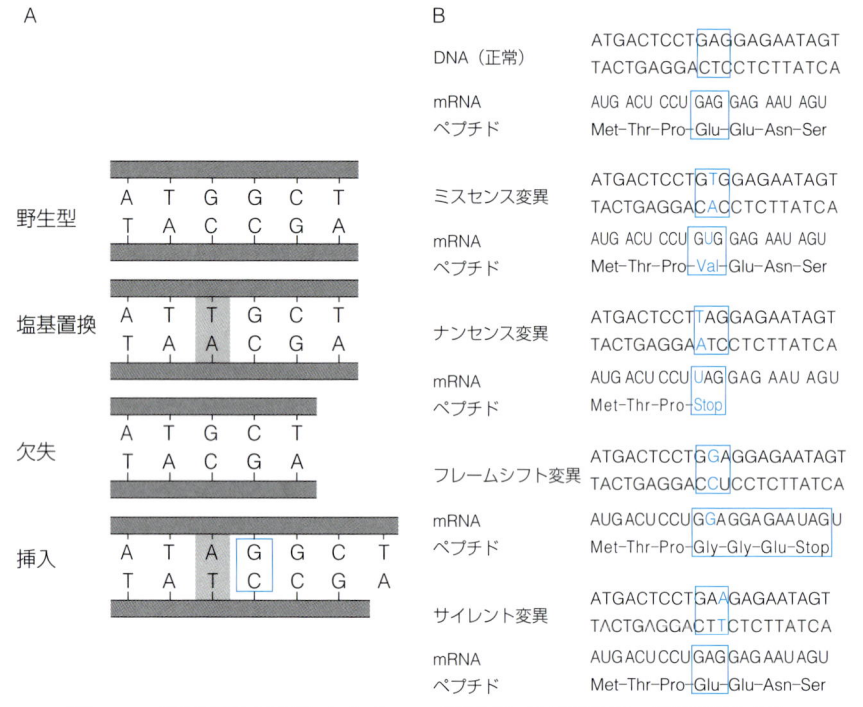

図14 1塩基変異の種類（A）とコード領域におけるアミノ酸配列の変化

を表2に示した.

D. DNA損傷修復

細胞は絶えずDNA損傷部位を修復している. DNA修復には，直接修復系，除去修復，ミスマッチ修復，DNA2本鎖切断修復系などがある（表3）. 損傷修復機構の欠陥は，癌やその他の疾患の基本的な病因となる.

癌を発症しやすいいくつかの疾患では一部のDNA損傷修復機構に異常があることが知られている. 色素性乾皮症はヌクレオチド除去修復機構をコードしている遺伝子の機能喪失変異の遺伝性ホモ接合性が原因であり，紫外線が引き起こすDNA損傷を修復することができない.

遺伝性非ポリポーシス大腸癌（hereditary non-polyposis colon cancer : HNPCC, Lynch症候群）

表2 アミノ酸配列，塩基配列変異の記載の仕方

アミノ酸置換

1文字コードまたは3文字コードを使用する．蛋白質に起こった置換であることを示す必要がある場合は"p."を頭につける．

p.R117H または Arg117His	117番目のアルギニンからヒスチジンへの置換（開始のメチオニンがコドン1である）
p.F508del	508番目のフェニルアラニンが欠失
p.G542* または Gly542Ter	542番のグリシンから終止コドンへの置換
p.R83fs または p.Arg83Serfs*15	83番のアルギニンからフレームシフトが起こった（83番のアルギニンがセリンに置換し計15アミノ酸が変化し停止した）

ヌクレオチド置換

ゲノムに起こった置換であることを明示する必要がある場合には"g."，cDNA（コード領域）には"c."，ミトコンドリアでは"m."，RNAでは"r."を頭につける．

開始コドンATGのAは+1，その直前の塩基は-1であり，0は使わない．

g.1162G>A	1,162番目のグアニンからアデニンへの置換
g.621+1G>T または IVS41G>T	621番のヌクレオチドで終わるエクソンの次のヌクレオチドであるGからTへの置換，または，イントロン4の最初のヌクレオチドであるGからTへの置換
c.586_591delTGGTCA または c.586_591del6	cDNAの586番のヌクレオチドから始まる6つのヌクレオチドが欠失
c.123_124insC	cDNAの123番と124番のヌクレオチドの間にCが挿入
c.1086_1087insGCGTGA	cDNAの1,086番と1,087番のヌクレオチドの間にGCGTGAが挿入
c.78T>C	78番目のTからCの置換
c.-78G>A	ATG翻訳開始コドンの78塩基上流のGからAの置換
c.*78T>A	翻訳終始コドンの78塩基下流のTからAへの置換
c.78+45T>G	スプライス供与部位の3'側のイントロン内45塩基下流のTからGの置換
c.79-45G>T	スプライス受容部位の5'側のイントロン内45塩基上流のGからTの置換

SNP

AC043217.2:g.78654 C>G	レファレンス配列AC043217.2の78,654番のCとGの多型
rs2306220:A>G	dbSNPデータベースのrs2306220のSNP部位のAとGの多型

www.hgvs.org/mutnomen/参照

では除去修復の1種であるミスマッチ修復機構に異常があり，腫瘍細胞において染色体全体にわたってマイクロサテライトマーカーの不安定性が高頻度に起こるという特徴をもっている．これは新たに合成されたDNAに塩基対のミスマッチや短鎖の挿入/欠失（ループ）がないかをチェックするエラー校正装置の機能欠損により起こる．そのような機能をコードしているミスマッチ修復遺伝子は6つある．Lynch症候群患者はミスマッチ修復遺伝子のうちMLH1/MSH2/MSH6/PMS2の4つの遺伝子のいずれかの機能欠損で起こることが多く，変異が親から伝達されたヘテロ接合性である．そのため，患者の正常細胞ではミスマッチ修復はまだ正常に機能しており，マイクロサテライトマーカーの不安定性を示さないが，腫瘍細胞ではもう片方の正常の対立遺伝子も機能喪失を起こし，マイクロサテライトマーカーの不安定性を示す．

表3　修復機構の分類

修復機構	機　能	各経路の異常により起こる疾患
損傷の直接的・可逆的な修復	ピリミジン2量体の光回復やメチル基転移酵素による脱メチル化のように直接元の状態に戻す	
損傷の除去修復		
塩基除去修復 　（base excision repair：BER）	自然に発生する脱アミノ，脱プリンによるDNA損傷に対して，特定の種類の塩基損傷を認識して除去して修復する．DNAグリコシラーゼが特定の種類の塩基損傷を認識して除去し，残った糖－リン酸残基をAPエンドヌクレアーゼとホスホジエステラーゼが切断して除去し，生じた隙間をDNAポリメラーゼが再合成によって埋め，残った切れ目（ニック）をDNAリガーゼⅢが連結して修復する	
ヌクレオチド除去修復 　（nucelotide excision repair：NER）	紫外線などによるピリミジン2量体などの損傷に対して，損傷部位の隣接する多くのヌクレオチドと一緒に除去して修復する．ヌクレアーゼが変異塩基の少し離れたところに切れ目を入れ，DNAヘリカーゼがその内側の配列を取り除き，できた大きな隙間にDNAポリメラーゼが再合成によって埋め，DNAリガーゼがつないで修復する	色素性乾皮症（XP） Cockayne症候群（CS）
DNA複製時の誤りの修復		
ミスマッチ修復 　（mismatch repair：MMR）	DNA複製時の新しく合成されたDNA鎖上の塩基の取り込みの誤りや，反復配列で生じる小さなループ構造を修復	Lynch症候群（遺伝性非ポリポーシス大腸癌）
DNA2本鎖切断の修復		
非相同末端結合	姉妹染色分体の存在しないG1期に，相同染色体のDNA遺伝情報を用いないで，切断端の損傷部位を取り除いた後，直接ヌクレオチドが挿入されて再結合が起こる．遺伝情報に基づかない挿入が起こるので，間違った遺伝情報をもつようになる場合が多い	
相同組換え修復	姉妹染色分体を鋳型とすることができるS期，G2期での主な2本鎖DNA修復機構で，DNA切断端の5'側からDNAの1本鎖を切除し続けて，3'端をもつ1本鎖DNAを露出させ，それが無傷の相同2本鎖DNA鎖のなかに侵入して，DNA鎖の乗換えが起こり，部分的にDNA鎖が移植されて2本鎖切断の傷が穴埋めされ，修復される	Nijmegen染色体不安定症候群，Bloom症候群，乳癌感受性遺伝子BRACA1およびBRACA2

4. 遺伝子異常と疾患

　ヒトの形質の多くは，その発現に多数の遺伝子と環境要因がかかわっているが，正常な遺伝要因と環境要因が整っていれば，特定の遺伝子座の遺伝子型の存在が形質の発現に必要かつ十分になることがある．こうした形質はメンデル遺伝形質と呼ばれている．メンデル遺伝形質の遺伝病はメンデル遺伝病であり，単一遺伝子病とも呼ばれる．これに対して，複数あるいは多くの遺伝子が罹病に関係している場合は多因子病と呼ばれる．多因子病は環境要因も原因としてかかわっている（図15）．多因子病は頻度が高い疾患が多いためcommon diseasesと呼ばれたり，遺伝的に複雑なため複雑疾患とも呼ばれる．感染症のように主な原因が外部要因であっても易感染性あるいは抵抗性には遺伝要因も関係していることも多い．

　遺伝子変異は民族により頻度差があることが多く，そのためメンデル遺伝病は民族差があることが多い．一方，突然変異に関しては民族差は通常大きくないので，突然変異による割合が大きい遺伝病では民族差はあまりない．表4に日本人に比較的多い代表的なメンデル遺伝病をあげた．

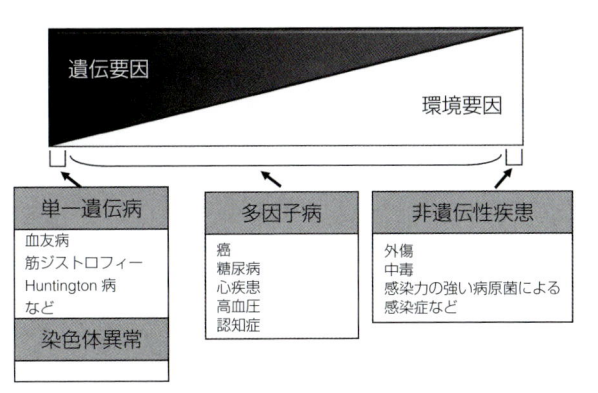

図15 遺伝要因と環境要因の病因としての相対的寄与度と疾患との関係

A. 機能喪失変異と機能獲得変異

　変異の遺伝子機能に基づく分類として，機能喪失（loss of function）変異と機能獲得（gain of function）変異がある（**表5**）．機能喪失変異は遺伝子全体または一部が欠失した場合，ナンセンス変異やフレームシフト変異などにより遺伝子がコードしている蛋白質が機能しなくなった場合や，DNAのメチル化などエピジェネティックな機構により特定の遺伝子の発現低下ないし消失をもたらす場合などにより起こる．機能獲得変異では遺伝子の過剰発現の場合や細胞のシグナル伝達系を修飾して活性化させるような場合などによる起こる．

　体細胞では1対の常染色体があり，常染色体の遺伝子は2つずつ（2コピー）ある．そのうちの一つの変異により発症すれば，常染色体優性遺伝病である．残りの一つの遺伝子は正常なのに疾病が起こる理由としては，①変異が機能喪失変異で，ヘテロ接合体では遺伝子産物が正常量の半分残っているものの，それでは正常な機能を維持できないハプロ不全（haploinsufficiency）の状態か，②ヘテロ接合体では，変異によって機能を喪失したポリペプチドが正常な対立遺伝子の機能を阻害する優性ネガティブ効果（dominant negative effect）が起こっているか，③変異により遺伝子産物が別の機能を獲得したことによる機能獲得性であるか，のいずれかによることがほとんどである．

　最も頻度の高い常染色体優性遺伝病はLynch症候群であるが，これは少なくとも4つの機能の類似した遺伝子のいずれかの遺伝子の機能喪失変異で起こる．また，Lynch症候群の遺伝形式は優性ではあるものの，癌細胞では正常な対立遺伝子の機能が消失しており，分子病理としては両方の遺伝子の機能喪失である劣性形質である（138頁参照）．また一部の癌細胞において，ヘテロ接合性の消失が起こっている．

　常染色体劣性遺伝病は2コピーある遺伝子の両方とも変異をもっている場合に起こり，多くの場合，変異は機能喪失変異である．2コピーある遺伝子で別々の機能喪失変異が起こったことによることも多く，そのような常染色体劣性遺伝病患者は複合ヘテロ接合体（compound heterozygote）という．機能喪失変異であっても機能喪失のレベルは様々で，疾患の原因となるかは残存する遺伝子機能のレベルによって決まっている．

　X連鎖遺伝病の多くは遺伝子の機能喪失変異によるもので，多くの場合，男性のみが罹患するX連鎖劣性（伴性劣性）である．しかし，例外的に女性の罹患者もおり，その場合はX染色体不活性化の偏り，もしくは変異遺伝子が含まれるX染色体が常染色体と相互転座を起こしている場合である．

B. 遺伝子変異の疾患に及ぼす影響の数値化

　ヒトの疾患の多くは多因子病である．多因子病の最もシンプルなモデルは同じ効果の遺伝子変異が多数あるというもので，それに対する形質は身

表4 メンデル遺伝病（単一遺伝子病）の例

常染色体優性遺伝病	
Lynch 症候群（HNPCC）	全大腸癌の 2~5%
家族性高コレステロール血症	1/500
遺伝性乳癌卵巣癌	全乳癌の 2~4%
神経線維腫症 1 型	1/3,000
（von Recklinghausen 病）	
Marfan 症候群	1/3,000~1/10,000
結節性硬化症	1/10,000
常染色体劣性遺伝病	
1/10,000 以上の頻度のものはない	
X 連鎖遺伝病	
Duchenne 型筋ジストロフィー	1/3,000~1/5,000 出生男児
脆弱X症候群	1/10,000 出生男児
血友病	1/10,000 出生男児
ミトコンドリア遺伝子	
ミトコンドリア糖尿病	全糖尿病の 0.5 ~ 2.8%
上記の混在	
遺伝子変異による難聴	1/2,000
網膜色素変性症	1/4,000~1/8,000

表5 遺伝子機能に基づく変異の分類と疾患の例

遺伝子	部位		疾患
PAX3	2q36.1	機能喪失変異	Waardenburg 症候群 1 型
		機能獲得変異（PAX3-FKHR 融合）	胞状横紋筋肉腫
CFTR	7p31.2	機能喪失変異	嚢胞性線維症
		機能部分喪失変異	両側精管欠損症
FGFR1	8p11.2	機能喪失変異	低ゴナドトロピン性性機能低下症
		機能獲得変異	頭蓋骨癒合症
RET	10q11.2	機能喪失変異	Hirschsprung 病
		機能喪失変異	腎無形成症
		機能獲得変異	多発性内分泌腺腫症 2A 型
		機能獲得変異	多発性内分泌腺腫症 2B 型
		機能獲得変異	甲状腺髄様癌
PMP22	17p12	機能喪失変異	遺伝性圧脆弱性ニューロパチー
		機能獲得変異	Charcot-Marie-Tooth ニューロパチー1A 型
TP53	17p13.1	機能喪失変異	副腎皮質腫瘍
		機能獲得変異	Li-Fraumeni 症候群
GNAS	20q13.3	機能喪失変異	偽副甲状腺機能低下症
		機能獲得変異	McCune-Albright 症候群
AR	Xq12	機能喪失変異	アンドロゲン不応症
		機能獲得変異	球脊髄性筋萎縮症（Kennedy 病）

A　オッズ比（量的形質）

$$\text{オッズ比（odds ratio：OR）} = \frac{\frac{a}{c}}{\frac{b}{d}} = \frac{ad}{bc}$$

ただし

	関連遺伝子（型）あり	関連遺伝子（型）なし	合計
症例	a	b	a+b
対照	c	d	c+d

B　効果量（量的形質）
　Pearsonの積率相関係数 r
　Cohenの d = 2群間の平均の差/2群をプールした標準偏差 = $\log_{10}$（オッズ比）

図16　関連遺伝子の変異の疾患（形質）に対する影響の相対的な大きさの評価法

長のような量的形質である．そのため，遺伝要因による個人差のばらつきと環境要因による個人差のばらつきは統計学の分散で表現することができ，形質の個人差の分散のうち，遺伝要因による分散の割合を遺伝率という数値で表すことができる．ヒトの疾患にも血圧や血糖値など，病態の基礎に量的形質があるものがあり，多因子病の理論は適用することは容易である．しかし，疾患の多くは，罹患するかしないかの質的形質である．その場合も易罹病性という量的形質を想定し，その形質がある水準（しきい，あるいは閾値）を超えたときに罹患する，と考える．

多因子病の脆弱性に関係する遺伝子変異は疾患に「関連」するという．多因子疾患では複数の因子が病因にかかわっているため，関連遺伝子変異がどの程度病因として寄与しているかという相対的評価法が必要となる．最もよく使われるのは量的形質では Cohenの d や相関係数 r であり，質的形質ではオッズ比である（図16）.

（有波忠雄）

チェックリスト
☐ DNA, RNA の構造的な特徴を列挙せよ.
☐ 標準的な遺伝子の構造を原核生物と真核生物を対比して述べよ.
☐ DNA から RNA を経て蛋白質合成へのプロセスを述べよ.
☐ 遺伝子発現調節機構について述べよ.
☐ 遺伝子変異と DNA 損傷修復メカニズムを述べよ.

II 遺伝子とゲノム

2 遺 伝

1. 遺伝子型と表現型

ヒトの遺伝子を例にとると約23,000の遺伝子（gene）が決定されており，各遺伝子は特定の染色体上の特定の位置にある．これを遺伝子座（gene locus）という．相同な遺伝子座をもつ遺伝子のことを対立遺伝子（アレル，allele）と呼ぶ．ヒトの細胞にはそれぞれの遺伝子座について父母由来の2本の相同染色体があるのでアレルが2つある．アレルの組合せによって発現する特徴を表現型（phenotype）という．2つのアレルの組合せを遺伝子型（genotype）と呼ぶ．アレルが1種類で表現型が発現されるものを優性アレル，アレルが2つあって初めて表現型が発現されるものを劣性アレルと呼ぶ．2つのアレルが同一である状態をホモ接合，2つのアレルが異なる状態をヘテロ接合，アレルが1つしかない状態をヘミ接合，アレルが2つともない状態をナリ接合という（図1）．

2. メンデル遺伝様式

遺伝形質がメンデルの法則に従って子孫に表現されるものをメンデル形質と呼ぶ．メンデル形質とは異なる遺伝様式（非メンデル遺伝様式）を示す遺伝形質は，染色体異常，多因子形質，ミトコンドリア遺伝子形質およびゲノムの刷り込みに大別される．

一般にヒトの形質の中で最も多くみられるものを野生型あるいは正常と呼び，少数のものを変異型と呼ぶ．同様に，野生型の形質を表すアレルを野生型アレルあるいは正常アレルと呼び，変異型の形質を表すアレルを変異アレルあるいは疾患アレルなどと呼ぶ．正常に比して不利な機能の変化を示すものは疾患あるいは異常と呼ばれる．

両親の遺伝子型から，パネットの四角形（Punnet's square）を作成することによって特定の表現型をもつ子どもの割合を予想することができる．疾患をもつ子どもの割合を分離比という．本項では，優性アレルをA，劣性アレルをaとし，優性変異をA*，劣性変異をa*と表して，典型的な遺伝子型をもつ親について子どもの遺伝子型および表現型の分離比を求める．さらに，家系図の上でそれぞれの遺伝様式がどのような特徴をもつかを解説する．

A. 常染色体優性遺伝

常染色体上に遺伝子座をもつ遺伝子の優性変異A*によって伝達される遺伝様式である．エンドウマメでは2つの遺伝子型A*A*とA*aは同じ表現型を示すが，哺乳類では一般に優性アレルのホモ接合体の方がヘテロ接合体よりも特徴が強く現れる．**図2Aa**に優性変異のホモ接合体と正常者，**図2Ab**にヘテロ接合体と正常者におけるパネットの四角形を示す．分離比はそれぞれ1.0と0.5となる．

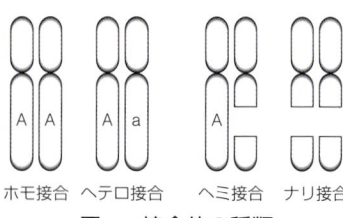

図1 接合体の種類

A

	患者	
	A*	A*
正常 a	A*a	A*a
正常 a	A*a	A*a

a：正常×患者（ホモ接合）

	患者	
	A*	a
正常 a	A*a	aa
正常 a	A*a	aa

b：正常×患者（ヘテロ接合）

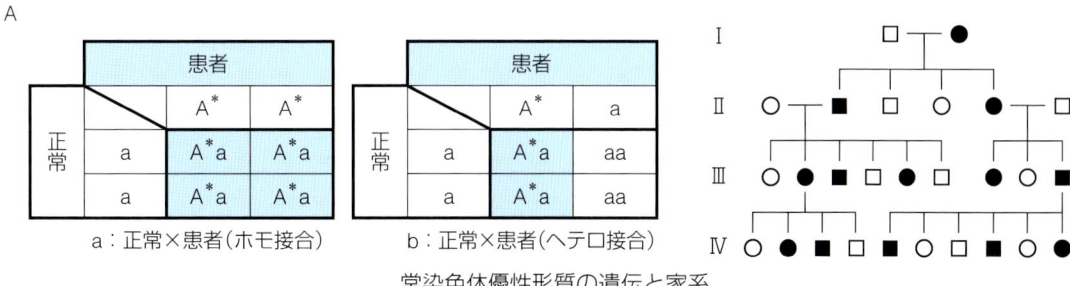

常染色体優性形質の遺伝と家系

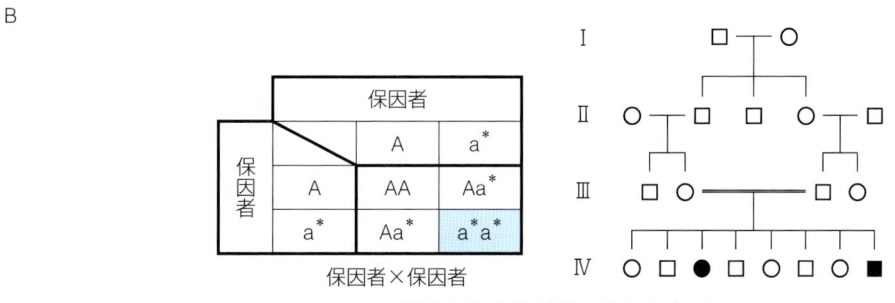

B

	保因者	
	A	a*
保因者 A	AA	Aa*
保因者 a*	Aa*	a*a*

保因者×保因者

常染色体劣性形質の遺伝と家系

C

	正常母	
	X^a	X^a
患者父 X^A*	X^A*X^a	X^A*X^a
患者父 Y	X^aY	X^aY

a：患者父×正常母

	患者母	
	X^A*	X^a
正常父 X^a	X^A*X^a	X^aX^a
正常父 Y	X^A*Y	X^aY

b：患者母×正常父

X連鎖優性形質の遺伝と家系

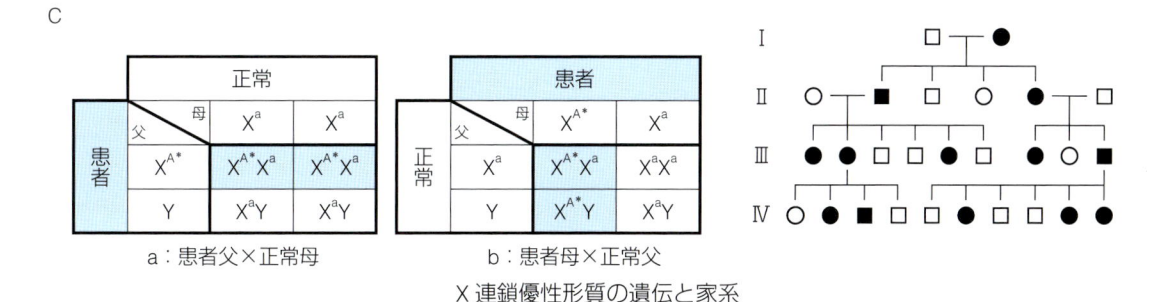

図2 メンデル遺伝様式と家系
□：正常男，〇：正常女，■：患者男，●：患者女

家系図（**図2A**）では，患者は各世代にみられ（垂直伝達），患者の両親のいずれかは患者である．患者の性比は男：女＝1：1，患者の同胞での表現型の分離比は正常：患者＝1：1，すなわち0.5である．

B. 常染色体劣性遺伝

常染色体に遺伝子座をもつ遺伝子の劣性変異によって伝達される遺伝様式であり，劣性アレルを2つもつことによって発現する．一般に両親は表現型が正常なヘテロ接合体（保因者）であり，分離比は0.25である（**図2B**）．家系に近親婚がみられることが多い．

患者は一般に同胞に集積（水平伝達）するが，近親婚が繰り返される場合には複数の世代に患者が現れる．患者の性比は男：女＝1：1，患者の同胞での表現型の分離比は，正常：患者＝3：1である（**図2B**）．

D

a：患者父×正常母
b：患者父×正常母(保因者)
c：正常父×正常母(保因者)
d：正常父×患者母

X連鎖劣性形質の遺伝と家系

E

Y連鎖形質の遺伝と家系

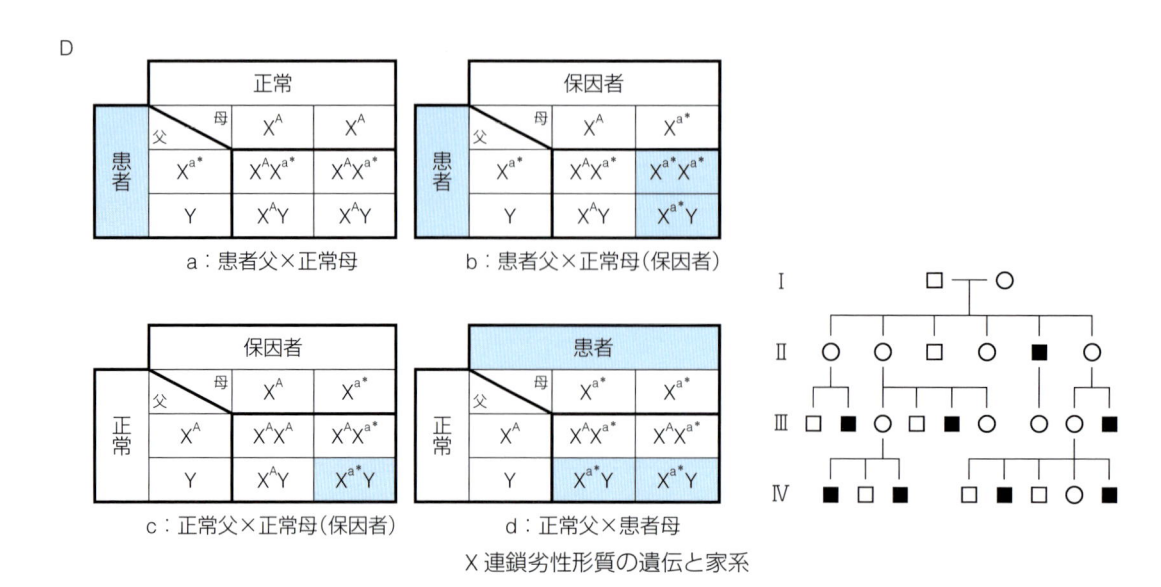

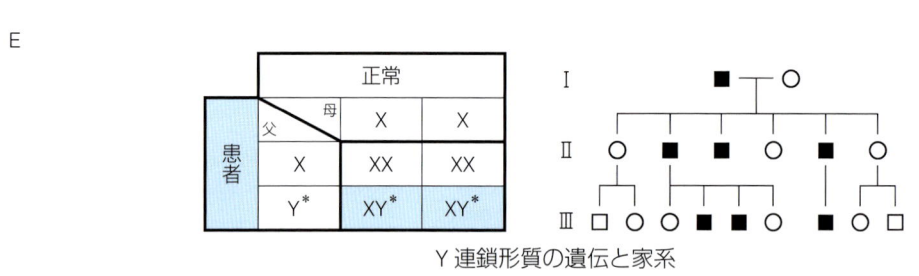

図2 メンデル遺伝様式と家系（つづき）

C. X連鎖優性遺伝

X染色体上に遺伝子座がある遺伝子の優性変異によって発現する．そのため男と女で罹患率が異なる．父親が患者で母親が正常の場合，娘の罹患率は100%，息子の罹患率は0%であり，父親が正常で母親がヘテロ接合の患者の場合，娘，息子とも罹患率は50%である（**図2C**）．

常染色体優性遺伝と同様に患者は各世代に出現し患者の両親のいずれかが患者である．常染色体優性遺伝と違って，父親が患者の場合，息子への伝達はなく，娘は全員患者となるため患者の性比において女が過剰である（**図2C**）．

D. X連鎖劣性遺伝

X染色体上に座位する遺伝子の劣性変異によって発現する疾患で，女は劣性アレルのホモ接合体，男は劣性アレルのヘミ接合体が罹患する．父親が患者のとき，母親が正常（優性アレルのホモ接合体）なら表現型の分離比は0（**図2Da**），母親が保因者なら子どもにおける表現型の分離比は男女とも0.5である（**図2Db**）．父親が正常の場合は，母親が保因者ならば男児における分離比は0.5で，女児における分離比は0（**図2Dc**），母親が患者の場合は男児における分離比は1.0で，女児における分離比は0である（**図2Dd**）．

家系図（**図2D**）では，患者の出現は垂直伝達，患者の性比は男が大過剰，男児患者の母親は保因者なので男性患者の同胞では正常：患者＝1：1である．

E. Y連鎖遺伝

Y染色体上の遺伝子の変異による疾患なので，

図3 非メンデル遺伝様式

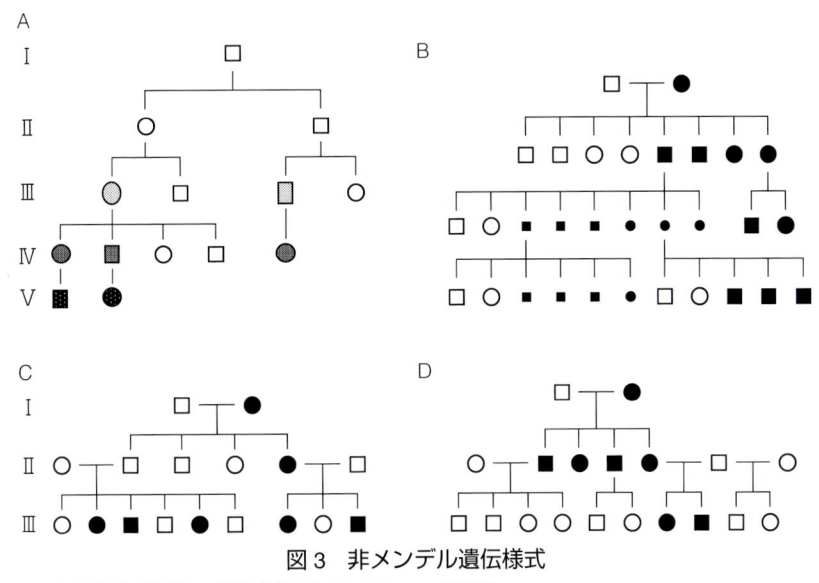

A：遺伝的表現促進 筋強直性ジストロフィーの家系
　□，○：正常および軽症，反復回数＜50，▨，◐：発症年齢＞20歳，反復回数 50以上，200以下，▨，●：発症年齢1歳以上20歳未満，反復回数 250以上，300以下，▨，●：発症年齢1歳以下，反復回数 500以上
　家系によって症状と反復回数が異なり，正常は50以下，軽症は50～150，成人患者は100～1,000，乳児期発症患者は1,000以上とも考えられている

B：ゲノムの刷り込み— IGF2 変異の遺伝
　□：正常男，○：正常女，■：変異アレルをもつ小さい男，●：変異アレルをもつ小さい女，■：変異アレルをもつ正常男，●：変異アレルをもつ正常女

C：不完全浸透の家系
　□：正常男，○：正常女，■：患者男，●：患者女

D：ミトコンドリア病の家系

父親から息子に伝達され，女の患者はいない．家系に男性患者の多いX連鎖劣性遺伝との違いは，患者の父は必ず患者であること（図2E）である．

3. 非メンデル遺伝様式（27頁参照）
A. 単一遺伝子疾患
a. 遺伝的表現促進

遺伝子の内部や近傍にある3塩基の繰り返し配列が増幅され遺伝子産物が本来の機能を失うことがある．この疾患はトリプレットリピート病と呼ばれ，世代を経るごとに反復配列の反復回数が多くなり，発症年齢が若年化し症状が重篤になるなどの特徴をもつ．筋強直性ジストロフィー（図3A）やHuntington病，脆弱X症候群などが知られている．

b. ゲノムの刷り込み

優性アレルを父親から受けた場合と母親から受けた場合で，子どもの表現型の発現頻度が異なる遺伝形質が知られている（図3B）．受精卵での遺伝子発現を抑制する機構が配偶子形成過程にあって，この例では，優性の変異アレルを父親から受け継ぐと発症するが母親から受け継いでも発症しない．この現象をゲノムの刷り込みといい，ゲノムの刷り込みが関与する疾患として，IGF2変異やPrader-Willi症候群などが知られている．

発生過程でもゲノムの刷り込みが起こる．X染

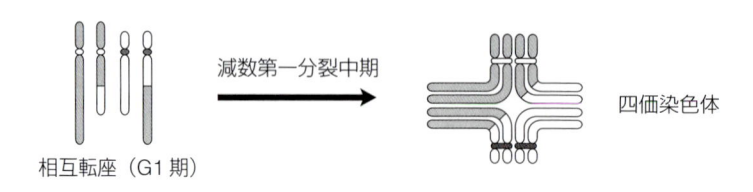

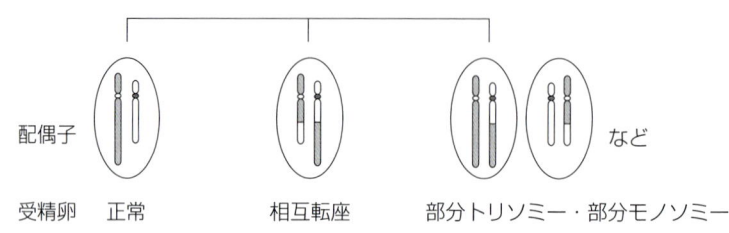

図4 相互転座保因者の減数分裂での分離
減数第一分裂で四価染色体を形成し，分裂時に隣接する2本ずつ，あるいは対角の2本ずつに分離する．それらの配偶子が受精すると，正常核型および親と同じ相互転座の他に，染色体の一部に過不足のある受精卵ができる

色体不活性化がその例である．女性の2本のX染色体のうち1本の転写活性が抑制される現象で，不活性化されるX染色体は，おおよそ父由来：母由来＝1：1である．X連鎖劣性遺伝病の遺伝子についてヘテロ接合体の女性は，正常アレルを発現する細胞が50％であっても一般に表現型が正常の保因者となる．しかし，まれにこの比率が偏り，正常アレルをもつX染色体が不活性化された細胞の割合が高いと発症することがある．

c. 不完全浸透
形質を発現する遺伝子型をもつにもかかわらず表現型が正常な現象をいう（図3C）．遺伝子型から予想される表現型をもつ個体の割合を浸透率という．優性形質の家系分析においては不完全浸透を念頭に置くことが必要である．

B. 染色体異常
染色体異常は構造の異常と数の異常に大別される．数の異常を示す最も代表的な疾患はDown症候群であり，その大部分は配偶子形成過程での細胞分裂の不分離に由来する．したがって散発例が多い．一方，親が構造異常の保因者の場合，減数第一分裂で四価染色体が形成され，様々な染色体構成をもつ配偶子が形成される（図4）．正常な染色体構成に比して染色体の一部に過不足がある受精卵は大部分が自然流産となり，出生に至った新生児も，その染色体構成によって多様な表現型を示す．構造異常の家系が，表現型も遺伝様式もメンデル遺伝様式を示さない理由である．

C. 多因子疾患
多因子形質は多くの遺伝子と環境要因の相互作用によって発現される形質で，その中で病態を示すものが多因子疾患である．したがって，両親がもつ疾患アレルを受精卵がどのような組合せで受け取るかによって発症確率が変わる．加えて，環境要因が影響するのでメンデル遺伝様式を示さない．多因子形質には血圧や血糖値，知能，身長などが，疾患には統合失調症，躁うつ病，口唇口蓋裂などある．

D. ミトコンドリア病
ミトコンドリアは細胞質に多量に存在する器官であり，ミトコンドリア病のほとんどはミトコンドリアのDNAの変異によって発症する疾患であ

る（133頁参照）．精子にある父親由来のミトコンドリアは受精卵の中で排除されるので，胎児の細胞にあるミトコンドリアはすべて母親由来である．したがって，母系遺伝（細胞質遺伝）様式を示す（**図3D**）．

（岸　邦和）

チェックリスト

□遺伝子，遺伝子座，アレルを区別して定義せよ．
□4種類の接合体について説明せよ．
□メンデル遺伝の様式の種類とそれぞれの様式に該当する疾患例をあげて説明せよ．
□メンデル遺伝では説明できない単一遺伝子疾患の例をあげて説明せよ．
□非メンデル遺伝のうち単一遺伝子疾患以外の例をあげて説明せよ．

II 遺伝子とゲノム

3 ゲノム科学

1. ゲノム科学とは

ゲノム（genome）とは「生命の設計図」のことである．遺伝子（gene）が染色体（chromosome）の上に連綿と並んでいることの深い意味から2語をつづめた新しい言葉として30年ほど前に「genome」が数人の遺伝学者の会議で提唱され，同時に雑誌 Genomics が創刊された．しかし，数年前に，遺伝子（gene）の総体（ome）を表すのだという異説が分子生物学者によって提唱された．その後，特に日本では後者に追随する声が高い．その背景には2003年のゲノム解読完了宣言後に台頭した「post genome 研究」が主に transcriptome, proteome, metabolome, phenome というそれぞれの階層の総体を示す「OME」を用いて推進されたことによる（図1）．「OME」を支える学問体系を「OMICS」と呼ぶ．確かに，分子生物学の中心教義（セントラルドグマ）によれば，遺伝情報の伝達は，複製→転写→翻訳から成り立っており，基本的なメカニズム（分子機構）は共通である．

また，「ゲノム科学」はヒト以外の生物のゲノムと比較することによって，遺伝子や蛋白質の進化の歴史を探ることでもある．その真髄は，メディカルサイエンスとして「人体の不思議，ヒトとは何かを知る科学的基盤を確立し医療に貢献すること」である．「ゲノム科学」とは，「生命の設計図としてのゲノムの謎をより深く理解すること」といえよう．何よりも「ヒト設計図の解明」は知的好奇心をそそる究極のテーマである．

壮大なヒトゲノムの解読研究は，生物学史上初めて国際協力で進められたが，同時に4つのテクノロジー革命，すなわちBT（バイオテクノロジー），GT（ゲノムテクノロジー），IT（インフォメーションテクノロジー），CT（コンピュータテクノロジー）の進展があったからこそ，未曾有の成果を上げることができたし，今なお，ライフサイエンスの新しい大きな潮流となって発展を続けている．

2. ヒトゲノムプロジェクト

ヒトゲノムプロジェクトは，1990年から13年間にわたって行われた．その間，1999年12月に，ヒト22番染色体の全貌が世界で初めて Nature に発表された（図2）．人体は60兆個の細胞が作る様々な組織や臓器から構築されている．一倍体（haploid）の精子と卵子に対して，二倍体（diploid）の体細胞は1個1個の細胞の核内に22対の常染色体（1〜22番）と性染色体（XX または XY），総計46本の染色体を保持している．ヒトゲノムは「30億 bp の DNA からなる」といわれるが，それは常染色体の1本ずつと性染色体 X/Y に含まれる DNA の総量である．ヒトゲノム解読の成果は，一言でいえば「ヒトという生物の設計図が明らかになり，人間を理解するための新たな科学的基盤ができた」ことであろう．その具体的な成果は次のとおりである．

① 30億の塩基配列を高い精度で比較できる基準ができた．②染色体の特徴的なユニットである遺伝子，セントロメア，テロメアなどのゲノム構造が塩基配列レベルで解明された．③ 23,000個に及ぶ遺伝子が同定された．このうち，種々の機能 RNA をコードする遺伝子は 2,000 ほどあった．

図1 ヒトゲノム研究の大きな新しい潮流

ヒトゲノムの具体的な解析対象は、概ねセントラルドグマ「DNA → RNA → protein」に準拠している。しかし、特筆すべきは、①ヒト遺伝子にはしばしばファミリーメンバーがある、②1遺伝子から複数のmRNAバリアントが転写される、③蛋白質は翻訳後に様々な修飾を受ける、など精妙である。細胞や組織・器官における発現プロフィールは細胞タイプや分化増殖の度合いによって調節を受けている。さらに個体レベルでは、発生における遺伝子発現は時間的空間的制御の支配下にある。ヒトゲノム研究はまさにこのような階層に広がりながら発展してきた。図に示した階層に関して、系統的、網羅的かつ緻密な解析を継続することが必至である

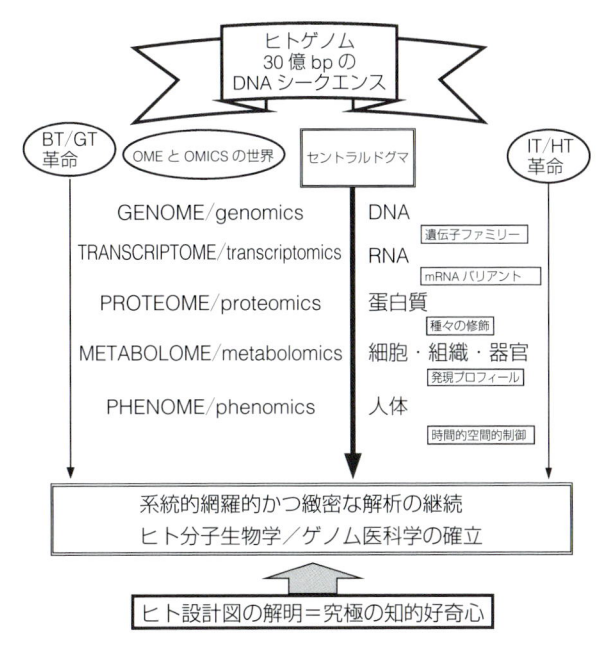

④ゲノム塩基配列には個人差（SNP）があった。⑤古典的な突然変異（塩基の挿入/欠失/置換）の実態が明快になった。⑥DNAセグメントの増幅/欠失などが新規に発見され、ゲノムは意外に不安定であることがわかった。⑦産生される蛋白質の構造（ドメイン、モチーフ）や機能が推定できるようになった。さらに医療への波及効果として、⑧いわゆる遺伝病（血友病やHuntington病など）は4,000種類ほど知られているが、その半分ほどに関しては責任遺伝子が同定された。⑨癌や生活習慣病に関連する遺伝子も数多く同定され、それらの変異（塩基配列の変化）に注目してDNA診断を行い、治療や予防に役立てる遺伝子医療も、すでに実施されている。⑩遺伝子を直接患者に導入する「遺伝子治療」も癌や免疫不全症などで施行されるようになった。⑪体細胞には多数のミトコンドリアが存在する。その小さな環状DNA（16.5kbp）にも50種類ほどの遺伝子（22個のtRNA、2個のrRNAと13個の蛋白を規定）があり、その変異で起こる遺伝病（Leber病や心筋肥大症など）も明らかにされた。

3. ゲノムの構造解析

ゲノム構造の解析は、24種類のヒト染色体ごとに個別に進められた。その基本であるDNAの塩基配列を決定するために2つの戦略、すなわちCBC（clone by clone）とWGS（whole genome shotgun）が採られた。特にCBC戦略は、ヒトゲノムのみならず、すべての生物ゲノムを新規に解読するときには最も合理的であり、必須な戦略と考えられる。以下に、その手順をヒトゲノムに準じて紹介する。

A. ゲノムDNAシークエンシングのCBC戦略とWGS戦略

a. BAC（bacterial artificial chromosome）クローンの整列化（図3A）

STS（sequence tagged site）マーカーを用いて、BACライブラリーをスクリーニングして、該当するBACクローンを染色体に整列する。それらのBACの末端シークエンスをプローブにして、双方向にウォーキング（染色体歩行）し、最終的に染色体の全域をカバーするBACコンティグを作成する。これをCBC戦略という。

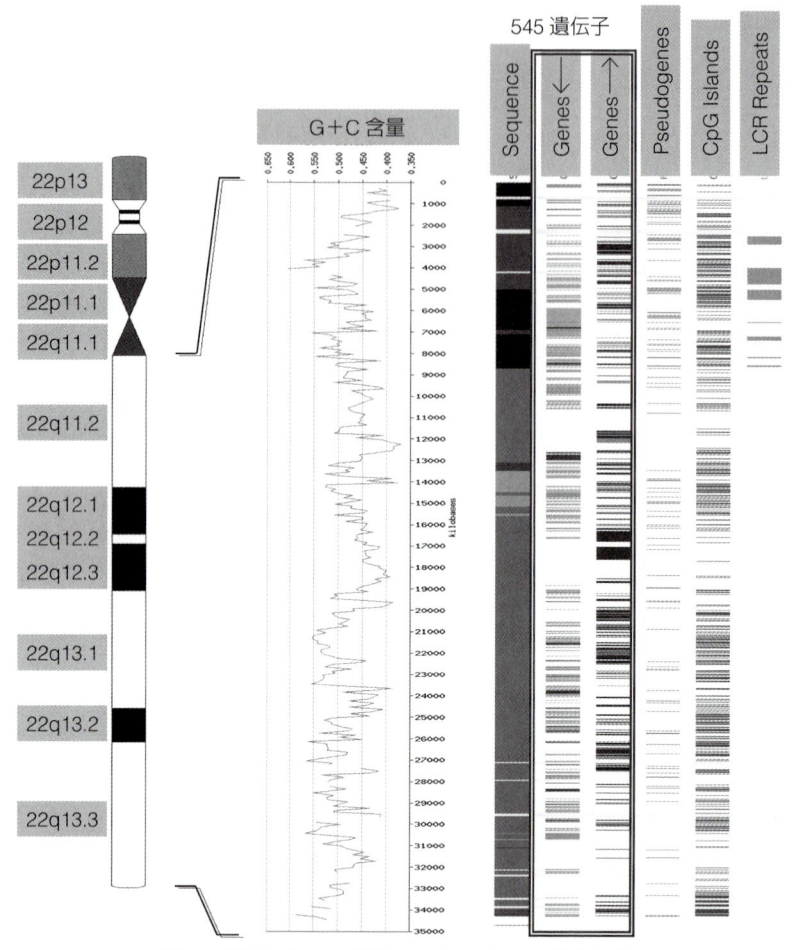

図2　世界で初めて解読されたヒト22番染色体

この染色体上に545個の遺伝子が，正確な並び順と転写の方向を含めて，DNA2本鎖の双方にマップされた（矢印は転写方向を示す）．ゲノムDNAシークエンスのG+C含量とCpGアイランド（island）とともに，偽遺伝子（pseudo gene）やLCRリピート（repeat）の分布も初めて示された．Natureの表紙は"天地創造"のモチーフで飾られた．早くも10年が経過した現在（2011年春），遺伝子の総数は570個に増えた（NCBI-Build37.1）．その内訳は，465個の蛋白質をコードする遺伝子と105個の機能RNAをコードする遺伝子である．一方，265個の偽遺伝子が登録されている．小さなシークエンスギャップは11カ所あったが，かなり埋められ，あと2カ所（q11.21/q13.33）を残すのみとなった．22番染色体の完了以降，次々と解読完了が続き，2006年に1番染色体がアンカーとして最後に報告されて，24種類の染色体のすべてが完了した．解読結果の膨大な情報はデータベース化（NCBIなど）されているので，インターネットで検索できる

b. ショットガンDNAシークエンシング（図3B）

　BAC（あるいはコスミド）クローンDNAから2kbp程度の断片を調製する．それらを，プラスミドベクターに組み込んで，大腸菌を形質転換して，ランダムに約1,500クローンを分離して，ショットガンライブラリーとする．個々のショットガンクローンをDNAシークエンサーで解析して，500〜700bpのシークエンスを得る．それら多数のシークエンスをコンピュータ上でアセンブリ（編集）して，150kbpほどのゲノムDNAシークエンスを得る．これをショットガンDNAシークエンシングという．

図3A

STSマーカー

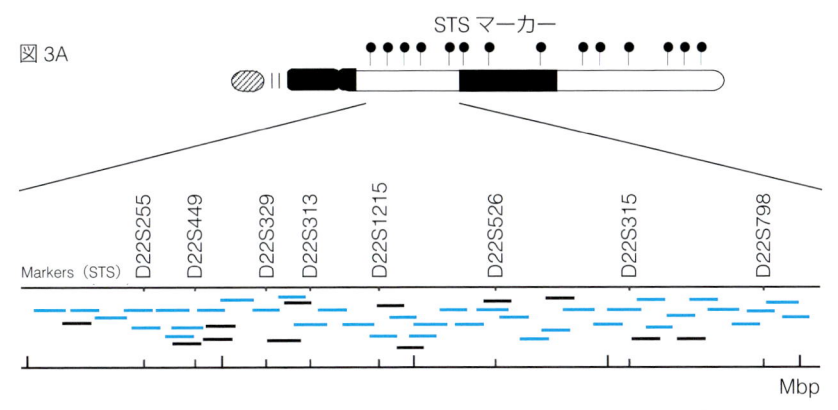

Markers (STS): D22S255, D22S449, D22S329, D22S313, D22S1215, D22S526, D22S315, D22S798

Mbp

図3 染色体のゲノムDNAシークエンシング（CBC戦略）

A：まず，①ヒト細胞から抽出したゲノムDNAを5〜20kbpのサイズに断片化し，プラスミドやコスミドにクローニングした後，大腸菌に形質転換し複製させて，小断片のDNAライブラリーを作成する．これらの小断片クローンから，各染色体の特定部位に特有な配列をもつクローンを多数選抜して，STSマーカーとして準備する．②一方，ヒト細胞や精子のゲノムDNAを平均150kbpのサイズの大断片として，BACベクターに組み込んで，およそ20万クローンからなるBACライブラリーを作成する．これはヒトゲノムを10回カバーするほどのDNA量である．③次に，このBACライブラリーから，染色体ごとに前もって用意したいくつかのSTSマーカーを用いて，対応するBACクローンを染色体に乗せる．それらのBACの末端シークエンスを決めてプローブをデザインし，双方向にウォーキング（染色体歩行）して，最終的に染色体の全域をカバーする．④次いで，各BACクローンのDNAシークエンシングをショットガン法で行い，コンピュータ上で塩基配列の重なりをみつけながら，長いゲノム配列に編集していく

B：実際のショットガンDNAシークエンシングでは，BACクローンDNA（あるいはコスミドDNA）はネブライザーで剪断し，アガロース電気泳動で分別して2kbp程度の断片を得る．それらを，プラスミドベクターに組み込んで，大腸菌内で増幅して，実際のサイズの5〜7倍に相当する約1,500クローンを分離して，ショットガンライブラリーとする．個々のショットガンクローンをDNAシークエンサーで解析すると，500〜700bpのシークエンスが得られる．それら多数のシークエンスをコンピュータ上で重なりを目安にアセンブリ（編集）して，150kbpほどのゲノムDNAシーケンスを得る．同様にして，多数のBACシークエンスを編集して1Mbp以上の長いシークエンスを得た後，遺伝子探索に進む

B. コンピューターによる遺伝子予測と実験による確証

遺伝子は，大量の反復配列のなかに埋もれて存在するので探索は容易ではない．したがって，別途作られている反復配列のデータベースを活用して，これらをマスキングし，残りの塩基配列に対して，遺伝子探索を行う．

実際には，3つのコンピュータプログラム（Grail/Genscan/MZEF）を用いて，エクソン予測と遺伝子予測を行う．そして，予測エクソンの配列からプローブをデザインし，いくつかの組織からのcDNAライブラリーをスクリーニングしてcDNAクローンの単離を試みる．さらに，その遺伝子の全長にわたるcDNAクローンを分離する．最後に全長cDNAの塩基配列をゲノムシークエンスに割り振っていくことによって，遺伝子のエクソン/イントロン構造を決定する．このように，コンピュータ予測に手作業も併用して地道に進める．

C. ゲノム構造解析の成果
a. 遺伝子のゲノム構造

遺伝子はエクソン（exon）とイントロン（intron）の繰り返しでできているように分節されている．上流（5'）と下流（3'）の非翻訳領域（UTR）を含めて，遺伝子のゲノムサイズという．ヒト遺伝子のゲノムサイズは，ヒストン遺伝子などのように1kbpという小さいものからジストロフィン遺伝子のように2Mbpという巨大なものまで様々である．また，遺伝子を構成するエク

図3B

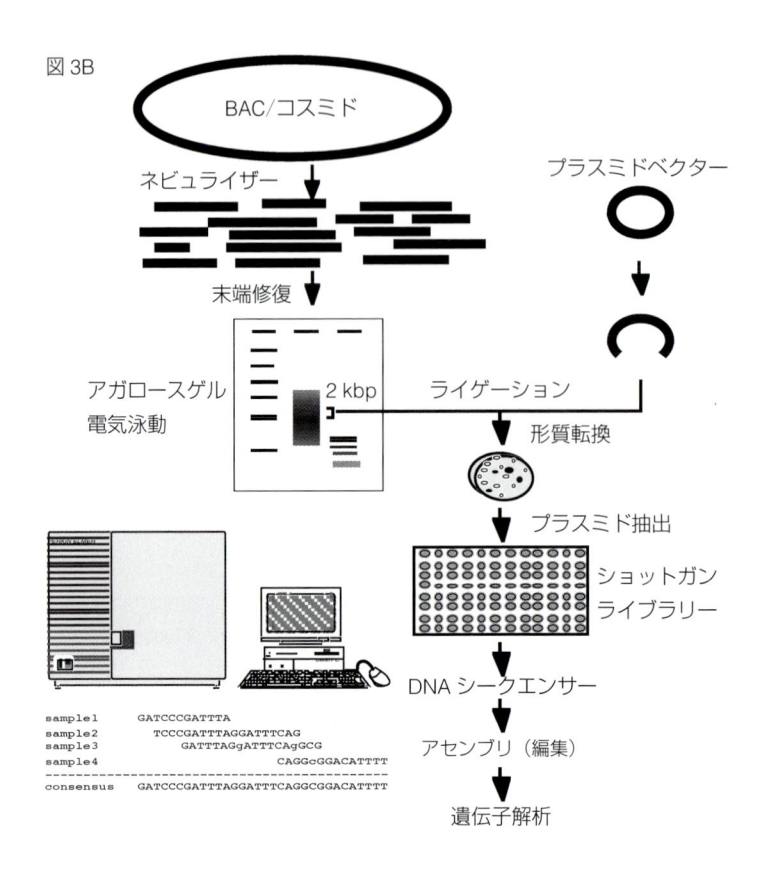

```
sample1  GATCCCGATTTA
sample2       TCCCGATTTAGGATTTCAG
sample3            GATTTAGgATTTCAgGCG
sample4                         CAGGcGGACATTTT
--------------------------------------------
consensus GATCCCGATTTAGGATTTCAGGCGGACATTTT
```

ソンの数も，1個のエクソンからなるヒストン遺伝子もあれば，54個のエクソンからなるPIK4CA遺伝子もある．遺伝子のゲノムサイズとエクソン数とに相関はない．隣接する2つの遺伝子の間のスペースもいろいろであるが，例えば1.4Mbpもある巨大遺伝子PARKIN（パーキン）の第1エクソンからわずか198bpしか離れていないところに，別の遺伝子HAK005771がhead-to-headで存在していることもある．さらに，大きな遺伝子のイントロンのなかに小さな遺伝子が「入れ子」になって，隠れているケースもある（例えば，TSPEAR遺伝子のなかのKAP遺伝子など）．

b. 反復配列の種類と染色体における分布

ゲノムDNAシークエンスの大半はいわゆる反復配列である．高頻度で見出される反復配列は，大別して散在型反復配列（250bp〜20kbpのミニサテライト）と局在型反復配列（10bp〜2kbpのマイクロサテライト）に分類される．前者は主にウイルス由来のレトロトランスポゾンである．一方，後者はきわめて短い配列だが，トリプレットリピート病（筋強直性ジストロフィーなど）との関連で注目されている．

反復配列は染色体上に広く分布しているが，特に染色体のセントロメア（動原体）は，特徴的な短い反復配列（αサテライト，βサテライト，タイプIIIサテライト，D22Z3など）の組合せで構成されている．また，染色体末端のテロメアは，sub-telomereを構成する特有の短い配列の先に，テロメレースによって酵素的に付加される特徴的な配列（TTAGGG）が何回も繰り返されている．この長さが細胞の寿命や加齢と関係しているとして注目されている．

D. 低頻度反復配列（low copy repeat：LCR）

一方，各染色体には低頻度ではあるが，特異的な反復配列（LCR）が存在する．22番染色体の例を図4にあげる．

図4 低頻度反復配列（LCR）

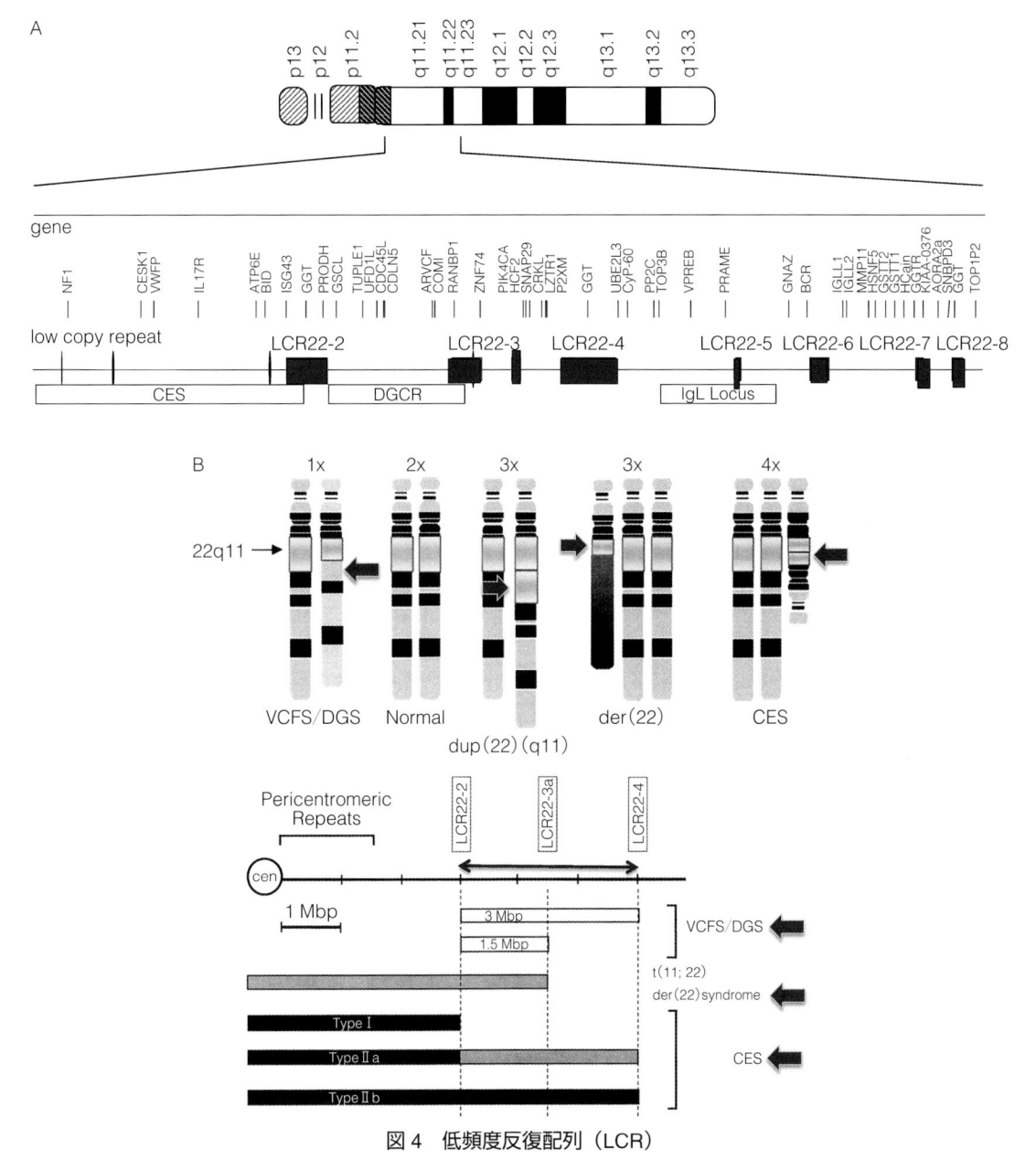

A：22番染色体上の低頻度リピートLCR22の分布：22番染色体には，このような低頻度反復配列（LCR22）が7カ所ある（LCR22-2〜LCR22-8）．各LCR22は特徴的な塩基配列であるが，複数の機能遺伝子や偽遺伝子を含んでいる

B：22番染色体の異常：他の染色体でもみられるように，22番染色体はまれに組換えを起こして，特定DNAセグメントの欠失（VCFS/DGS）や獲得〔dup（22）（q11），der（22），CES〕を生じる．切断点はバンド22q11の3Mbp領域（LCR22-2〜LCR22-4）に集中している．特に，LCR22-2とLCR22-3は，先天性疾患の猫眼症候群（CES）やDiGeorge症候群（DGS）領域のDNAセグメント切断点に隣接している．減数分裂の際，2本の相同染色体がLCRを目印として組換えを起こし，特定領域の増幅や欠失が生じると考えられている．これら22番染色体異常によって増減する遺伝子は，主に先天性心疾患の発症と関連している

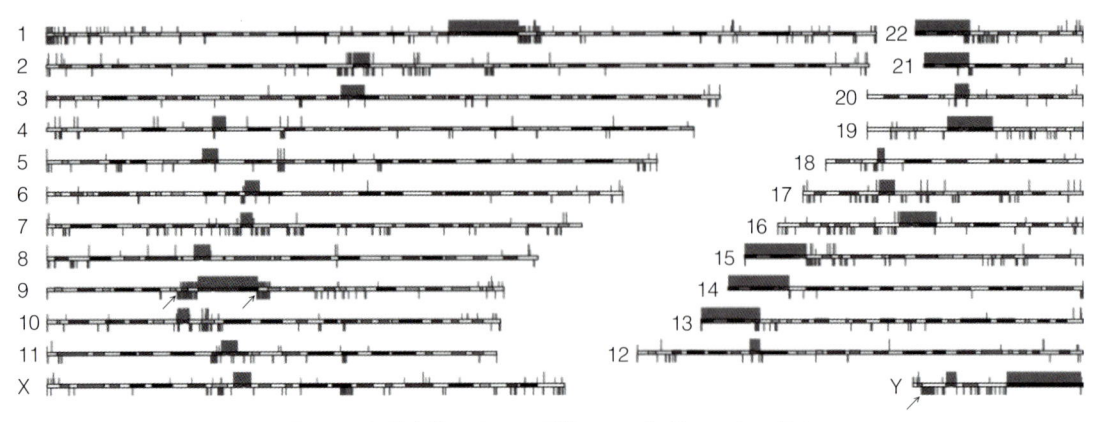

図5 ヒト染色体における重複DNAセグメントの分布

実際，10kbpを超えるDNAセグメントの重複はゲノムワイドに起こっている．セントロメアも大きな重複を示すが，それらに比べても遜色ないほど大きな重複を示す染色体領域は，9p（～5Mbp），9q（～4Mbp），Y（～領域1.45Mbp）などに顕著である（矢印）．セグメント重複は真正染色質（euchromatin）の5%も占めている．また，セグメント重複は同一染色体内のみならず異なる染色体の間でも起こっている．各染色体上の大きな黒枠はセントロメア（動原体）

E. ゲノムの不安定性（genome instability）

健常人の染色体では，DNAセグメントの重複（segmental duplication）が随所に見出される（図5）．

全ゲノム中のDNAセグメントの変動は，DNAマイクロアレイで解析すると，重複とともに欠損も検出される．健常人でみられるDNAセグメントの欠損は，概ね遺伝子ファミリーのメンバーの1つか，アレルの一方（ハプロタイプ欠損）である．したがって，個人差であり，臨床障害をもたらさないことが多い．一方，癌患者では，しばしば癌遺伝子（oncogene）の増幅や癌抑制遺伝子（tumor suppressor gene）の欠損などと相関しており，癌のDNA診断として活用されている．このような現象は，ミクロな細胞環境の変化に左右されて，ゲノムは構造を乱される「意外と不安定である」といえよう．

F. 遺伝子クラスター

遺伝子の多くはゲノム中に単独（1コピー）で存在するが，複数の類似メンバーで遺伝子ファミリーを構成しているものも多い．これらは1個の始原遺伝子が進化の過程で，重複を繰り返してコピーを増やしながら微妙に塩基配列を変えて，似て非なる蛋白質を生み出す新規遺伝子となった結果である．重複を失敗した場合，偽遺伝子として残存する．機能遺伝子の数に匹敵するほどの偽遺伝子がヒトゲノムには残っている．これらの重複遺伝子が，特定染色体の上で，1Mbpを越える領域でクラスターを形成している場合もしばしばある．免疫グロブリンの例を図6にあげる．

G. 遺伝暗号とゲノム暗号

遺伝暗号（genetic code）は3塩基コード（triplet code）として，すべての生物（例外もあるが）に共通していることは確立された．一方，ヒトゲノム30億bpの50%以上はいまだほとんど意義不明である．辛うじて反復配列の一部が「利己的因子」として，ゲノムの再編成を促し，遺伝子のシャッフリングや新たな遺伝子の創成に貢献したと考えられている．また，蛋白質をコードしない100b程度のnon-coding RNA（ncRNA）が多数発見されている．特に，22bのmicroRNA（miRNA）は，発現制御との関連で注目されているが，いまだ不明な点が多い．いずれにしても，これらを含めて不明な配列のなかに，生命の営みを精妙に制御する高次の暗号が潜んでいると考え，「ゲノム暗号（genomic code）」と呼んでい

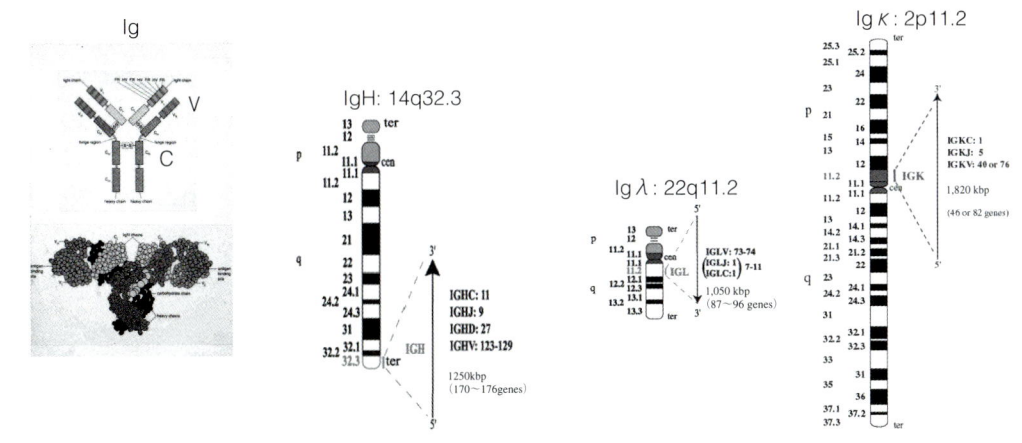

図6 免疫グロブリン遺伝子のクラスター

免疫グロブリン（Ig）は2本の重鎖（IgH鎖）と軽鎖（IgL）がS-S結合で会合したY字型で示される立体構造をもつ高分子蛋白である．いずれの鎖もV領域（variable region）とC領域（constant region）から構成されている．特にV領域のアミノ酸配列は多様で，それゆえ，様々な抗原を認識できる．V領域の多様性は，多数の小さなセグメント遺伝子によって生み出されているが，3つの染色体上にそれぞれ100個以上がクラスターをなして並んでいる．IgHのクラスターは14番染色体にある．一方，IgLのクラスターは2種類あり，Ig κ のクラスターが2番染色体，Ig λ のクラスターが22番染色体にある．特にIg λ のクラスターはLCR22-5を含んだ領域にある（図4A）

4. ゲノムの機能解析

ゲノムの機能は，遺伝子の発現様式，発現の調節機構，蛋白質の構造と機能などの解析によって順次明らかにされる．具体的な手法は59頁を参照されたい．

A. 遺伝子の発現様式

遺伝子が様々な組織で普遍的にあるいは特異的に発現している様子は，ノーザンブロット法やRT-PCR法を活用すれば確認できる．特にノーザンブロットでは，mRNAを抽出して電気泳動し，適当なプローブでハイブリダイゼーションすれば，mRNAのサイズまでわかる．1つの遺伝子から2つ以上のmRNAが転写される現象が多くの遺伝子で観察され，転写の選択的スプライシング（alternative splicing）といわれている．

B. 遺伝子の発現調節

遺伝子の発現は，一般に，5'-UTRにあるプロモーター領域の特徴的なDNA配列（cis-element）に特異的な蛋白因子が結合して，RNAポリメラーゼIIと複合体を形成することから始まる．この遺伝子発現は，プロモーター領域の塩基シトシンがメチル化されると抑制がかかる，などの制御が知られている．一方，ヒストンのアセチル化などによって引き起こされるクロマチン構造変換レベルの制御も注目されている．このような場合，遺伝子の発現は，ゲノムに規定されない形，すなわちエピゲノム（epi-geneticまたはepi-genomic）で制御されていることになる．

遺伝子発現は個別に解析するだけでなく，DNAチップを用いれば，ゲノムワイドに23,000遺伝子を発現の強さまで一挙に解析することもできる．異なる細胞タイプや組織の違いによる，遺伝子発現プロファイルの比較も容易に行える．

C. 疾患遺伝子のポジショナルクローニング

臨床遺伝学でのいわゆる家系分析によって，疾患の臨床症状の特徴（表現型）が特定染色体の特定領域にマップされると，その領域のSTSマーカーなどを利用して連鎖解析を進め，いわゆる連鎖不平衡に達したところで，ポジショナルクロー

図7 疾患遺伝子のポジショナルクローニング

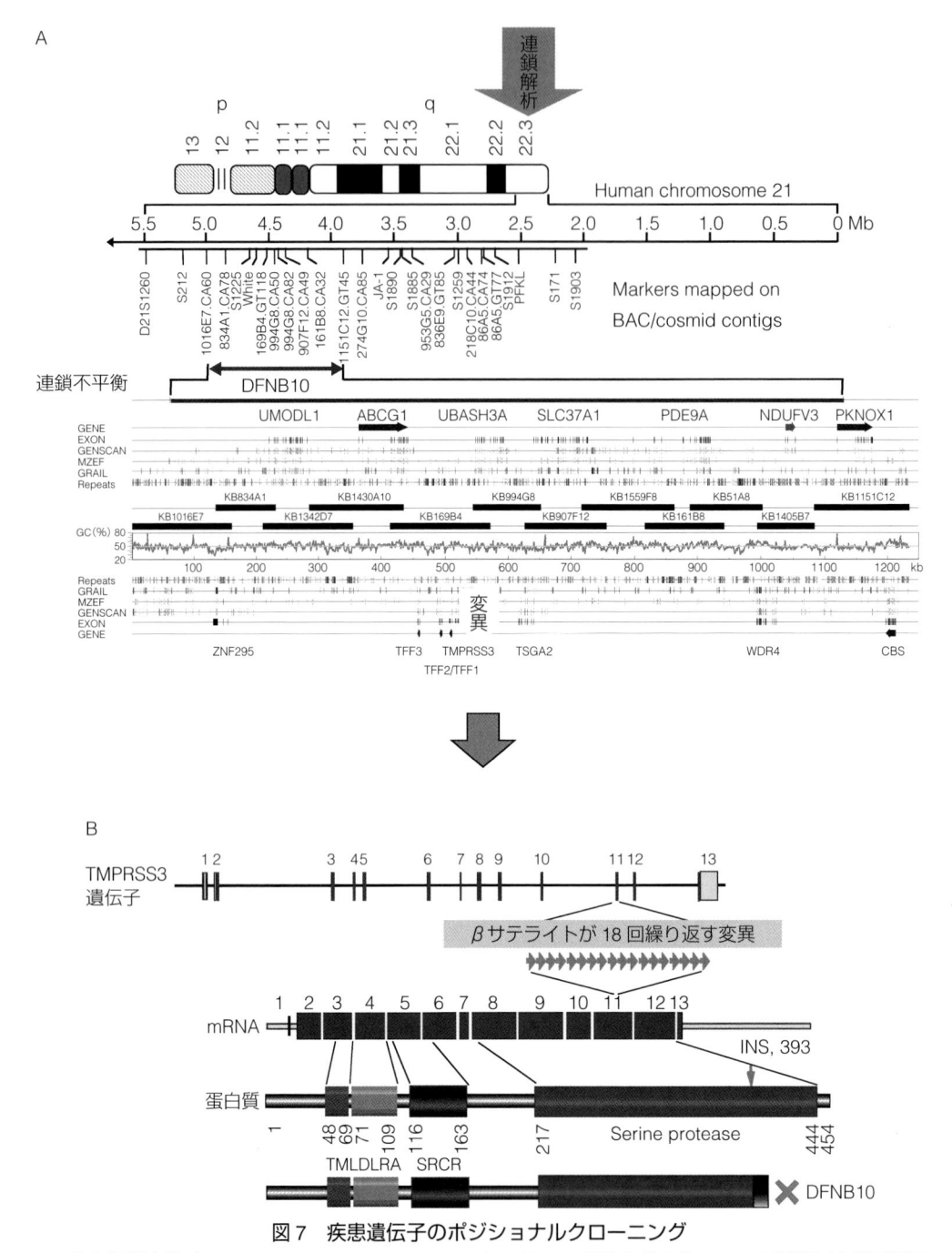

A：非症候群性聾（nonsyndromic deafness：DFNB10）では，21番染色体の約1Mbpの領域に連鎖不平衡が得られた．この領域には，ゲノム解析から15個ほどの遺伝子が同定されていたので，患者DNAを用いて，個別に変異解析をした．その結果，遺伝子TMPRSS3に特有の変異が同定された

B：変異は，エクソン11にβサテライトが18回繰り返す挿入変異であり，フレームシフトによって欠損蛋白を作り，セリンプロテアーゼ活性を失う

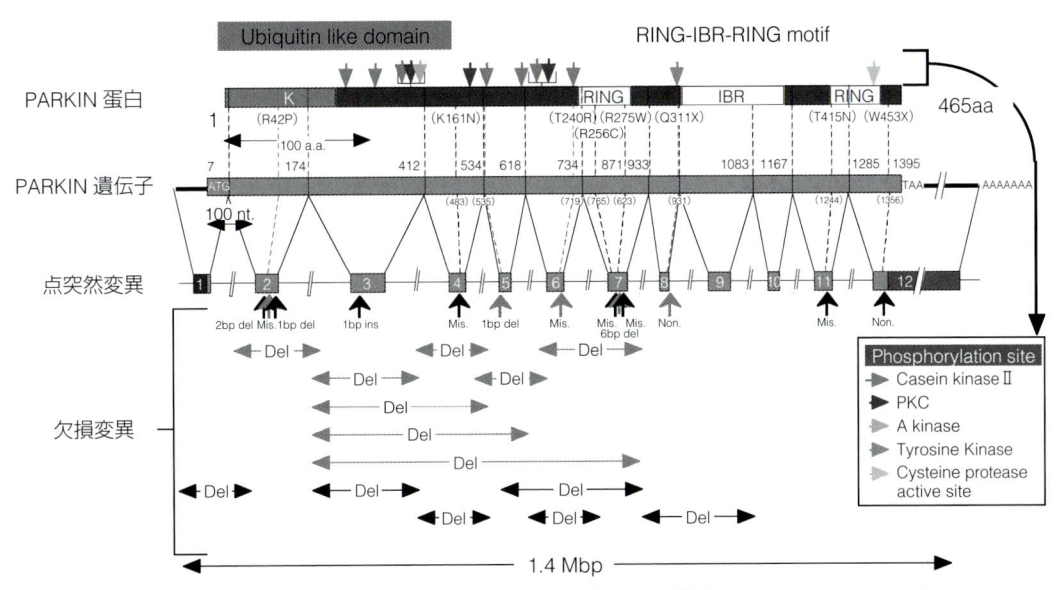

図8 PARKIN遺伝子の様々な変異

PARKINは，12個のエクソンからなるが，イントロンがきわめて大きく，ゲノムサイズが1.4Mbpに達する巨大遺伝子である．患者にみられる突然変異は，主に大きなDNAセグメントの欠損変異（Del）である．ミスセンス，ナンセンスなどの点変異や1〜6bpの挿入変異，欠損変異も見出されている．ちなみに，PARKIN蛋白は分子量約5万（465aa）で，ユビキチン様ドメインやRING-RINGモチーフをもち，ユビキチンリガーゼ活性を示す

ニングを行う．難聴遺伝子を例にあげる（図7）．

このような疾患遺伝子の変異に関するデータベースは多数あるが，検索結果を画像表示するMutationViewシステムはきわめて有効である（160頁参照）．

D. 遺伝子の突然変異

患者にみられる疾患遺伝子の突然変異は塩基置換や挿入，欠損など様々なタイプがある．また，ある疾患遺伝子に関して，全世界の患者のデータを総合すると，遺伝子のあらゆるところに変異が起こっていることが多い．特に頻度の高い部位もあり，変異のホットスポット（hot spot）ということもある．Parkinson病の原因遺伝子のひとつPARKINを例にあげる（図8）．

E. 蛋白質のアミノ酸配列のホモロジー解析

遺伝子DNAの塩基配列から，コーディング領域のオープンリーディングフレーム（ORF）が決定されると，コンピュータ上（*in silico*）で作られる蛋白質のアミノ酸配列を推測できる．この新規アミノ酸配列は直ちに1個ずつEST（expressed sequence tag）データベースに相同性検索をかけて，完全長構造決定を行う．さらにアノテーション情報，文献情報などのデータベース（Ensembl, NCBI, GenBank, PubMed）を検索すれば，機能がかなり推定できる．また，BLAST，WISE2などで，異なる生物種間のアミノ酸配列のホモロジーの有無と度合いを知ることができるし，ある程度の機能予測もできる．さらに，CLUSTAL W2を用いて分子系統樹を作成することによって，進化上の位置づけと相関関係を知ることができる．

F. 蛋白質のドメイン/モチーフ解析

蛋白質の構造や機能に関して，モチーフやドメインが500種類ほど知られている．それらのデータベース（Pfam, PROSITE, SMARTなど）に検索をかけることができる．例えば，22番染色体の遺伝子から作られる蛋白質のモチーフやドメ

インを推定すると，多くの蛋白質は意外と限られた種類のドメインの組合せでできている様子がみられる．おそらく，進化の過程でドメインをシャッフルすることによって，その多様性を獲得してきたと推定される．一方，既知のドメインが全くみつからない蛋白質も散見され，その場合，機能予測は全く不可能である．

5. 構造・機能の予測
A. 蛋白質の伝統的な性状解析
　蛋白質の性状解析は，伝統的にはゲル濾過，ゲル電気泳動，カラムクロマトグラフィーなど様々な生化学的手法で行われた．きわめて微量なサンプルでも同定できる質量分析，さらに立体構造を決めるためのX線回折やNMR（nuclear magnetic resonance）などの高度な技術も活用されている．

　最近では，膨大なゲノム情報（160頁参照）と様々な解析ツール（前述）を利用することによって，in silicoで蛋白質を酵素，転写因子，細胞内シグナル伝達，チャネル蛋白，細胞内骨格，細胞内輸送，抗体，DNA/RNA結合蛋白などに分類できるようになった．

B. 全長cDNAの細胞内導入による強制発現
　一方，分子生物学的手法として，強いプロモーターをもつ発現ベクターに全長cDNAを組み込んで，それを細胞にトランスフェクションして，当該遺伝子を強制発現させることができる．このとき，細胞にどのような変化がもたらされるかを観察することによって機能を推定する．さらに，FLAG/His-tagや蛍光蛋白GFPの遺伝子を組み込んで発現させれば，tag抗体や蛍光によって，蛋白質の細胞内局在を知ることができる．

C. アンチセンスオリゴやsiRNAの細胞内導入による遺伝子ノックダウン
　mRNAに相補的なアンチセンスオリゴを細胞内に導入し，mRNAの発現量を抑制する実験法がある．同様に，mRNAと相補的な配列をもつ21〜23bの人工的な2本鎖RNA（siRNA）の導入も行う．後者はRNA干渉（RNA interference）という細胞内現象に基づいている．このとき，細胞にどのような変化がもたらされるかを観察することによって，機能を推定する．

D. ゲノムの未来
　そもそもヒトゲノムの解読という学問は，ヒトという生命の設計図を科学的に理解するための基盤を確立するという「究極の知的好奇心」に根ざした挑戦である．系統的かつ緻密で網羅的徹底的な解析がますます必要であり，その努力によってのみ「ヒトゲノムの謎解き」が達成できると考えている．今後，モデル動物を活用した「個体ゲノム科学」を基盤として，ヒト分子生物学，新世紀ヒトゲノム科学，ゲノム医療科学という新しい学問体系も確立されるであろう．「ゲノム」は生物の過去，現在，未来を映す鏡でもある．

（清水信義）

チェックリスト
☐ヒトゲノムプロジェクトの経過と結果について述べよ．
☐ゲノム解析に用いられた2つの研究戦略を説明せよ．
☐ゲノム構造解析の成果を述べよ
☐ゲノム解析の波及効果を列挙せよ．
☐ゲノムの機能を解析する研究方法を列挙せよ．

III 遺伝子工学

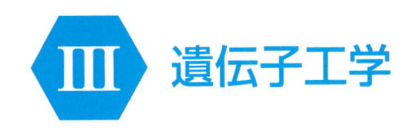

1 遺伝子組換え技術の基礎

　遺伝子組換え技術とは，①目的のDNA断片を「切る」，②このDNA断片を適当なベクターに「つなぐ」，③このベクターを適当な宿主に入れて「増やす」，④組換え体をもつクローンを選択し，その特性を調べて同定することをいう（図1）．

　クローンとは，体細胞分裂の母細胞と娘細胞のように遺伝的に同一のものをいう．一卵性双生児や同一コロニー内の細菌または細胞，同一プラーク内のファージもクローンである．また，同じ配列をもつ核酸もクローンという．クローンを純化し増やす作業のことをクローニング（クローン化）という．広義には均質なウイルス，細胞，個体などを多様な集団の中から純化し増やすことをいうが，分子クローニング（molecular cloning）というときには，単一の遺伝子断片あるいは遺伝子型をもつ遺伝子を他のベクターにつなぎ，その組換え体を増やすことをいう．

1. 制限酵素

　目的のDNA断片を得るためには，自由にDNAを「切る」ことのできる「ハサミ」の役割をする酵素が必要である．このハサミにあたるのが制限酵素（restriction enzyme）である．制限酵素は酵素の由来する細菌の属名や種名から命名される．例えば，*Escherichia coli* に由来する酵素は，属名の初めの1文字を大文字，種名の初めの2文字の小文字を使いイタリックで「*Eco*」と記す．その後に株名を1字加えることもあり，同一細菌が複数の制限酵素を産生するときはローマ数字を後に書く．したがって，*Escherichia coli* RY13に由来し，最初に発見された酵素を「*Eco*RⅠ」という（表1）．

　遺伝子組換えに用いる制限酵素は，特異的な数個（4～8個）の塩基配列を認識し，DNAのリン酸ジエステル結合を加水分解する．核酸分解酵素は総称してヌクレアーゼといい，ヌクレオチド鎖の末端よりヌクレオチドを1つずつ分解していくものをエキソヌクレアーゼ（exonuclease），ヌクレオチド鎖の内部を切断するものをエンドヌクレアーゼ（endonuclease）という．制限酵素はエンドヌクレアーゼであり，回文（palindrome）配列を認識し認識配列を切断するものが多い．回文配列とは認識配列の2本鎖DNAのどちらの鎖を5'から3'へ読んでも同じ配列になるものをいう．切断の様式には平滑末端（blunt end）と付着末端（cohesive end）がある．付着末端は切断面が突出しているもので5'突出末端と3'突出末端がある（表1）．制限酵素で切断後，再結合する場合（「2. ベクターと連結反応」で後述）は，付着末端の再結合は1本鎖の付着末端同士が相補的であり，その間に水素結合が生じるので平滑末端より容易である．5'突出末端＞3'突出末端＞平滑末端の順で再結合効率が低くなる．また，キナーゼによる末端のリン酸化効率にも差がある．異なる制限酵素によって同一の付着末端を生じることがある．例えば，*Bam*HⅠと*Sau*3AⅠは，認識配列は6塩基，4塩基と異なるが（表1），双方とも5'-GATC-3'という付着末端を生じ，これらは再結合可能である．

　制限酵素は各種市販されており，その反応にはマグネシウムイオン（Mg^{2+}）が必須で各酵素特有の至適塩濃度，至適温度があるため，複数の制

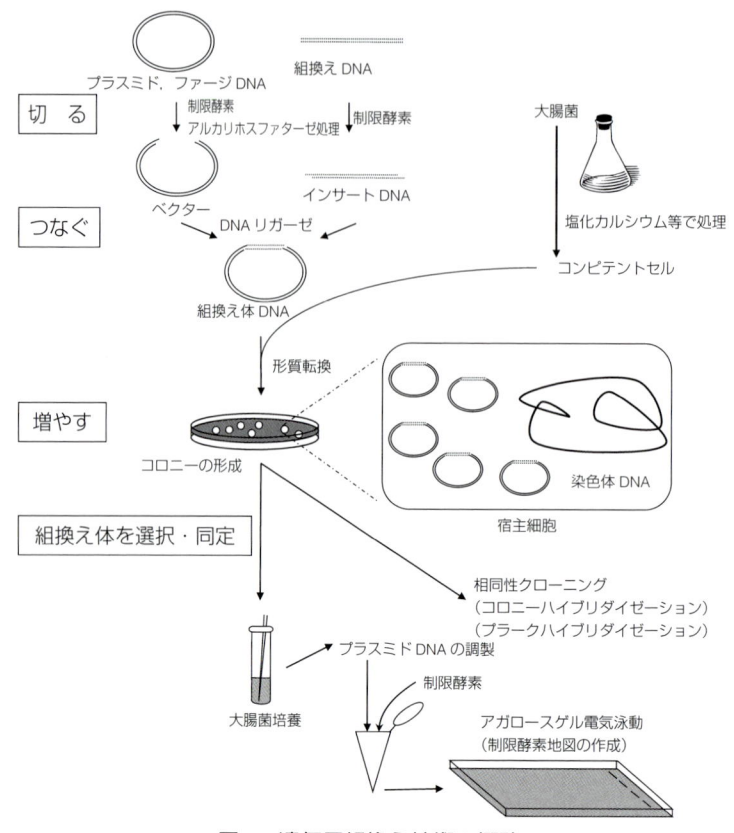

図1 遺伝子組換え技術の概略

限酵素を用いて切断する場合は最適条件を検討する．

2. ベクターと連結反応
A. ベクター

遺伝子組換え技術では，組換えDNAを増やす細胞を「宿主」といい，宿主細胞にDNAを導入するための運搬体DNAを「ベクター（vector）」という．ベクターは「遺伝子の運び屋」を意味し，ベクターに組み込まれる外来DNAをインサートという．ベクターは，宿主細胞の中で，自律的に大量に増幅できることが必要である．現在，ベクターとしては，大腸菌を宿主とするプラスミドベクター，ウイルス（ファージ）ベクター，プラスミドとファージの両方の性質をもつコスミドベクター，大腸菌を宿主とした人工的なベクターである大腸菌人工染色体（bacterial artificial chromosome：BAC）ベクター，酵母を宿主とした人工的なベクターである酵母人工染色体（yeast artificial chromosome：YAC）ベクターが使われる．これらは挿入できるインサートのサイズが異なり，プラスミド（～10kbp），λファージ（～20kbp），コスミド（35～45kbp），BAC（50～200kbp），YAC（数百～千kbp）である．

a. プラスミド

プラスミドは細菌や酵母の細胞質内に存在し，宿主の染色体DNAとは独立に複製を行う核外遺伝子である．多くは，2本鎖環状DNAであり，プラスミド上には，複製起点，コピー数（細胞1個あたりのプラスミド数）を調節する部位，細菌の性決定に関する部位（Fプラスミド），抗生物質に対する耐性をもたらす部位（Rプラスミド）などの情報を含んでいる．遺伝子組換えに用いるプラスミドは，ColE1由来のものが広く用いら

表1 制限酵素の例

制限酵素名	認識配列	切断様式	末端配列	至適緩衝液（温度）	起源微生物
BamHⅠ	5'-GGATCC-3' 3'-CCTAGG-5'	付着（5'突出）	5'-G｜GATCC-3' 3'-CCTAG｜G-5'	K (30℃)	*Bacillus amyloliquefaciens* H
EcoRⅠ	5'-GAATTC-3' 3'-CTTAAG-5'	付着（5'突出）	5'-G｜AATTC-3' 3'-CTTAA｜G-5'	H (37℃)	*Escherichia coli* RY13
HaeⅢ	5'-GGCC-3' 3'-CCGG-5'	平滑	5'-GG｜CC-3' 3'-CC｜GG-5'	M (37℃)	*Haemophilus aegyptius*
HindⅢ	5'-AAGCTT-3' 3'-TTCGAA-5'	付着（5'突出）	5'-A｜AGCTT-3' 3'-TTCGA｜A-5'	M (37℃)	*Haemophilus influenzae* Rd
KpnⅠ	5'-GGTACC-3' 3'-CCATGG-5'	付着（3'突出）	5'-GGTAC｜C-3' 3'-C｜CATGG-5'	L (37℃)	*Klebsiella pneumoniae*
NotⅠ	5'-GCGGCCGC-3' 3'-CGCCGGCG-5'	付着（5'突出）	5'-GC｜GGCCGC-3' 3'-CGCCGG｜CG-5'	H+BSA (37℃)	*Nocardia otitidis-caviarum*
SacⅠ	5'-GAGCTC-3' 3'-CTCGAG-5'	付着（3'突出）	5'-GAGCT｜C-3' 3'-C｜TCGAG-5'	L (37℃)	*Streptomyces achromogenes*
SalⅠ	5'-GTCGAC-3' 3'-CAGCTG-5'	付着（5'突出）	5'-G｜TCGAC-3' 3'-CAGCT｜G-5'	H (37℃)	*Streptomyces albus* G
Sau3AⅠ	5'-GATC-3' 3'-CTAG-5'	付着（5'突出）	5'-｜GATC-3' 3'-CTAG｜G-5'	H (37℃)	*Staphylococcus aureus* 3A
SmaⅠ	5'-CCCGGG-3' 3'-GGGCCC-5'	平滑	5'-CCC｜GGG-3' 3'-GGG｜CCC-5'	T+BSA (30℃)	*Serratia marcescens* Sb
SphⅠ	5'-GCATGC-3' 3'-CGTACG-5'	付着（3'突出）	5'-GCATG｜C-3' 3'-C｜GTACG-5'	H (37℃)	*Streptomyces phaeochromogenes*
XbaⅠ	5'-TCTAGA-3' 3'-AGATCT-5'	付着（5'突出）	5'-T｜CTAGA-3' 3'-AGATC｜T-5'	M+BSA (37℃)	*Xanthomonas badrii*

緩衝液組成 L：10mmol/L Tris-HCl（pH7.5），10mmol/L MgCl$_2$，1mmol/L ジチオスレイトール
（終濃度） M：10mmol/L Tris-HCl（pH7.5），10mmol/L MgCl$_2$，1mmol/L ジチオスレイトール，50mmol/L NaCl
H：10mmol/L Tris-HCl（pH7.5），10mmol/L MgCl$_2$，1mmol/L ジチオスレイトール，100mmol/L NaCl
K：10mmol/L Tris-HCl（pH8.5），10mmol/L MgCl$_2$，1mmol/L ジチオスレイトール，100mmol/L KCl
T：10mmol/L Tris-酢酸（pH7.9），10mmol/L Mg-酢酸，0.5mmol/L ジチオスレイトール，66mmol/L K-酢酸
BSA：0.01% BSA

試薬会社では代表的な緩衝液（ユニバーサルバッファー）を数種類用意し，その中から酵素活性が一番高いものを添付して販売している．各酵素がそれぞれのユニバーサルバッファーでどの程度の活性を示すかの表があるので参考にする．制限酵素は認識配列を100%正確に認識しDNAを特異的に切断するが，反応条件によっては特異性が低下し認識配列と完全に一致しない配列を切断することがある．これをstar活性といい，基質に対して大過剰な酵素を用いたとき，低塩濃度，高pH，高グリセロール濃度，高DMSO濃度，Mn^{2+}等金属イオンが存在するときに起こるので注意する．

れ，人工的にインサートを挿入するため複数の制限酵素切断部位（マルチクローニングサイト：MCS）をもつ．プラスミドpUC18の例を示す（図2）．全長は2,686bpで複製起点（*ori*），アンピシリン耐性遺伝子（*Amp*^{r}），β-ガラクトシダーゼ遺伝子（*lacZ*），MCSをもち，カラーセレクションが可能である（後述）．

b. ファージ（バクテリオファージ）

細菌に感染するウイルスをバクテリオファージといい，感染して細菌の染色体に自己ゲノムを組み込んで細菌染色体とともに増殖する溶原サイクルと，溶菌して多数の子ファージを放出する溶菌サイクルがある．ベクターにはλファージ，M13ファージ，P1ファージを改変したものが使われ

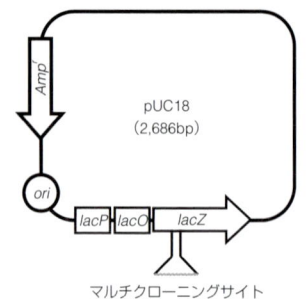

```
                    ┌──────────────┐
                 Amp│              │
                    │   pUC18      │
                    │  (2,686bp)   │
                    │              │
                ori ─ lacP lacO  lacZ →
                         └─┬─┘
                    マルチクローニングサイト
```

lacZ遺伝子→
5'-GAATTCGAGCTCGGTACCCGGGGATCCTCTAGAGTCGACCTGCAGGCATGCAAGCTT-3'
  EcoR I Sac I Kpn I Sma I BamH I Xba I Sal I Pst I Sph I Hind III

図2　pUC18とマルチクローニングサイトの塩基配列

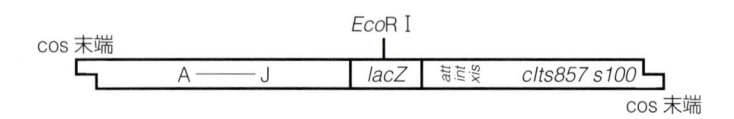

```
cos末端                    EcoR I
 ├────────┬──────┬────┬─────────────┤
          A───J   lacZ att int xis  clts857 s100
                                              cos末端
```

λgt11 forward primer →
5'-GGTGGCGACGACTCCTGGAGCCCGTCAGTATCGGCGGAATTCCAGCTGAGCGCCGGTCGCTACCATTACCAGTTGGTCTGGTGTCAAA-3'
                                        EcoR I   ← λgt11 reverse primer

図3　λgt11と外来遺伝子挿入部位付近の塩基配列

る．これらのファージベクターは感染や増殖に関係のない部分にインサートが挿入できる制限酵素部位をもつ．λgt11の例を示す（図3）．全長は43.7kbpの線状2本鎖DNAでcDNAライブラリー作成に用いられ，7.2kbpまでのインサートが挿入可能である．両末端には大腸菌内で複製するとき，環状構造をとるための相補的なcos末端がある．ファージの感染や増殖に関係のない部分にlacZ遺伝子をもち，その中にインサート挿入部位として制限酵素，EcoR I 認識配列がある．lacZ遺伝子産物による，カラーセレクションが可能である（後述）．また，矢印部位のプライマーを用いインサート部位をスクリーニングすることができる（図3）．

B. 連結反応

ベクターとインサートをDNAリガーゼで「つなぐ」ことを連結反応（ライゲーション：ligation）という．DNAリガーゼは2本鎖DNAの5'リン酸基と3'水酸基を脱水結合し，リン酸エステル結合を作るDNAの「糊」の働きをする．DNAリガーゼは大腸菌のDNAリガーゼとT4ファージ由来のT4 DNAリガーゼが市販されている．大腸菌DNAリガーゼはNADが補酵素であるが，T4 DNAリガーゼはATPを補酵素とする．付着末端の結合には両者が使えるが，平滑末端の結合にはT4リガーゼのみが可能である．

C. ライブラリー

ベクターに単一生物由来の多くのDNAを挿入した遺伝子組換え体のコレクションをライブラリー（library）という．遺伝子を含むものを遺伝子（ゲノム）ライブラリー（genomic library），mRNAの情報をもつものをcDNA（complementary DNA，相補的DNA）ライブラリーという．ライブラリー作製法を図4に示す．

a. ゲノムライブラリー

多細胞からなる真核生物ではどの細胞でも同じゲノムDNAをもつので，いずれかの細胞から染色体（ゲノム）DNAを抽出する．ゲノムDNA

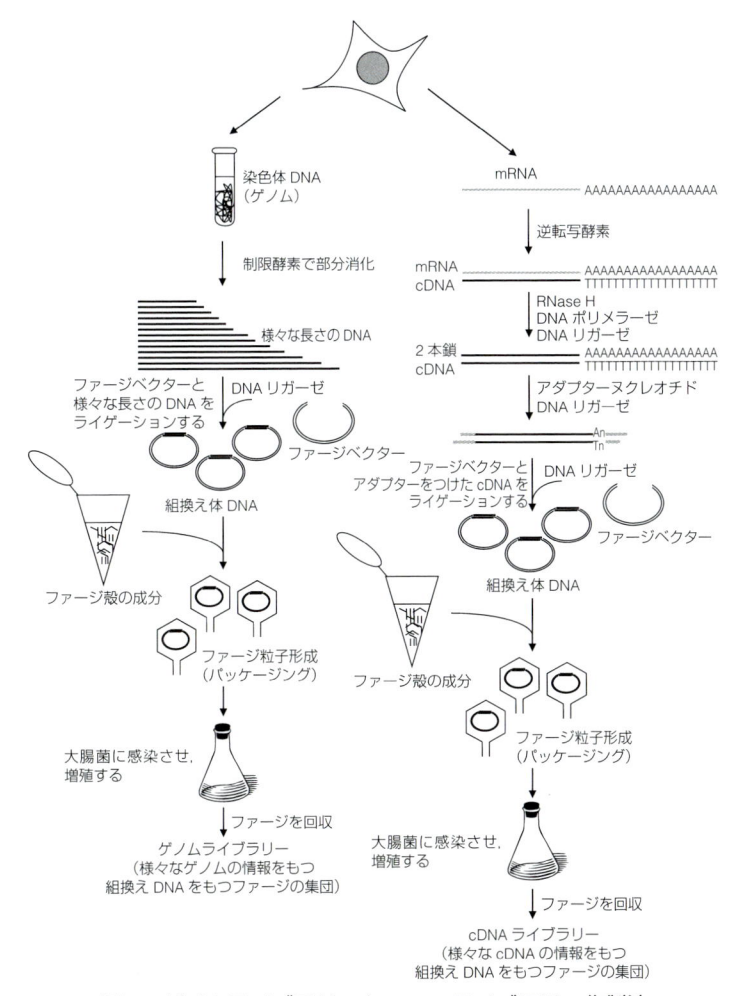

図4 ゲノムライブラリーとcDNAライブラリー作製法

は非常に長いので制限酵素で部分消化して比較的大きなDNA断片とし，1種類のベクターにつないでゲノムライブラリーを作製する．大きなDNA断片をつなぐときはファージベクターを用いることが多い．ファージベクターに様々な長さのゲノムDNAをDNAリガーゼでつなぎ，ファージ殻の成分と混合してファージ粒子を形成させる（パッケージング）．ファージ粒子を大腸菌に感染，増殖させ，ファージを回収すれば，これがゲノムライブラリーである．ゲノムライブラリーは，イントロンも含めた遺伝子の単離，遺伝子発現調節領域の単離などに用いられる．

b. cDNAライブラリー

mRNAの発現は同じ個体であっても細胞の種類（組織），発生段階によって異なるのでcDNAライブラリーは目的に応じたものを用意する（図4）．目的に適した細胞より総RNAを精製しmRNAは3'末端にポリ（A）$^+$構造をもつという特徴を利用して，担体に結合したポリA相補的1本鎖オリゴヌクレオチド（オリゴdTセルロースなど）に結合させてmRNAを精製する．得られたmRNAに逆転写酵素を反応させ人工的にcDNAを合成する．鋳型のmRNAはRNase Hで分解し，cDNAはDNAポリメラーゼで2本鎖

cDNA に変換後，両末端にアダプターヌクレオチドを付加してベクターにつなぎライブラリーとする．cDNA ライブラリーにはイントロン配列は含まれず，mRNA の構造解析や，それから推定される蛋白質の一次構造解析に用いられる．

3. 宿主と遺伝子導入
A. 宿　主
　遺伝子組換え技術の「宿主」には主に大腸菌が用いられる．大腸菌は 1 世代が 20 分と短く，一晩でコロニーが形成される．遺伝子組換えに用いる大腸菌は K-12 株または K-12 株由来亜株である．K-12 株は遺伝子組換え用の特別な大腸菌であり，外来 DNA の分解システムである制限性の欠如，大腸菌内での遺伝子組換えに関与する rec 遺伝子（recombination）の欠損，すなわち組換え系の欠如，インサート由来の蛋白質を分解するシステムである蛋白質分解系の欠如という特性をもっている．

B. 遺伝子導入
　大腸菌への遺伝子導入には，自然界で観察される形質転換（transformation）を利用する．しかし，この形質転換効率は非常に低いので，宿主細胞を化学薬品（塩化カルシウム溶液など）で処理し，細胞自身の外来 DNA を取り込む能力（受容能：competency）を上げる化学的方法が用いられる．電気パルスを用いる物理的方法（エレクトロポレーション：電気穿孔法）もあるが機械や費用がかかるため，化学的方法が安価で簡便である．受容能をもった細胞をコンピテントセル（competent cell）という．

4. 組換え体の選択と同定
A. 組換え体の選択
a. 薬剤耐性遺伝子
　組換え体の選択法の一つがプラスミドのもつ薬剤耐性遺伝子である．ベクターにはアンピシリン，テトラサイクリン，クロラムフェニコールなどの抗生物質耐性遺伝子が組み込まれている．例えば，アンピシリン耐性遺伝子は β-ラクタマーゼという酵素の遺伝子であり，β-ラクタマーゼはアンピシリンの β-ラクタム構造を加水分解する．大腸菌に形質転換をしても形質転換細胞はごくわずかである．したがって，抗生物質を含む培地で培養し，この培地上でコロニーを生じた大腸菌＝プラスミドが入った大腸菌ということになり，形質転換体を選択することができる．

b. カラーセレクション
　プラスミドがインサートを組み込んだ組換え体か否かの判断に用いるのがカラーセレクションである．カラーセレクションは，大腸菌のラクトースを細胞内に輸送し，分解するのに必要な蛋白質群を作り出すラクトースオペロンを利用している（図 5）．
　lacI リプレッサー蛋白質に結合するが β-ガラクトシダーゼ（β-gal）で分解されないラクトースの誘導体（isopropyl thiogalactoside：IPTG）と，通常無色であるが β-gal によって分解され青色になる色素（5-bromo-4-chloro-3-indolyl-β-D-galactoside：X-gal）を培地に入れると，β-gal 活性をもつコロニーは青色になる．したがって，形質転換後，抗生物質，IPTG，X-gal を含む培地に塗布するとインサートを含まないプラスミドをもつコロニーは，β-gal 活性があるので青色，インサートを含むプラスミドをもつコロニーは白色になる．このシステムによりインサートを含むかどうかをコロニーの色で判別できるのでカラーセレクション（ブルー・ホワイトアッセイ）という．この方法は，組換え体ファージをスクリーニングするときにも用いられ，lacZ 遺伝子をもつファージベクターと Lac⁻ の大腸菌を用いれば，上記の原理と同様に選択が行える．

B. 組換え体の同定
a. プラスミド DNA を調製して，制限酵素地図を作成
　カラーセレクションにてインサートを含むプラスミドをもつ組換え体を選択したら，組換え体よりプラスミド DNA を調製し，制限酵素で切断して制限酵素地図を作成し，長さにより目的 DNA かどうか同定する．

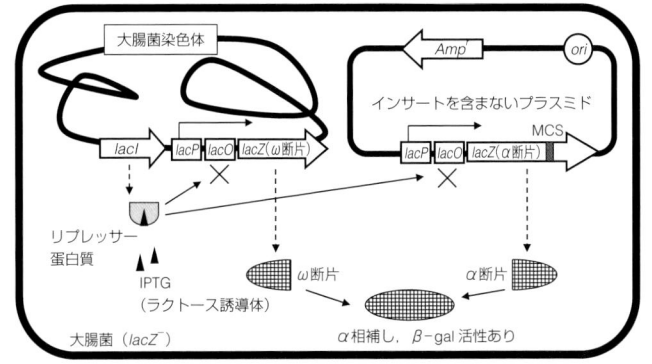

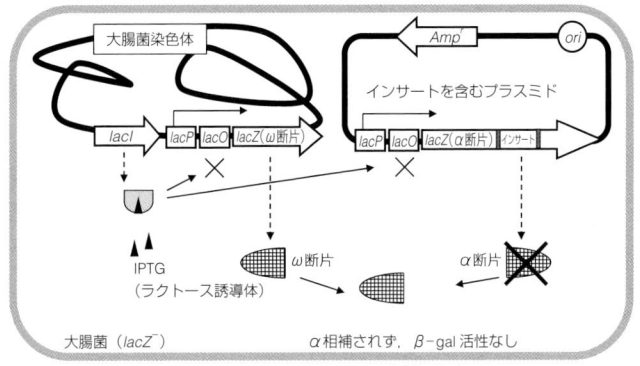

図5　カラーセレクション

　原核生物（大腸菌等）は，ある物質の代謝に関与する酵素の遺伝子をセット（オペロン）で有している．ラクトースを分解し，グルコースとガラクトースにする β-ガラクトシダーゼ（β-gal）も染色体にオペロンで存在してラクトースオペロンといい，培地中にラクトースがあるときだけ発現するよう調節されている．β-gal の遺伝子を lacZ 遺伝子という．ラクトースが培地中にない場合は，lacI より作られる lacI リプレッサー（repressor：抑制）蛋白質が lacO（operator：オペレーター配列）に結合し，lacP（promoter：プロモーター配列）に RNA ポリメラーゼが結合できないため，lacZ，lacY，lacA 遺伝子より蛋白質は作られない．培地にラクトースがあると，ラクトースが lacI リプレッサー蛋白質に結合し，立体構造の変化により，lacO 配列から外れ，lacP 配列より転写が始まり，lacZ（β-ガラクトシダーゼ），lacY，lacA 遺伝子より蛋白質が作られる．

　β-gal 蛋白質は，N 末端側（α断片）と C 末端側（ω断片）に分けることができ，カラーセレクションに用いる大腸菌は野生型のβ-gal の C 末端側を欠損し（lacZ⁻），ω断片のみの遺伝子をもっている．この大腸菌にα断片を発現するプラスミドを導入すると，2 つの蛋白質断片は結合し，β-gal 活性型になる．これをα相補性という．また，カラーセレクションに用いるプラスミドは，α断片遺伝子の N 末端側が MCS になっており，プラスミドにインサートが導入されるとα断片の発現は阻害される．

　カラーセレクションを行う場合は IPTG を培地に加える．リプレッサー蛋白質に IPTG が結合して lacO 配列に結合できなくなり，lacP 配列より転写が始まり，lacZ，lacY，lacA 遺伝子より蛋白質が作られる．すなわち，大腸菌染色体からはω断片，プラスミドからはα断片が発現し，IPTG はβ-gal で分解されないためこの状態は維持される．しかし，プラスミドにインサートが導入されるとα断片の発現は阻害され，コロニーのβ-gal 活性はなくなる．

1) プラスミドDNAの調製（アルカリ-SDS法）

　プラスミドを含む大腸菌には，大腸菌の染色体DNA，大腸菌のRNA，プラスミドDNAなどの核酸が含まれる．これらの核酸の中から安価にプラスミドを調製する方法にアルカリ-SDS法がある．アルカリ-SDS法は，次のステップからなる．

①一晩培養した大腸菌培養液2mLを3,000×g，10分遠心し，細胞沈渣を得る．

②沈渣をSolⅠ（50mmol/Lグルコース，25mmol/L Tris-HCl pH8.0緩衝液，10mmol/L EDTA）100μLに懸濁する．

③懸濁液にSolⅡ（0.2N水酸化ナトリウム，1% SDS）200μLを添加直ちに撹拌する．処理は，5分以内に止め，次のSolⅢを加える．この操作のSDSによって大腸菌の細胞膜が壊れ，内部の核酸が溶出してくる．アルカリによりDNAの2本鎖間の水素結合が切れ，1本鎖になる．RNAは，部分的に分解する．

④SolⅢ（3mol/L酢酸カリウム，2mol/L酢酸）150μLを添加直ちに撹拌，中和する．アルカリによりDNAの2本鎖間の水素結合が切れて1本鎖になったものを中和すると，プラスミドDNAは短鎖のため容易に2本鎖に戻る．染色体DNAは長鎖のため2本鎖には戻らない．中和後，17,000×g，10分遠心すると，染色体DNAは蛋白質とともに沈殿となり，プラスミドDNAは上清にくる．

⑤上清にフェノール/クロロホルム溶液を等量加え，混和後，遠心する．上清（プラスミドDNA）に含まれていた蛋白質は変性し，17,000×g，10分遠心後，中間層にくるため除くことができる．

⑥除蛋白後の上清に等量の2-プロパノールを加え，混和後，17,000×g，10分遠心すると，プラスミドDNAを沈殿として得ることができる．沈殿は70%エタノールで洗浄し混入している塩を除く．

⑦上記のステップではRNAを除くことはできないので，RNase処理によりRNAを除く．沈殿を10μg/mL RNaseAを含むTE（10mmol/L Tris-HCl pH8.0緩衝液，1mmol/L EDTA）に溶かすか，次の制限酵素処理のときにRNaseを同時に加える．

2) 制限酵素地図の作成

　制限酵素の添付緩衝液の濃度は通常10倍濃度なので，反応系の1/10量加える．複数の制限酵素で同時に切断する場合は，塩濃度に注意する．プラスミドの濃度は，40μg/mLとし，制限酵素は，プラスミド1μgあたり5unit程度加え，1時間反応させ，アガロースゲル電気泳動によって長さを確認する．

b. 相同性クローニング

　ライブラリーから目的DNAを含んだ組換え体を同定するためには，塩基の相補性により核酸同士がハイブリッド形成（hybridization）する性質を利用する．ハイブリッド形成により目的DNAをクローニングする方法を相同性クローニングという．組換え体をコロニーのまま相同性クローニングする方法をコロニーハイブリダイゼーション，ファージを感染させてプレート上に生じたプラークのまま相同性クローニングする方法をプラークハイブリダイゼーションという．また，組換え体からプラスミドDNAを抽出し，プラスミドDNAを制限酵素で切断後アガロースゲル電気泳動を行い，ゲル内のDNA断片をフィルター上に写し，標識したプローブとハイブリダイズして検出することをサザンブロットハイブリダイゼーション（サザンブロット法）という（88頁参照）．

　コロニー（プラーク）ハイブリダイゼーションは，以下の操作からなる．

①組換え体コロニーを得る

　目的のクローンを含むプラスミドライブラリーを大腸菌に形質転換し，適当な抗生物質を含む培地にまき，コロニーを得る．または，ファージライブラリーはファージ殻の成分とパッケージングして大腸菌に感染後，軟寒天培地と混合し，寒天培地上にまき，プラークを得る．

②メンブレンへの転写

　培地上にナイロンメンブレンを置き，コロニーまたはプラークを写し取る．

　（以下の操作は，サザンブロット法と同様）

③アルカリ処理
④中和処理
⑤洗浄
⑥メンブレンと核酸の架橋反応
⑦プローブの標識
⑧プレハイブリダイゼーション
⑨ハイブリダイゼーション
⑩シグナルの検出

5. クローニング法の実際
A. 特定遺伝子のクローニング法（図1）
a. ベクターの作成
1）制限酵素処理

ベクターを作成する際には，制限酵素で切断する．切断されたDNA断片は，5'突出末端，3'突出末端，あるいは平滑末端を生じるが，付着末端が長いほどライゲーション効率が高い．複数の制限酵素で同時に切断する場合は，塩濃度に注意する．プラスミドの濃度は，$40\mu g/mL$ とし，制限酵素は，プラスミド $1\mu g$ あたり5unit程度加え，1時間から一晩反応させ，完全に切断し，未切断のプラスミドを残さないことが重要である．

2）アルカリホスファターゼ処理

アルカリホスファターゼ（alkaline phosphatase : AP）はアルカリ性に至適pHをもち，リン酸モノエステル結合を加水分解する酵素である．ベクター作成の際にはDNAの5'末端のリン酸基を除く（脱リン酸化）に用いる．主に市販されているのはBAP（bacterial alkaline phosphatase）とCIAP（calf intestinal alkaline phosphatase）である．この2つのAPは，熱安定性に差があり，CIAPは65℃30分でほぼ失活するが，BAPは100℃でも失活しない．AP処理後には次の操作に影響しないように適切に失活させる必要がある．ベクターDNAの5'末端を脱リン酸化することによりベクターのセルフライゲーションを防ぎ，インサートを組み込みやすくできる．

b. インサートDNAの用意

組み換える目的DNA断片が，別のプラスミドベクターに組み込まれている場合は，適切な制限酵素で切断し，必要な断片と元ベクターは，アガロースゲル電気泳動で分離し，ゲルからDNA断片を回収して精製する．PCR断片をインサートとして使用する場合は，多くのPCR産物は5'末端にTヌクレオチドを付加された形で増幅されているため，TAベクターという特殊なベクターを用いるか，プライマーの中に制限酵素の認識配列を入れておき，PCR後に制限酵素で切断，精製してインサートとしてもよい．

c. ライゲーション

ベクターとインサートのモル比は1：1〜1：10程度にする．モル数が正確にわからないときはいくつか比率を変えてライゲーション反応を行う．市販のT4リガーゼと添付緩衝液を用い，16℃で反応する．ベクター，インサート，T4リガーゼで反応を行うが，必ずインサートなし，T4リガーゼなしの反応も行い，セルフライゲーション効率を確認する．

d. 形質転換（トランスフォーメーション）
1）コンピテントセルの作製

①大腸菌（DH5α等）を，SOB（Bacto Tripton 20g, Yeast Extract 5g, NaCl 0.585g, KCl 0.186g を蒸留水で1Lとし，オートクレーブ滅菌）10mL に 1mol/L $MgCl_2$ $100\mu L$ と 1mol/L $MgSO_4$ $100\mu L$ を加えたものに植菌し，37℃一晩前培養する．

②SOB 50mL に 1mol/L $MgCl_2$ 0.5mL と 1mol/L $MgSO_4$ 0.5mL を加えたものに，前培養液0.5mLを加える．

③600nmの吸光度が0.3から0.4になるまで37℃（または25℃）で培養する．

④氷上で15分間急冷する．

⑤滅菌50mLチューブに移し，3,000×g，5分間4℃で遠心する．

⑥沈殿を8mLのトランスフォーメーション緩衝液1〔RbCl 6g, $MnCl_2 \cdot 4H_2O$ 4.95g, 酢酸カリウム（CH_3COOK）1.47g, $CaCl_2 \cdot 2H_2O$ 0.75g, グリセロール75gを酢酸でpH5.8に調製し，500mLとし，$0.22\mu m$ フィルターでろ過滅菌〕に懸濁し，氷上に15分置く．

⑦3,000×g，5分間4℃で遠心する．

⑧沈殿を2mLのトランスフォーメーション緩衝

液2（0.5mol/L MOPS 4mL, RbCl 0.24g, CaCl$_2$·2H$_2$O 2.2g, グリセロール 30g を NaOH で pH6.8 に調製し, 200mL とし, 0.22μm フィルターでろ過滅菌）に懸濁する.
⑨冷やしておいたマイクロチューブに 0.5mL ずつ分注し, −80℃で保存する.

2）形質転換
① コンピテントセル 100μL に DNA を加え, 氷上で 30 分反応させる.
② 42℃, 1 分間熱ショックを与える.
③ 氷上で 2 分間静置する.
④ SOB 培地を 1mL ずつ無菌的に加え, 37℃, 60 分培養する.
⑤ LB 寒天培地（Bacto トリプトン 10g, 酵母エキス 5g, NaCl 10g, 寒天 15g を蒸留水で 1L とし, オートクレーブ滅菌する. 50℃程度に冷めたら, 100mg/mL アンピシリン溶液を 1mL 加え, プレートに流し入れ固める）に培養液を適当量塗布する.
⑥ 37℃, 一晩培養する.

（福島亜紀子）

チェックリスト
☐ 制限酵素について述べよ.
☐ ベクターの種類と特徴について述べよ.
☐ DNA の連結反応を説明せよ.
☐ ゲノムライブラリーと cDNA ライブラリーの違いについて述べよ.
☐ 遺伝子組換え技術の宿主の特徴を述べよ.
☐ 遺伝子導入の方法について述べよ.
☐ カラーセレクションの原理について述べよ.

III 遺伝子工学

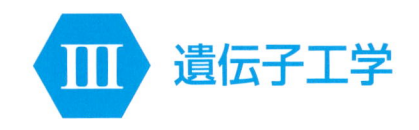

2 機能解析

1. 分子レベルでの解析
A. 蛋白質の発現系

遺伝子クローニングによって得たゲノムDNAやcDNAを利用して，そのDNAがコードしている蛋白質を大量に発現させ，機能解析を行うことができる．組換え蛋白質を大量に得るために，ふつうは異種生物で働く強力なプロモーターを用いる．特に大腸菌の発現系と昆虫細胞に感染するバキュロウイルスを用いた発現系がよく利用される．細胞に少量しかない蛋白質でも，組換え蛋白質の発現系を用いると，大量に蛋白質が入手でき，構造解析や抗体作製に利用可能となる．また，任意の変異体蛋白質を得ることもでき，蛋白質の機能解析に役立つ．

a. 大腸菌の発現系

大腸菌で組換え蛋白質を大量に発現させるには，まず目的の蛋白質をコードするcDNAを適切な発現ベクターに挿入する．発現ベクターには，cDNAの上流（アミノ末端側）に大腸菌で働くプロモーター配列lacプロモーターがあり，IPTGで誘導できるようになっている．できあがった発現ベクターを大腸菌に遺伝子導入した後，大腸菌を大量に増殖させて，IPTGで誘導する．誘導された組換え蛋白質の発現はSDS-PAGEを用いて確認することができる．

b. バキュロウイルス発現系

昆虫細胞に感染するバキュロウイルスを利用して組換え蛋白質の大量発現を行うこともできる（図1）．昆虫細胞ではほ乳動物細胞と同様に翻訳後修飾がみられるので，翻訳後修飾が機能に重要な蛋白質でよく利用される．また，昆虫細胞では蛋白質を細胞外に分泌させることが可能で，サイトカインなどの分泌蛋白質の大量調製に利用される．バキュロウイルスの発現系では，トランスファーベクターと呼ばれるベクターにcDNAを挿入する．このベクターは強力なポリヒドリンプロモーターをもち，昆虫細胞内で高レベルの発現を得ることができる．このベクターをバキュロウイルスDNAと相同組換えさせることにより，cDNAをもつバキュロウイルスを作製する．できあがったバキュロウイルスを昆虫細胞に感染させると，目的の蛋白質が大量に発現する．

c. 無細胞発現系（小麦胚芽，ウサギ網状赤血球，大腸菌）

細胞を用いた発現系以外に，細胞を利用しない蛋白質発現系もあり，無細胞蛋白質合成系と呼ばれる．この系では目的の蛋白質をコードするcDNAを，ファージRNAポリメラーゼのプロモーター配列をもつプラスミドに挿入する．このプラスミドを試験管内でファージRNAポリメラーゼと混合すると，目的の遺伝子が転写される．この転写されたRNAを用いて無細胞翻訳系で反応を行うと，目的の蛋白質が合成される．無細胞翻訳系では小麦胚芽，ウサギ網状赤血球，大腸菌の抽出液がよく利用されるが，これらの抽出液にはリボソーム，tRNA，アミノ酸などの翻訳に必要な因子が含まれている．また，転写と翻訳を同時に行う系も開発されており，プラスミドを入れるだけで，転写と翻訳反応が同時に起こり，目的の蛋白質が産生される．無細胞翻訳系では蛋白質の発現量が少ないので，解析のために蛋白質にアイソトープで標識をすることが多い．しかし，大腸

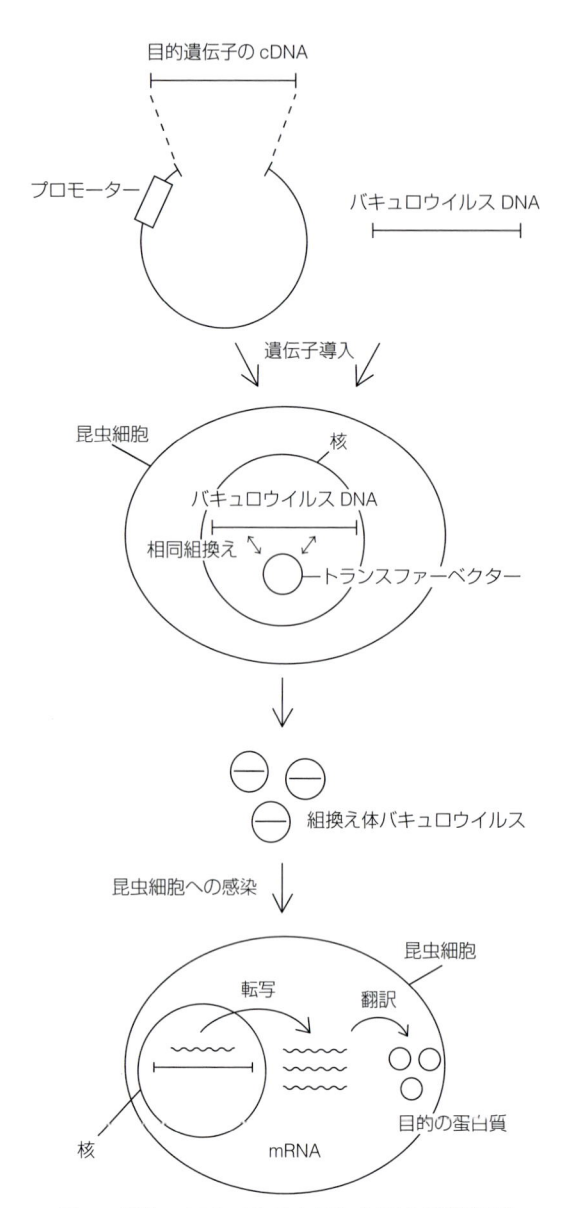

図1 バキュロウイルスを用いた蛋白質発現系

菌やバキュロウイルスの系と比較して，無細胞翻訳系は産生する蛋白質の機能に影響されずに蛋白質を発現させることが可能で，大腸菌やバキュロウイルスの系で蛋白質の毒性のために発現が不可能な蛋白質でも発現させることができる．

B. 蛋白質の精製

組換え蛋白質を発現後に，大腸菌や昆虫細胞を破砕して抽出液を調製する．ここで細胞の破砕には，超音波やリゾチームなどが用いられる．古典的な精製法では，イオン交換やゲルろ過などを用いて蛋白質の精製を行う．イオン交換カラムでは蛋白質を電荷によって分離し，ゲル濾過カラムでは蛋白質の大きさによって分離する．

近年は，このような古典的な精製方法に加えて，組換え体蛋白質のアミノ末端やカルボキシ末端にタグをつけ，アフィニティ精製で蛋白質を精製する方法がよく利用される．タグとは蛋白質の目印となるアミノ酸配列で，それを特異的に認識する抗体が作られている．タグは数残基のアミノ酸で比較的短いので，蛋白質のアミノ末端やカルボキシ末端に付加しても，蛋白質の機能に影響を及ぼさない．タグを付加することにより，そのタグに対する抗体が結合したセファロースなどを利用して，蛋白質のアフィニティ精製を行うことができる（**図2**）．また，タグを用いると，変異蛋白質も野生型と同じ操作で精製できるので，変異体解析には特に有用である．よく使われるタグにはFLAGタグ，HAタグ，Hisタグ，mycタグなどがあり，各タグに対する抗体が市販されている．

C. 蛋白質の機能解析

生体内で蛋白質は生体の構造の一部を構成したり，酵素として各種の生体反応を触媒して機能する．これらの機能は，蛋白質が他の分子と相互作用することによって起こる．クローニングした蛋白質が手に入るようになり，古典的な酵素活性測定に加えて蛋白質間の相互作用研究が盛んに行われるようになった．このような蛋白質相互作用の研究方法として，GSTプルダウン法，ツーハイブリッド（two-hybrid）法および免疫共沈降法がある．

a. GSTプルダウン法

GSTプルダウン法ではGSTとの融合蛋白質を利用する．GSTとはグルタチオンS-トランスフェラーゼのことで，GSTがその基質であるグルタチオンと特異的に結合するため，グルタチオンが結合したセファロースにGSTを結合させる

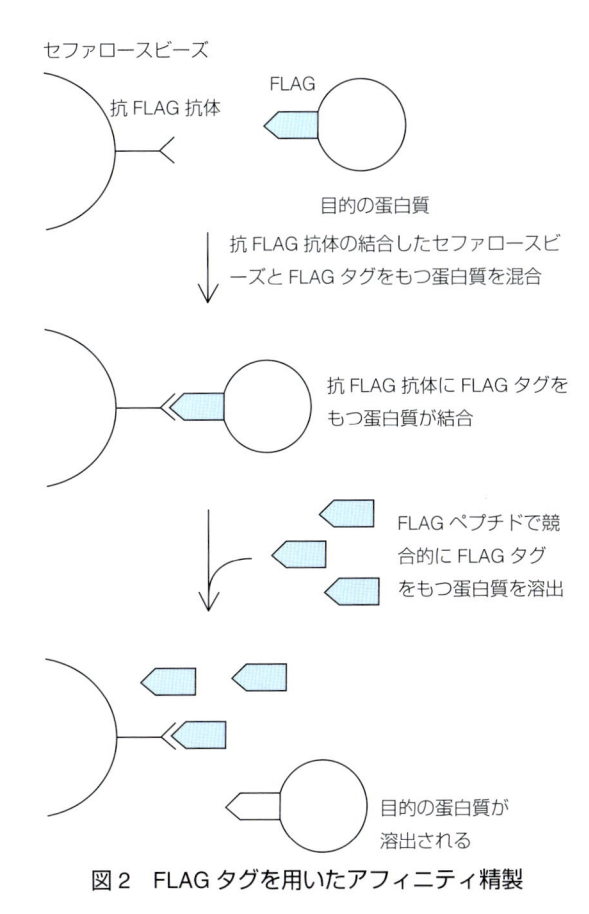

図2　FLAGタグを用いたアフィニティ精製

ことができる．目的の蛋白質をGSTとの融合蛋白質として発現させると，GST融合蛋白質をグルタチオンセファロースに結合させることができる．GST融合蛋白質の結合したセファロースに他の蛋白質を混合して，2つの蛋白質が相互作用するかどうか検証できる．

b. ツーハイブリッド法

ツーハイブリッド法では酵母の転写活性化因子であるGAL4蛋白質のDNA結合ドメイン（DBD）とアクチベーションドメイン（AD）を利用する（**図3**）．GAL4のDBDはUAS（upstream activating sequence）と呼ばれる配列に結合し，ADは転写を促進する機能をもつ．ここで同じ細胞内（酵母または哺乳動物細胞）に2つの発現ベクターを導入する．一方の発現ベクターからはGAL4のDBDと蛋白質Aの融合蛋白質を発現させる．また，もう一方の発現ベクターからはGAL4のADと蛋白質Bの融合蛋白質を発現させる．蛋白質Aと蛋白質Bが相互作用すると，GAL4のADがプロモーター上にくるので，UASをもつレポーター遺伝子が発現する．このように，レポーター遺伝子の発現によって蛋白質Aと蛋白質Bが相互作用するかどうかを知ることができる．

c. 免疫共沈降法

免疫共沈降法では，蛋白質Aと蛋白質Bの相互作用をみる方法である．もし蛋白質Aと蛋白質Bが相互作用して複合体を形成していると，蛋白質Aに対する抗体を反応させ，抗体をプロテインAで沈殿させると，蛋白質Bも沈殿してくる．この沈殿物をSDS-PAGEで分離後，蛋白質Bを検出する．検出には，蛋白質Bをアイソトープで標識したり，蛋白質Bに対する抗体を用いてウェスタンブロット法で検出する方法がある．免疫共沈降法は，蛋白質AとBの細胞内での相互作用のみならず，試験管内での相互作用の検出にも利用可能である．

また，免疫共沈降法では，発現ベクターを利用して蛋白質Aや蛋白質BにFLAG，HA，mycタグをつける方法がある．こうすると，蛋白質自体に対する抗体がない場合でも，FLAG，HA，mycタグに対する抗体を利用して免疫共沈降を行うことができる．この方法では，各蛋白質に対する抗体を作製する手間が省けるので，よく利用される．

2. 細胞レベルでの解析

ある蛋白質の細胞内での機能を調べるには，その蛋白質を細胞内で強制的に発現させるか，もしくは細胞内にある内在性の蛋白質を除去して，細胞の機能がどのように変化するかを観察する．前者は，機能獲得（gain of function）実験で，細胞への遺伝子導入を行って目的の蛋白質を発現させる．後者は機能喪失（loss of function）実験で，RNAiで遺伝子のノックダウンを行い，目的の蛋白質の発現を低下させる．また，すでにその蛋白質の遺伝子をノックアウトしたマウスより細胞を

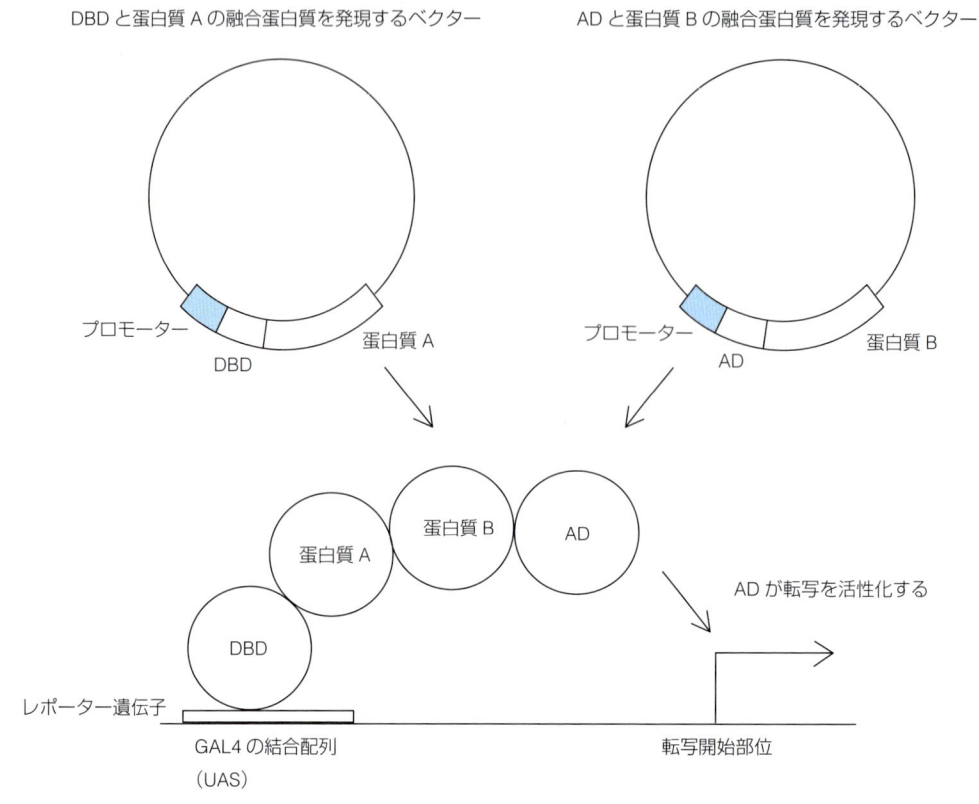

図3 ツーハイブリッド法による蛋白質相互作用の検出

単離して利用する方法もある．

A. 機能獲得による解析
　目的の蛋白質のcDNAを発現ベクターに挿入する．蛋白質を細胞内で発現させるために，発現ベクターではcDNAの上流にプロモーターがあるように設計する．次にリポフェクションを用いて発現ベクターを細胞内に導入する．導入されたプラスミドは細胞内で転写され，mRNAが翻訳されて蛋白質ができる．細胞内での発現は細胞抽出液のウェスタンブロットで確認することができる．この場合も目的の蛋白質にFLAGタグなどを付加しておくと，新たに抗体を作製する手間が省ける．

B. 機能喪失による解析（図4）
　ノックアウトマウスから細胞を単離する方法もあるが，siRNAを用いて目的の遺伝子の発現を抑える方が簡便であり，近年はこの方法がよく利用される．siRNAはsmall interfering RNAの略で，21〜23塩基対の2本鎖RNAである．siRNAは相補的な配列をもつmRNAの破壊によって遺伝子の発現を抑制する．この現象はRNA干渉（RNAi）と呼ばれ，細胞が本来もっている機構である．RNAiは，ウイルスなどの感染に対する防御や発生段階での遺伝子発現制御を行うことがわかっている．

　siRNAでRNAiを行う場合，どの配列を利用するかによって，その効率が大きく異なる．現在はヒトやマウスなどゲノム配列の明らかになっている生物では，各遺伝子に対して効率よく作用するsiRNAが市販されている．プラスミドと同様にsiRNAはリポフェクションなどで細胞に直接導入することができる．siRNAは細胞内に入る

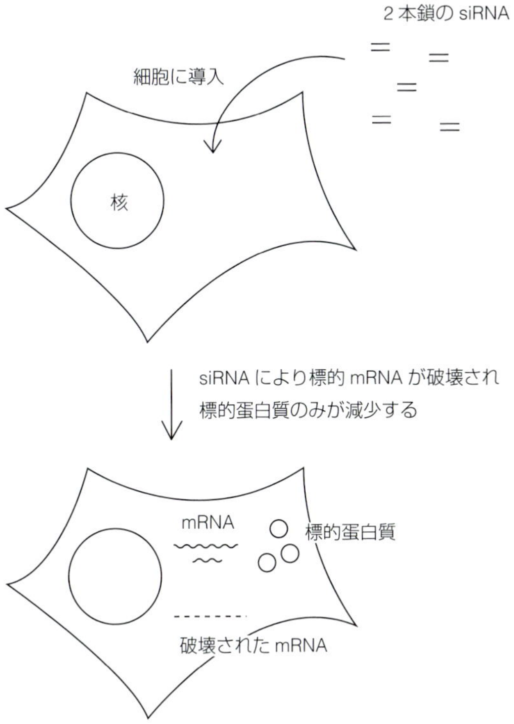

図4 siRNAによる遺伝子のノックダウン

3. 個体レベルでの解析

クローニングした遺伝子を使って遺伝子改変マウスを作製し，遺伝子の機能を明らかにすることができる．細胞の場合と同様に機能獲得と機能喪失の2つの解析方法がある．分子レベルや細胞レベルの解析ではわからない遺伝子の機能を明らかにすることができる．

A. 遺伝子導入によるトランスジェニック動物の作製（図5A）

目的の遺伝子cDNAの上流にプロモーターをもつプラスミドを作製する．プロモーターの種類によって発現させる時期と部位が決まるので，どのプロモーターを用いるかは重要である．このプラスミドからDNA断片を調製し，DNA断片をマウスの受精卵にインジェクションする．この卵を偽妊娠マウスの卵管内に移植し，マウスを得る．トランスジーンをもつかどうかはPCRやサザンブロット法で確認する．トランスジェニックマウスでは，トランスジーンが組み込まれる染色体の部位や挿入されるトランスジーンの数はランダムである．

B. 遺伝子ターゲッティング（ノックアウト動物）（図5B）

ターゲッティングを行うには，まずマウスゲノムから目的遺伝子をクローン化し，ターゲッティングベクターを作製する．ターゲッティングベクター内の目的遺伝子では，エクソンの一部を変異させて蛋白質が産生できないようにしておき，薬剤耐性（ネオマイシン G418）の選択マーカーを入れる．ターゲッティングベクターをエレクトロポレーション法にてES細胞に導入し，G418に対する耐性を目安にして，ES細胞クローンを単離する．単離したクローンで相同組換えで遺伝子が変異体と置き換わったものを同定するために，サザンブロット法，またはPCRでクローンを解析する．なお，この段階で得られたES細胞のクローンでは，通常一方の遺伝子のみが破壊されている．このクローンをマウスの胎盤胞に注入し，偽妊娠マウスの子宮に移植する．このマウスから

と，さらに複製するため，遺伝子発現抑制効果は数日間持続する．siRNAによって目的の蛋白質の発現が減少したかどうかは，ウェスタンブロット法で確認する．

siRNAの直接導入でRNAiの効果が顕著でない場合は，ウイルスにsiRNAの配列を入れ，より持続的にsiRNAを発現させる．この場合，siRNAはその前駆体となるshRNA（small hairpin RNA）から産生される．利用されるウイルスは，レンチウイルスが一般的であり，shRNAはRNAポリメラーゼIIIによって転写される．レンチウイルスはレトロウイルスの一種（HIVウイルスなど）であるが，ウイルスの遺伝子はほとんど欠失しており，安全である．導入したウイルスは逆転写後に2本鎖DNAとなり，細胞のゲノムに組み込まれる．このため，shRNAからsiRNAが持続的に産生される．

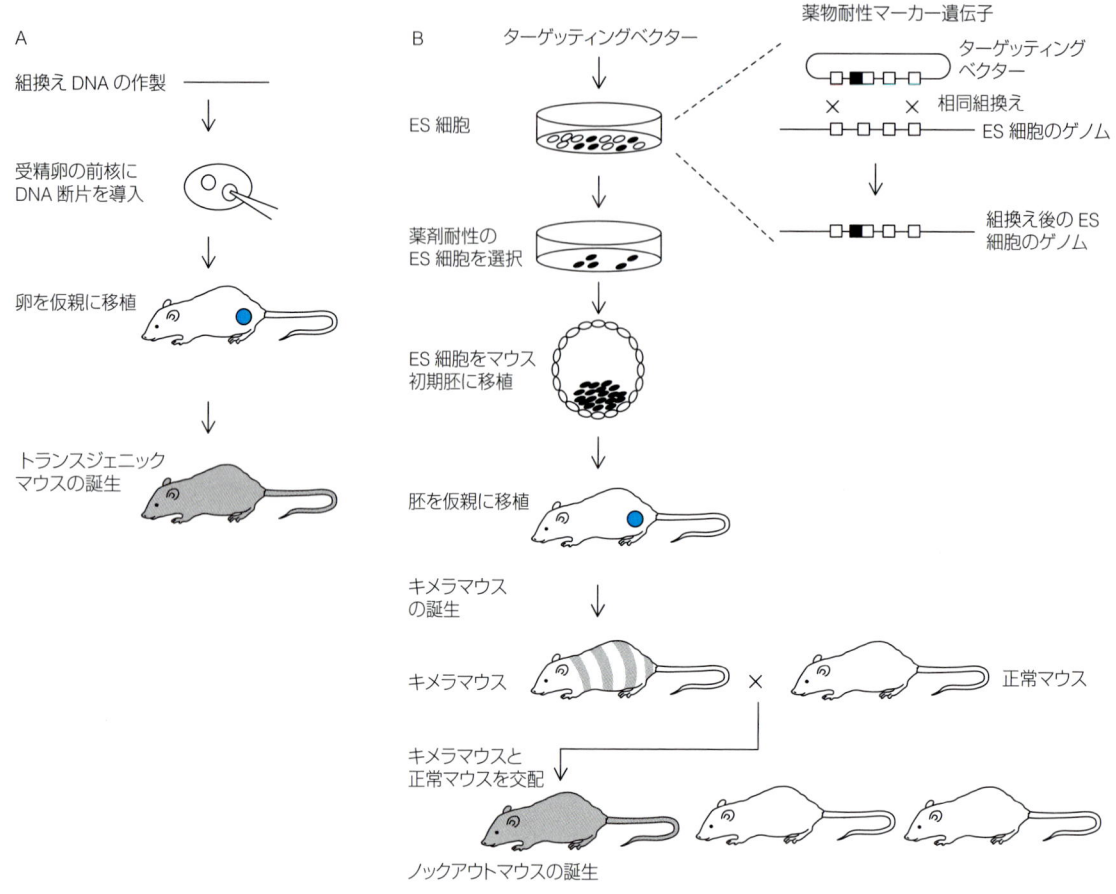

図5 トランスジェニックマウスとノックアウトマウスの作製

得られるマウスはES細胞由来の細胞と正常の細胞のキメラとなっているが，このキメラマウスの生殖細胞がES細胞由来であることが必要である．このキメラマウスを交配し，得られたマウスのなかで，ES細胞由来の細胞からなるマウスを選択する．このマウスはノックアウトした遺伝子に関してヘテロ接合体であるので，さらに交配を行い，ホモ接合体のマウスを得る．破壊する遺伝子，例えば発生段階で重要な働きをする遺伝子では，ホモ接合体が発生途中で死亡し，十分な解析ができないことがある．

（久武幸司）

チェックリスト

- □蛋白質の発現系（大腸菌，バキュロウイルス，無細胞系）の方法と特徴を述べよ．
- □蛋白質機能解析法（GSTプルダウン法，ツーハイブリッド法，免疫共沈降法）の原理と方法を述べよ．
- □機能喪失による細胞レベルでの解析方法について述べよ．
- □トランスジェニック動物作製法を述べよ．
- □ノックアウト動物作製法を述べよ．

IV 染色体検査法

1 染色体分染法

1. 細胞培養・標本作製
A. 細胞培養法（図1）

　ヒトの生体内では，骨髄細胞，精原細胞などの細胞分裂を繰り返しているものや，自律性増殖を示す腫瘍細胞などの特殊な例を除いて，旺盛な細胞分裂を行っているものはなく，生体外に取り出された時点では細胞分裂を行っていない間期か休止期にある．そこで，これらの細胞を用いて染色体検査を行うためには，細胞を培養し，分裂期に誘導して染色体標本を作製する必要がある．したがって，染色体検査を行う検体の種類に応じた細胞培養に関する知識と技術を身につけることは，染色体検査を実施するためにはきわめて重要である．

a. 培養準備
　細胞培養に必要な設備，すなわち無菌操作のためのクリーンベンチ，乾熱滅菌器，オートクレーブ，CO_2インキュベーター，遠心分離機，恒温水槽，倒立培養顕微鏡などが必要である．細胞培養の培地には，RPMI1640，DMEM（Dulbecco's Modified Eagle's Medium），ハムF12（Ham's F12）などがあり，細胞の種類により使い分けられている．末梢血液リンパ球，骨髄細胞，絨毛細胞などの培養には，一般にRPMI1640が用いられる．これらの基本培地に非働化ウシ胎仔血清（fetal bovine serum : FBS）を終濃度10〜20％および抗生物質を添加して使用する．抗生物質としてペニシリン，ストレプトマイシン，カナマイシン，ゲンタマイシンなどを用いる．

b. 末梢血液リンパ球の培養
　先天性異常や造血器腫瘍の染色体検査などで最も広く利用されている検体が，末梢血液リンパ球である．静脈血液を採取して全血液を培養する方法（全血培養法），採血後のシリンジを立てて静置し白血球層を分離して培養する方法などがある．

　全血培養法の例は図1に示すとおりである．抗凝固剤として抗トロンビン作用のあるヘパリンを使用する．血液検査で使用するEDTA塩やクエン酸ナトリウムは，キレート作用により細胞の分裂増殖に必要なカルシウムイオンなどの陽イオンを強力に結合してしまうため，使用できない．培地にはRPMI1640にFBSを10％になるように添加する．

　先天性異常の染色体検査では，細胞分裂促進剤（マイトジェン）を添加する．一般に，Tリンパ球を分裂増殖させるフィトヘマグルチニン（PHA）を用いる．PHAは2種類市販されており，PHA-P 0.05mLまたはPHA-M 0.2mLを添加し，5％CO_2の存在下，37℃で70〜72時間培養する．PHA-PはPHAの蛋白部分を抽出したものである．短期間培養が可能なので，CO_2インキュベーターがない施設では，密栓することにより一般的な孵卵器でも培養可能である．

　造血器腫瘍の末梢血液培養による染色体検査では，マイトジェンはリンパ系腫瘍で使用することがあるが，一般にマイトジェンは添加しない．正常Tリンパ球の増殖による干渉を避けるためである．培養は2〜24時間行うが，腫瘍の種類，状態による影響を受けるため，検体に応じて調整する必要がある．

c. 骨髄細胞培養
　造血器腫瘍の染色体検査では，検体として一般

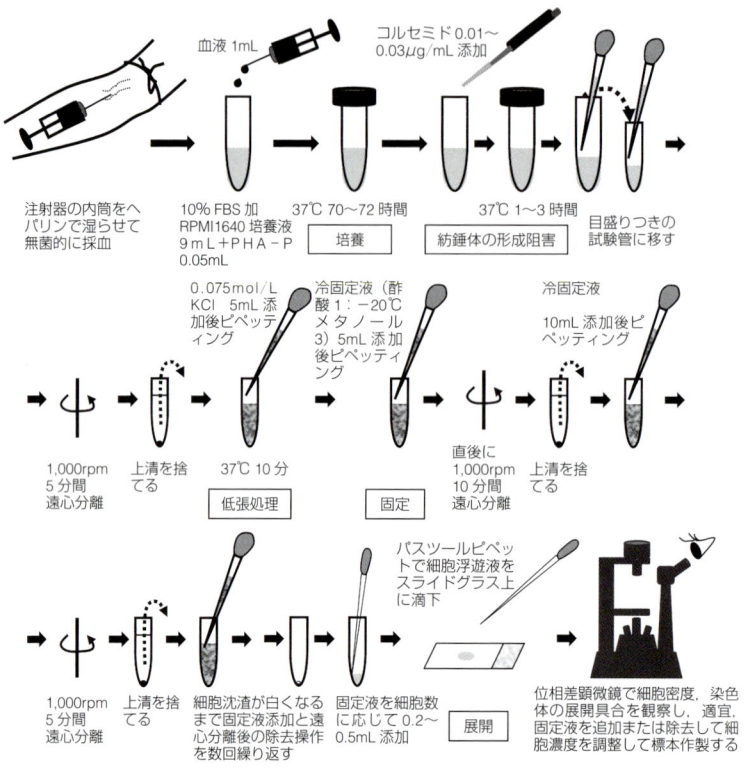

図1 全血培養による染色体標本作製法

に骨髄穿刺液を用いる．骨髄穿刺液0.2〜0.5mLを10% FBS加RPMI1640培養液10mLに添加する．通常，マイトジェンは添加しない．培地は末梢血液リンパ球培養と同じものを使用し，①直接（培養せず，または1〜5時間培養し）標本作製する方法，②17〜24時間培養する方法がある．

①では，培養液に骨髄穿刺液を添加したらコルセミドを終濃度0.05μg/mL加えて37℃で1〜5時間静置後に標本を作製する．②では，コルセミドを低濃度（終濃度0.01μg/mL）で17〜18時間培養する方法，培養開始24時間後にコルセミドを通常量（終濃度0.05〜0.1μg/mL）添加して短時間（20分〜1時間）処理して標本作製する方法などがある．できれば複数の培養条件を併用して分析可能な標本を作製する．

d. 皮膚線維芽細胞

末梢血液を用いた染色体検査の結果からモザイク異常が疑われる場合，抗凝固血液の採取が困難な流産胎児，死産児などの染色体検査を行う場合には，皮膚を採取して細胞培養し染色体検査することがある．採取部位を消毒用アルコールで清拭して組織片を採取し，抗生物質を含むハンクス液で洗浄する．組織片を1〜3mmの小片に細切して，15〜30分間培養容器に静置して容器底面に接着させて，抗生物質を含むFBS加培養液を添加し，5% CO_2インキュベーターで培養する．3〜5日ごとに培地交換をしながら培養し，分裂期細胞が増加したら標本作製する．培養容器底面いっぱいに細胞が増殖したら継代培養して分裂期細胞を得る．

e. 羊水細胞培養

羊水中の浮遊細胞は胎児由来であることから，染色体異常の出生前診断に羊水細胞培養が利用される．羊水は妊娠15〜18週頃に超音波診断装置で胎児の状態をよく確認しながら経腹的羊水穿刺を行い採取する．採取した羊水は遠心後，細胞沈渣を抗生物質を含むFBS加培養液に浮遊させて培養容器に移し，5% CO_2インキュベーターで培

養する．3～5日ごとに培地交換をしながら培養し，分裂期細胞が増加したら標本作製する．培養後は，①分裂増殖した細胞を培養容器から回収して標本作製する，②分裂期の細胞が培養容器底面に接着した状態のまま標本作製する，③培養時にカバーグラスを入れておき，分裂増殖した細胞がカバーグラス面に接着した状態のまま標本作製するなどの方法がある．

f. 絨毛細胞培養

羊水穿刺よりも早期（妊娠9～11週頃）に染色体検査が可能だが，羊水穿刺の場合よりも流産などへの危険性は大きい．採取した胎盤絨毛片の血液塊や脱落膜を取り除き，滅菌生理食塩水や培養液などで洗浄後，細切し，37℃の0.25％トリプシン溶液で処理後，抗生物質を含むFBS加培養液を加えてトリプシンの作用を止めて遠心後，新しい培養液を加えて培養し，分裂期の絨毛間質由来の線維芽細胞を利用する．

g. 高精度分染法のための培養

通常の染色体検査ではハプロイドあたり320～400バンドレベルでの分裂中期細胞を観察するが，微細な構造異常を解析するための高精度分染法では，分裂前期から前中期にみられる精細なバンドを検出する．①同調培養を利用する方法と，②分裂期染色体の凝縮を抑制する方法がある．

①は培養3日目にチミジンまたはメトトレキサートを加えてS期に同調培養し，細胞を洗浄後，BrdUを加えて培養する．②は培養3日目にコルセミドとエチジウムブロマイド（EB）を同時に添加する．EBはG2期にDNAに挿入され染色体の凝集を抑制する．

B. 標本作製（図1）

染色体標本の作製は，①低張処理（分裂細胞を膨化させる），②固定処理（膨化した細胞の固定と脱水），③展開処理（細胞を破壊し染色体を分散させる）の3工程からなる．これらは染色体分析可能な細胞数，染色体の染色性，展開状態を左右する重要な工程である．

a. 低張処理

末梢血液リンパ球培養では，培養開始後，70～72時間後にコルセミドを添加して，再び培養する．コルセミドは紡錘体の形成を阻害するので分裂中期細胞が蓄積する．培養が終了したら遠心管に移し，遠心分離して上清を捨てる．この細胞沈渣に37℃の低張処理液0.075mol/L 塩化カリウム（KCl）溶液を添加し，ピペットで静かに撹拌した後，37℃で15～20分間静置する．

組織細胞などを培養容器内で単層培養した場合は，容器底面で分裂増殖した細胞をはがしてから低張処理する．培養容器内の培養液を遠心管に移し，培養容器底面を37℃の0.25％トリプシンで処理して細胞を底面からはがしてピペットで撹拌した後，遠心管に移しておいた培養液を加えてトリプシンの作用を停止する．その後，遠心分離して得られた沈渣を低張処理する．

低張処理液として0.075mol/L KClが最も広く使用されている．このほかに0.5～1.0％クエン酸ナトリウム溶液，クエン酸ナトリウムとKClの混合溶液，低張食塩水，緩衝塩類溶液を希釈したもの，精製水などが用いられる．低張処理の作用が不十分だと染色体の分散は悪く（**図2A**），逆に過剰だと染色体が飛び散ってしまいアーチファクトの原因となる（**図2B**）．KCl溶液は調製後1カ月以内のものを使用する．

b. 固　定

固定液はメタノール3容と酢酸1容を混合したカルノア液が広く用いられている．固定液は変質しやすいので用時調製する．メタノールは−20℃に冷却しておく．固定液の添加方法は，検体の種類や研究者により若干異なることがある．筆者らは，血液，骨髄穿刺液では，低張処理後の細胞浮遊液を撹拌した後，KCl溶液と等量の固定液を加えてピペットで迅速に3～4回撹拌する．これにより細胞浮遊液は，混在している赤血球が溶血してヘモグロビンが酢酸により変性して茶褐色に変色する．遠心分離後に上清を除去し，新しい固定液を添加して撹拌する．通常はこの操作を3回繰り返し完全に脱水する．細胞沈渣に着色が残っている場合は，この操作回数を増やす．培養中に細菌汚染があると，沈渣の色調は着色がなくならず，ひどい場合には沈渣が固まり，検査できない

A　　　　　　　　B　　　　　　　　C

重なりが多く，　　形態はよいが，　　同心円状に広がり，
形態もよくない　　展開状態が悪く　　展開状態がよく，形
　　　　　　　　飛び散っている　　態も良好

図2　染色体の分散状態

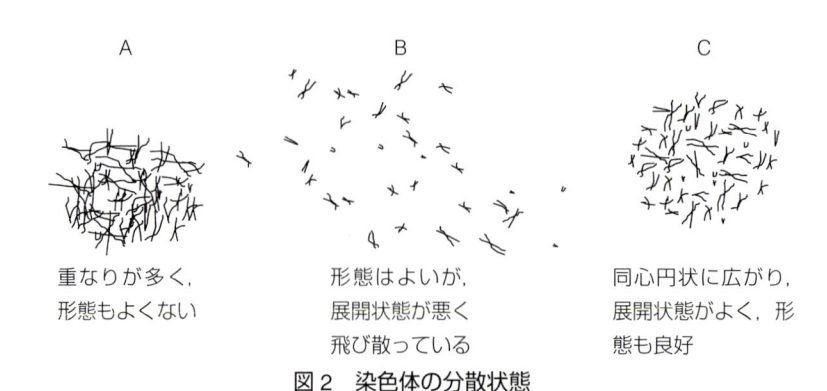

こともある．

　組織細胞などを培養容器で単層培養した場合は，低張処理後の試験管を4℃で静置し，固定液3滴を添加して軽く撹拌して低張処理を止める．4℃10分間静置後，固定液5mLを重層し，4℃15分間静置後，遠心分離する．上清を除去して細胞沈渣に固定液2mLを添加後撹拌する．この操作を再度行い，最終的に0.1〜0.2mLの固定液に細胞を浮遊させる．

c. 展　開

　固定した細胞浮遊液をスライドグラスに滴下して，染色体標本を作製する．染色体同士の重なりが少なく，同心円状に均一に分散し（図2C），細胞質の残渣が少ない標本を作製できれば迅速で精度の高い分析が可能となる．

　染色体の展開状態は細胞の種類や標本作製時の環境による影響を受ける．細胞浮遊液の状態によっては，複数の方法を併用することも必要となる．

　展開処理には，①自然乾燥法（細胞浮遊液をスライドグラスに滴下して自然乾燥する），②蒸気乾燥法（恒温水槽などで水蒸気を発生させ，その湯面近くで細胞浮遊液を滴下して乾燥する）（図3），③湿潤法（精製水で湿潤状態のスライドグラス表面に細胞浮遊液を滴下して自然乾燥または冷風乾燥する）④火炎固定法（固定液のアルコールを燃焼させて固定する）方法などがある．湿潤法ではスライドグラスを斜めにして滴下し乾燥させる方法もある（図4）．スライドグラスは十分に脱脂して清拭した清浄なものを使用する．自然乾燥法では，スライドグラスを純アルコール溶液中に浸漬して−20℃で保存しておき清拭して使用する．なお，火炎固定標本では染色体分染像の染色性が低下することがあるため，分染法の普及により火炎固定以外の標本が用いられることが多くなった．

　細胞浮遊液の細胞密度や染色体の広がり具合は，展開後の標本を位相差顕微鏡で観察して判断する．細胞密度が高すぎて分散状態がよくないときは，添加する固定液量を増やす．展開後の細胞密度は，顕微鏡の総合倍率200倍で観察したときに1視野あたりの分裂細胞数が2個程度みられる状態を目安にするとよい．細胞密度が低すぎる場合は，再度遠心分離して上清を除去し，少量の固定液を添加する．

　細胞密度が適当であるにもかかわらず染色体の分散状態が悪いときは，①作製直後の新鮮な固定液を使用する，②低張液の作用時間を長くする，③低張処理後に添加する固定液量を増やす，④細胞浮遊液を固定液で希釈して細胞密度を低くすることなどを試みる．また，広がりすぎる場合は，細胞浮遊液の作製時に添加する固定液量を少なくする．

d. 保　存

　展開処理後の染色体標本は，乾燥した場所に保管することにより，湿気やカビによる変質を防ぐ．①標本をデシケーター内や通風のよい場所に保管する，②37℃の恒温器に保管するなどの方法がある．保存は3カ月程度可能である．このほか，展開処理後に乾燥させた標本をメタノールに

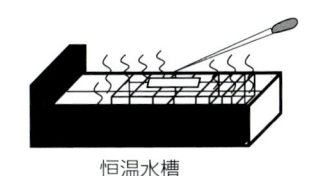

図3 恒温槽を利用した蒸気固定

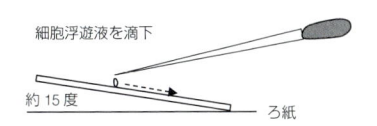

図4 スライドグラスを斜めにした細胞沈渣滴下法

浸漬し，−20℃以下で保存して使用時に乾燥させる方法もある．

細胞沈渣を固定液中に保存すると，固定処理した当日に作製した標本よりも，分散状態は悪くなる傾向にある．細胞沈渣の状態で保存するよりも，作製した標本を適切に保存するほうがよい．細胞沈渣を保存する場合は，固定液を十分量加えて密栓し，−20℃以下で保存する．標本を作製するときは，新しい固定液に細胞を浮遊させてから展開する．細胞沈渣保存時の固定液は3〜7日ごとに新しいものと入れ替えるとよい．

（近藤　弘／天野陽子）

2. 染色法

染色体分染法とは，染色体標本に種々の処理を行うことで，①染色体の縦（長軸）方向に沿って濃淡の横縞模様（バンド）を染めたり，②特定の部分を染め分けたりする方法の総称で，各染色体の同定や部分識別をはじめ染色体の精密な分析を可能にする方法として確立されているが，バンド出現の機序については現在でも明確に解明されていない．

染色方法により，G分染法，Q分染法，R分染法，C分染法，NOR分染法など様々な方法があり，それぞれ目的に応じて使い分けるが，大まかには上述①の目的の方法（G，Q，R分染法）と，②の目的の方法（C分染法，NOR分染法）に分類できる．

通常のG，Q，R分染法の場合，分裂中期染色体を用いて320〜400バンドを表出するが，細胞分裂前期〜前中期の細胞を回収して550〜850かそれ以上のバンドを表出し，より微細な構造異常や欠失の観察を可能にする方法を高精度分染法という．

なお，代表的な分染法の特徴などの比較については表1にまとめて示すとともに，染色体写真（Gバンド，Qバンド）を図5に示した．

A. G分染法

塩類による加熱処理や蛋白分解酵素による前処理後にギムザ（Giemsa）染色を行う方法で，Q分染法とほぼ同じバンドパターンが得られる．光学顕微鏡で鮮明なバンドが観察されることから最も普及している．トリプシン法（GTG法：G-band by trypsin using Giemsa法）が一般的であるが，研究室ごとに様々な方法が用いられており，研究室内で常に一定の結果の出せるプロトコールを確立していることが重要である．Gバンドが現れる機序は現在まで不明であるが，Gバンド濃染部位は，①遺伝子が密に集合した構造がある，②ハウスキーピング遺伝子が分布する，③反復配列のうちL1ファミリーが多い，④後期複製部位であるなどの特徴があり，淡染部位は，①遺伝子が疎な構造がある，②組織特異的遺伝子が分布する，③反復配列のうちAluファミリーが多い，④前期複製部位であるなどの特徴がある．G分染法の流れの一例を図6に示す．

a. GTG法の手順

よりはっきりしたバンドを得るため，標本スライドのエイジングと呼ばれる処理が重要であり，標本スライド作成後，①室温で7〜10日遮光放置，②60℃恒温器内で1〜3日，あるいは，③30%過酸化水素をスライドに載せ30〜60秒後流水でよく水洗し，乾燥させて用いる．

b. 注意点

染色はトリプシン処理に依存している．トリプシンの反応濃度（0.0125〜0.1%），温度（氷水中〜37℃），時間（10〜60秒）は，研究室ごとや細

表1 一般的な染色体分染法

染色法	代表的な方法	特徴	手順でのポイントなど	試薬	分染操作過程
G分染法	GTG法	種々の前処理後ギムザ染色を施すことで、光学顕微鏡下でバンドパターンの詳細な検討が可能なことから、最も一般的に用いられる。A-T優位部が濃染される。封入すればほぼ長期保存が可能。染色体の末端部が淡染されるため、この部分を含む微細な変化はとらえにくい。	染色性の可否は、標本のエイジングとトリプシン処理条件に依存する。	・トリプシン溶液（2.5%ストック）：使用時、Hanks（－）か PBS（－）で 0.05%に希釈 ・PBS（－） ・エタノール（70%、95%） ・5%ギムザ液（1/15mol/L Soerensen リン酸緩衝液、pH6.8）	エイジングについては、本文中に解説する。0.05%トリプシン溶液中で標本を 10～60秒処理後、PBS洗浄、70%エタノール、95%エタノールで反応を停止。5%ギムザ液で 5～10分間染色後、水洗、乾燥、鏡検。必要に応じて封入。
Q分染法	QFH法	G分染法とほぼ同様の分染パターンを示し、染色部が蛍光としてて観察される。特にA-T塩基対に特異的に結合するため、異質性を含む構造異常の解析に有効で、G-C優位部のみを使うよりY染色体長腕のヘテロクロマチン領域が強い蛍光で観察される。染まりすぎて分染像が明瞭でない場合は、前処理後直ちに染色を行え、染色体の形態もよく保たれ、安定した結果も得られるが、蛍光での観察が必要で長期保存ができない。	QMとヘキスト33258は、いずれもA-T塩基対に特異的に結合するため、どちらか一方のみを使用してもY染色体長腕のヘテロクロマチン領域が強い蛍光で観察される。後期複製するX染色体を識別することもできる。	キナクリンマスタード（QM）：McIlvaine緩衝液で 50μg/mL に調製 ヘキスト33258：McIlvaine緩衝液で 0.2～0.4μg/mL に調製 ・McIlvaine緩衝液（pH4.5～5.0） ・蛍光顕微鏡用グリセリン	ヘキスト33258で 10分室温染色後、軽く流水で洗浄、QMで 10分室温染色して、軽く水で流水して後、McIlvaine緩衝液に約 5分間浸した後、McIlvaine緩衝液とグリセリンの等量混合液で封入。
R分染法	RBA法	G、Qバンドと逆の濃淡パターンを示し、染色体末端部が濃染されるため、未端部を含む構造異常の検索に有効。G-C優位部が濃染される。本法で、Y染色体長腕部付近にY染色体の長腕部動原体側の異質染色質領域の確認、二動原体染色体の確認などに利用される。	ギムザを用いる方法や蛍光法でもBrdU処理を行えないクロモマイシンA3染色法もあるが、BrdU合成後期に BrdU処理を行うことで、再現性よくRバンドが得られる。	・0.09mmol/L BrdU/0.4μmol/L FdU (fluorodeoxyuridine/6μmol/L U リジン) ・3μmol/L dT（チミジン） ・Hoechst33258：0.01M リン酸緩衝液 (pH7) に 0.15mol/L NaCl と 0.03mol/L KCl を加え 50μg/mL に調製 ・McIlvaine緩衝液	ハーベスト 40時間前に BrdU/FdU液を、ハーベスト 6時間前に dT を加え、ハーベスト 1時間前にコルセミド液を添加して、常法により標本を作製する。Hoechst33258水溶液で 5分染色（遮光）、精製水で洗浄後 McIlvaine緩衝液を滴下し、カバーガラスをかぶせる。
C分染法	BSG法	DNAの繰返しDNA塩基配列の多い部分を濃染。その結果、構造的異質染色質や動原体の部分が特異的に染色される。特に 1/9/16番染色体の長腕部付近と Y 染色体長末端部の異質染色質領域の確認、二動原体染色体の確認などに利用される。	水酸化バリウムの処理条件に最も影響される。処理がチ不十分だとCバンドが同時に染色体の中で薄く染まり味が抜けた像になる。	・0.2N塩酸溶液 ・5%水酸化バリウム溶液：毎回作製する ・2×SSC液 ・5%ギムザ液（1/15mol/L Soerensen リン酸緩衝液、pH7.0）	エイジングについては、G分染法に準ずる。0.2N塩酸溶液中で標本を30～60分室温処理後、水洗。50℃の水中で 5～10秒標本を加温した後、50℃の水酸化バリウム水溶液で 2～10分処理し、水洗。60℃の 2×SSC で 60分処理後水洗。ギムザ液で 30～60分間染色、水洗、乾燥。
NOR分染法	Ag-NOR法	NORにあるrRNA遺伝子の存在部位を特異的に染め出す。D/G群染色体の付随体（サテライト）の柄のみが濃染する。	活性のあるrRNA遺伝子のある領域の部分が染め出されるが、正確な染色体番号の同定は困難で、前もってQバンドで決めるかあるいはGバンドで決める。	・2%ゼラチン溶液：水で煮沸後、ギ酸を 1.5mL/100mL になるよう加える ・50%硝酸銀水溶液：フィルタろ過後 4℃遮光 ・反応液（ゼラチン液：硝酸銀溶液＝1：2）：遮光、水冷、1時間以内に使う ・2%ギムザ液（1/15mol/L Soerensen リン酸緩衝液、pH7.0）	エイジング後の標本に反応液を 50～70μL滴下し、カバーグラスをかけて 70℃にホットプレート上で 2～3分加温。薄橙色になったらカバーグラスごと 10秒×3回水洗。ギムザ染色後、約5分銀染色されたバンドと区別できる程度に薄くギムザ染色を施し、水洗、乾燥。

A　G分染法　　　　　　　　　　　　B　Q分染法（矢印はY染色体）

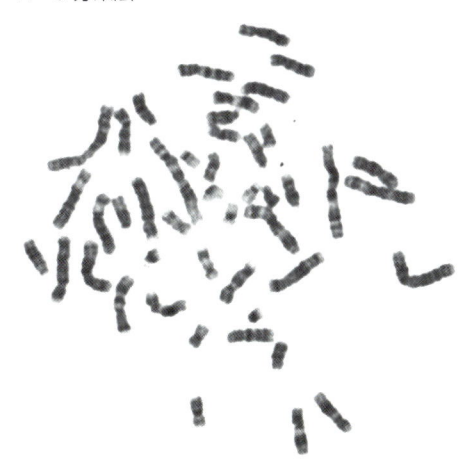

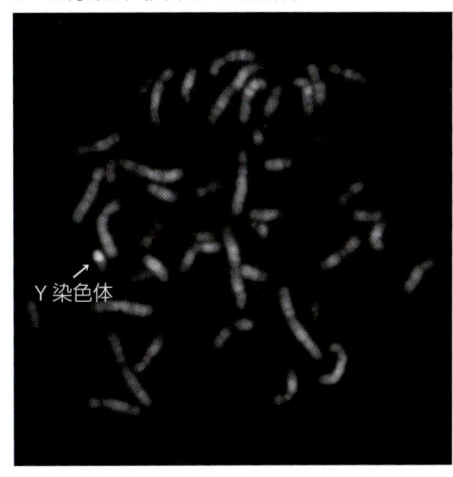

図5　主な分染法により得られた染色体写真
（提供：新渡戸文化短期大学臨床検査学科遺伝子検査学　藤田和博准教授）

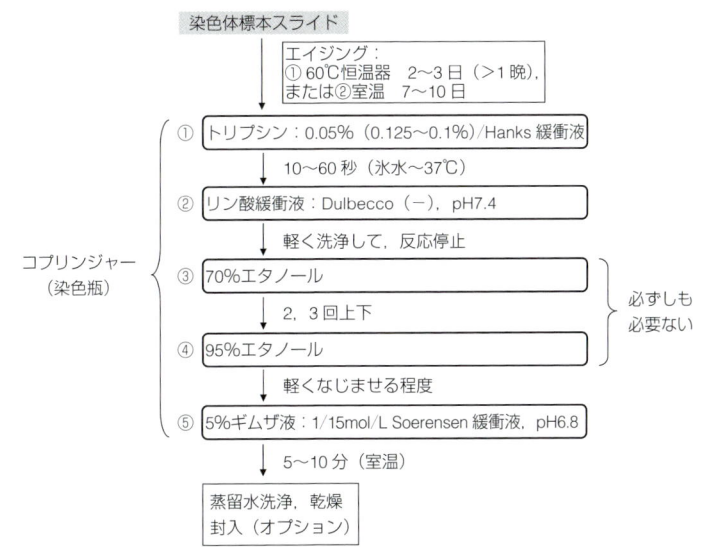

図6　G分染法の流れの一例

胞の種類（処理時間は一般に，骨髄細胞＜絨毛組織＜羊水細胞＜血液＜一般組織）により異なる．トリプシンは2.5%溶液のストック液を多数作製して凍結保存しておき使用時に調製し，一度調製したトリプシン液は半日程度で再調製し直すことなどが必要である．処理が不十分だと染色体全体がバンドパターンなしに染色され，過剰になると染色体の周囲が毛羽立ち全体的に染まらない．

B. Q分染法

キナクリンマスタード（QM），キナクリン2塩化水素，ヘキスト33258などの蛍光色素は，塩基組成上のA-T対に結合し，このため染色体上A-T含有量に富む領域が蛍光が強い領域として濃染され，バンドパターンが出現する．染色機序不明のG分染法と，ほぼ同じパターンが得られるが，染色体標本作製後，エイジングや前処理を

行わずにすぐ染色できるため，染色体の形態を損なわず安定した結果が得られ，このため観察後ほかの分染法などへ標本を用いることができる，あるいは標本が1枚でも確実に染色できるなどの利点が多い．一方で，蛍光での観察となるため長期保存ができない欠点があるが，QMとヘキスト33258の特性が異なる色素を併用することで，明瞭で退色の遅い染色が可能になっている．

C. R分染法

Q，G分染法と濃淡が逆のパターン（reverse）のバンドを検出できることから，染色体の末端部が濃染し，この領域を含む構造異常の検索に有効である．染色法として，塩類溶液中で加熱後ギムザ染色を行う方法以外に，種々の変法が開発されており，特にDNA合成後期にBrdU処理を行ったもの（BrdU-ヘキスト法など）は再現性のよいRバンドが得られる．また，これらの処理を行わないクロモマイシンA3蛍光染色でもRバンドが得られる．

D. C分染法

異質染色質（constitutive heterochromatin）を分染する方法で，染色体のセントロメア領域にあるヘテロクロマチン，および1/9/16番染色体の二次狭窄部位やY染色体長腕にある大きなヘテロクロマチンも同時に分染する．染色のメカニズムは不明であるが，これらの分染対象領域には特定の配列をもつ反復配列が局在している．正常でも認められる9番染色体のヘテロクロマチンを含む領域の腕間逆位の判定などに用いられる．現在は，条件のコントロールがしやすく簡便な水酸化バリウムを用いたBSG法（barium hydroxide/Saline/Giemsa法）が，一般に用いられる．

E. NOR分染法

核内の核小体形成部位（nuclear organizer region：NOR）にあるrRNA遺伝子の存在部位を特異的に分染する方法．全rRNA遺伝子存在部位を染めるギムザ染色によるN分染法に対し，銀染色によるAg-NOR法は転写活性のあるrRNA遺伝子存在部位を染めるとされる．この差は，rRNA遺伝子の転写に特異的に関連する蛋白が，Ag-NOR法で染まるためとされる．

F. 高精度分染法

細胞分裂の初期（前期～前中期）の細長い染色体を対象に分染法を行うことでより多くのサブバンドを検出できるようにしたもので，染色法の違いではなく染色体標本作製方法の違いにより一般の分染法と区別されている．

（井本逸勢）

チェックリスト

☐ 末梢血液リンパ球の培養について述べよ．
☐ 骨髄細胞の培養について述べよ．
☐ 染色体標本の作製法の流れを説明せよ．
☐ G分染法，Q分染法，R分染法，C分染法，NOR分染法について，各特徴と方法を述べよ．

IV 染色体検査法

2 核型分析

　染色体（chromosome，ISCNの略号はchr）は，細胞が分裂する時期にクロマチンが凝縮して棒状になったものである．"Chromosome"の語源は，1888年にWaldeyerがドイツ語の"Chromosomen"を用いたことによるとされ，「染色体」という和訳は，1892年の石川千代松博士の論文で初めて用いられたことが記載されている．当時の顕微鏡技術で塩基性色素によって濃染する構造に対して与えられた用語である．現在では，広い意味で原核生物ゲノムを含むDNA分子も染色体と呼ばれるので，光学顕微鏡で観察される棒状の構造には分裂中期染色体という用語を用いるのが正確な表現であろう．

　中期染色体を大きさの順にA群からG群，さらに性染色体を配列したものが，核型（karyotype）であり，1個の細胞に由来し生物種に固有である（図1）．核型の模式図がideogramである．先天性染色体異常症の核型記載に困難を感じることは少ない．したがって，本項では，染色体構成が複雑である腫瘍の核型分析を中心に概説する．

1. 核型記載の国際規約と表記のルール

　染色体の同定や核型記載は，国際的なガイドライン規約であるInternational System for Human Cytogenetic Nomenclature（ISCN）2009に従って行われる．核型診断はspectral karyotyping（SKY）法の導入によって非常に客観的なものになった．特に対比染色のDAPIによる分染像は，SKYで検出した転座などの再構成バンドの同定に欠かせない．

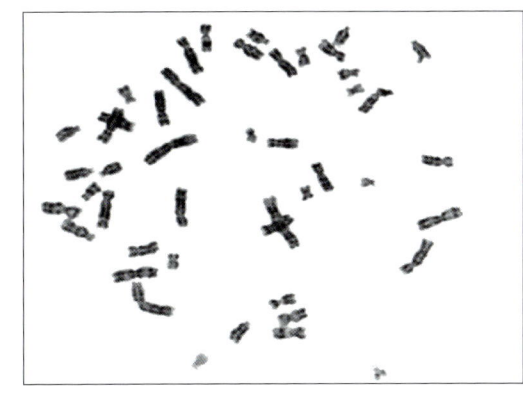

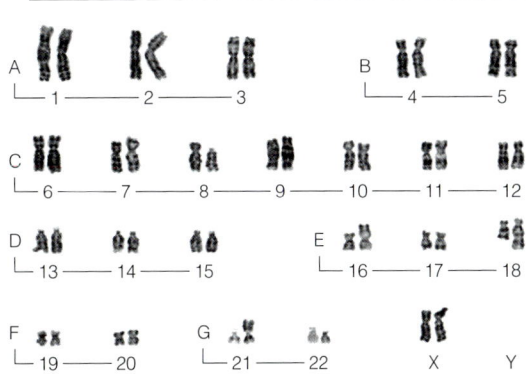

図1　G染色による分裂中期細胞の核板（上）とそれを核型にしたもの（下）

　染色体異常は数的異常と構造異常に分けられる．数的異常には異数性と倍数性の変化がある．染色体構造の異常（120頁参照）には，①転座，逆位，挿入，②欠失，③均一染色部位（homogeneously staining region：HSR）とdouble minute（dm）があり，各々の染色体異常は切断点，欠失や増幅の領域に含まれる遺伝子に変異が生じてい

表1 核型記載の用語（1）

記号	意味	例
＋，−	染色体の前につけ増加と欠失を表し，染色体腕の略号（p：短腕，q：長腕）の後ろにつけると腕の長さの増減を表す．	−7，＋8，5q−，1q＋
×	異常染色体の増加を表現．正常染色体の増加には使用しない	der(5)t(5;17)×2
？	染色体やバンドの由来が不明	＋?3，t(3;?8)(q27;q24)，der(1)t(1;6)(?q21;p21)
/，[ ]	複数クローンが存在するモザイクの場合，/で区切って記載[ ] 内に分析細胞数を記入	46,XY,＋8[15]/46,XX[5]
sl, sdl	サブクローンは，idem あるいは sl に続いて新たに付加された異常を記載して表現．サブクローンには sideline（sdl）の表現が用いられ，複数存在する場合には，sdl1，sdl2 などのように番号を付記	46,XY,t(9;22)(q34;q11.2)[3]/47,sl,＋8[17]/48,sdl1,＋9[3]/49,sdl2,＋19[2]
idem	サブクローンの記載には，idem も用いられる．まず，stemline を記載し，それに加えて異常のある場合には，「idem」と受けてその後に付加的異常を記載．簡単なサブクローンから順次記載．	46,XY,t(9;22)(q34;q11.2)[3]/47,idem,＋8[17]/48,idem,＋8,＋9[3]

ISCN 2009

ることが多い．また，HSR と dm は遺伝子増幅に関与しており，その細胞遺伝学的な表現である．各々の染色体は分染法による縞模様の特徴によって同定される．

核型表記の一般的な原則を表1に示す．表記の間はスペースを置かず，すべて詰めて記載する．まず染色体の総数を記載し，コンマ（,）を付した後に性染色体構成をX，Yの順に書く．正常核型であればそこで終了し，46,XX（正常女性）あるいは46,XY（正常男性）のように記載する．性染色体の数的異常では47,XXY，45,Xのように性染色体すべてを書く．常染色体に数的異常がある場合には，再びコンマを付し，続けて記載する．例えば，Down 症候群男児の核型は47,XY,＋21である．常染色体の異常は染色体番号順に記載し，同一の染色体については数的異常を構造異常より先に書く．複数の染色体によって構成される構造異常は，染色体番号の最も小さいところに記載する．相同染色体の一方を他方から区別するには，染色体番号に下線（一本線）を引く．

構造異常に関する代表的な記号の意味は表2に示す．一例として der(18)t(14;18)(q32;q21) の記号と略号について解説する．

der(18) は，18番染色体の動原体をもった派生染色体（derivative chromosome：der）であることを示す．

t(14;18) は，der(18) が14番染色体と18番染色体の転座（translocation：t）で形成されていることを示す．セミコロン（;）は14番染色体と18番染色体が切断し互いに結合していることを示し，カッコ内には番号の若い染色体から順に記載する．

(q32;q21) は，t(14;18)に記載された順に染色体の切断点をセミコロン（;）で区切って表記する．q32 と q21 は各々14q32 と 18q21 であり，そこを切断点として互いに結合していることを示す．

A. 腫瘍における核型の決定

a. クローンの定義と核型進展

クローンは単一細胞から派生した細胞集団と定義される．腫瘍では細胞増殖していく過程でサブクローンが発生するので，互いに関連した複数のクローンを形成することがまれでない．1つの異常に次々と新しい異常が加わることを核型進展（核型進化）という．

表2 核型記載の用語（2）

記号	意味	例	記号
t	translocation	転座	t(9;22)(q34;q11.2)
inv	inversion	逆位	inv(16)(p13q22)
ins	insertion	挿入	ins(5;2)(p14;q22q31)
del	deletion	欠失	del(5)(q13q33)
dup	duplication	重複	dup(1)(q22q25)
iso	isochromosome	同腕染色体	i(17)(q10)
dic	dicentric chromosome	二動原体染色体	dic(1;7)(q10;p10)
idic	isodicentric chromosome	同腕二動原体染色体	idic(17)(p11)
r	ring chromosome	環状染色体	r(7)(p22q36)
mar	marker chromosome	マーカー染色体	+1~5mar, +mar2×3
der	derivative chromosome	派生染色体	der(18)t(14;18)(q32;q21)
ider	isoderivative chromosome	同腕派生染色体	ider(20)(q10)del(20)(q11q13)
			ider(18)(q10)der(18)t(14;18)(q32;q21)
add	additional material of unknown origin	過剰部分付加染色体	add(12)(p13)

ISCN 2009

2細胞以上に同一の染色体数の増加（トリソミー，テトラソミーなど），あるいは構造異常が認められる場合に細胞遺伝学的クローンとされる．モノソミーのように染色体が欠失する場合には，3細胞以上に同一の異常が認められた場合をクローン性異常と判定する．

腫瘍細胞で最も多く認められる核型がmainline（ml）である．すでに述べたように，サブクローンはidemあるいはslに続いて新たに付加された異常（+，-，構造異常）を記載して表現する．サブクローンにはsideline（sdl）の表現が用いられ，複数存在する場合には，sdl1, sdl2などのように番号を付して記載される．しかし，stemlineが複数存在する場合には，以下に示すように混乱する可能性があるのでidemを用いる方がよい．

46,XY,t(9;22)(q34;q11.2)[3]/47,sl,+8[17]/48,sdl1,+9[3]/49,sdl2,+19[2]

46,XY,t(9;22)(q34;q11.2)[3]/47,idem,+8[17]/48,idem,+8,+9[3]/49,idem,+8,+9,+19[2]

一方，このようなモザイクの判定には，分析細胞数，異常の種類，培養条件などを考慮する必要がある．特に分析細胞数はクローンの大きさの評価だけではなく，クローンの存在そのものの判定に影響する．現在，一般に行われている20細胞の核型解析では統計学的に14%以下のサイズのクローンは検出できない．一方，10%以下のクローンを検出するためには29細胞以上の解析を要する．

したがって，分析細胞のうち1個だけが異常を示す場合には，single cell abnormalitiy（SCA）といわれ，クローン性異常とされないが，クローンの存在を否定するものではない．また，疾患や病型に特異的な染色体再構成がSCAとして検出された場合には，診断を補助する重要な情報になると考えられ，FISH法で間期核を解析しクローン性の証明をする必要がある．

b. 倍数性と異数性

腫瘍では染色体数にばらつきが認められることがまれでない．最も頻度の高い染色体数をモード数（mn）と定義するが，染色体数の範囲として示すこともある．モード数は，二倍体（diploid, 2n）を基本として表現し，三倍体（triploid, 3n），四倍体（tetraploid, 4n）などのように，減数分裂時の半数体（haploid, n）を整数倍して記載する．正確な数が不明な場合には，近二倍体（2n±），低二倍体（2n-），高二倍体（2n+）と表現

する．ヒトの場合，近二倍性（46±）は染色体数35～57，低二倍性は35～45，高二倍性は47～57である．

偽二倍体や偽三倍体などは半数体の倍数（正倍数体，euploid）ではあるが，数的異常や構造異常を含むものである．染色体数が正倍数体からずれているものを異数性（aneuploidy）という．

c. 混成核型と非関連クローン

腫瘍の染色体分析で検出される複雑な核型異常の記載における問題を解決するアイデアが，混成核型（composite karyotype）と非関連クローン（unrelated clone）である．固形腫瘍の場合に顕著であるが，共通の染色体異常をもちながら分析細胞ごとにバリエーションの認められる場合には，クローン性の定義に当てはまる異常を一つの核型に記述し混成核型として表現する．核型の後ろの［ ］内に略語cpを記入し分析細胞数を記載し，モードは分析細胞のうち少ない染色体数と多いものの範囲として示す．例えば，45～48, XX, +7, +12, +15, -15, del(17)(q11)[cp6]など．

一方，相互に全く共通性のない核型を示す細胞群を非関連クローンという．核型の記載はクローンの大きい順に行い，非関連クローンは関連クローンの後に記載する．正常の核型が存在する場合には，常に最後に表示する．

d. 構成的核型（constitutional karyotype）

非腫瘍細胞で染色体異常を示す場合には，Down症候群などの先天性染色体異常症に加えて，傍動原体逆位（pericentric inversion）などのような構成的変化がある．そのような多型として認められる構成的な変化は，染色体異常のすぐ後ろに小文字のcを付して表現する．記載は染色体の番号順に行い，48, XY, +8, inv(9)(p11q12)c, +21ではinv(9)が構成的な異常であり，8番染色体と21番染色体がトリソミーとなった腫瘍細胞を表している．47, XX, t(2;13)(q37;q14), +21cは21トリソミーが構成的異常であり，t(2;13)が腫瘍による異常である．

（谷脇雅史／坂元奈津美／滝　智彦／西田一弘）

チェックリスト

☐ 正常男性，正常女性の核型を記せ．
☐ Down症候群男性の核型を記せ．
☐ 9番染色体と22番染色体の相互転座，切断点が9q34と22q11.2の場合の核型を記せ．
☐ 5q13から5q33までが欠失している場合の核型を記せ．
☐ 16p13から16q22が腕間逆位している場合の核型を記せ．

IV 染色体検査法

3 FISH法

　Fluorescence in situ hybridization（FISH）法は，標識物質に蛍光色素を用いた in situ hybridization（ISH）法である．ISH法の利点は，目的とする核酸の局在を顕微鏡下で観察できることである．臨床検体（組織や細胞診標本）には炎症細胞はじめ種々の細胞が混在している．組織や細胞診検体から抽出したDNAやRNAには，それらすべての細胞由来の核酸が含まれている．したがって，検出した核酸が目的とする細胞由来と断定するには慎重な判断が必要である．このような点を克服するため，マイクロダイセクションが行われている．本法により採取された核酸はその由来が確定されているが，核酸量が少なく（細胞1個から得られる核酸は微量である），検索の幅に制限がある．FISH法は，蛍光色素の特徴である多重染色の綺麗さ，暗い背景に目的とする物が浮かび上がるという点より，組織，細胞，および染色体標本上の遺伝子（DNA，一部RNA）局在の検索に用いられている．

1. FISH法の原理

　組織，細胞および染色体標本上で，①目的とする核酸の塩基配列と相補的な塩基配列をもつプローブとで，水素結合により相補鎖を形成させる（ハイブリダイゼーション），②その後プローブの局在を検出する，を基本原理とする．

　FISHでわかるのは，mRNAの発現，遺伝子のマッピングおよび遺伝子異常（染色体異数性，遺伝子の増幅，欠失，転座）である．mRNAの発現は，細胞同定が必要なため，明視野で観察されることが多い．なお，置換変異（代表的なのは点突然変異）はFISHで検索することはできない．理由は一塩基の違いがあっても，その他が相補的ならば相補鎖を形成してしまうからである．

2. プローブの種類

　プローブには直接蛍光色素，もしくはジゴキシゲニンやビオチンなどを標識したものが使用されている．ジゴキシゲニンやビオチンを標識したプローブはハイブリダイゼーション後に蛍光色素を標識した抗体との抗原抗体反応，蛍光標識アビジンによりアビジン・ビオチンシステムを用いて標識物質を検出する．蛍光色素を直接標識したプローブはハイブリダイゼーション後に蛍光顕微鏡により観察する．蛍光色素の局在＝プローブの局在＝目的とする核酸の局在という方程式が成り立つ．

　FISH法に使用されるプローブにはセントロメアプローブ，トータルプローブおよびオリゴヌクレオチドなど目的とする核酸と相補的な配列をもたせたものがある．セントロメアプローブは染色体数の検索に役立ち（図1），トータルプローブは染色体すべての塩基配列を対象とする（図2A）．この性質を応用して遺伝子の転座，異数性の検索に用いられている．蛍光色素は重層することにより，それぞれの色を混ぜた色に発色する．トータルプローブに標識する蛍光色素の色（種類），量を調整してすべての染色体を違う色に染め分ける multiplex-FISH（M-FISH）も行われている．M-FISHは1回のFISHですべての遺伝子の転座を検索することが可能である（図2B，C）．目的とする核酸と相補的な配列をもたせた

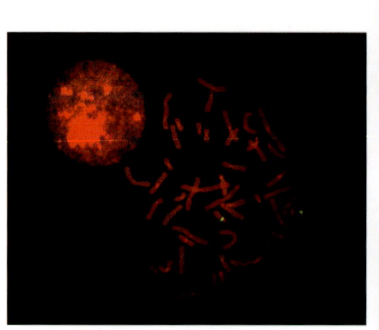

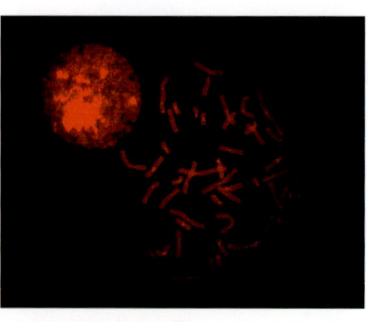

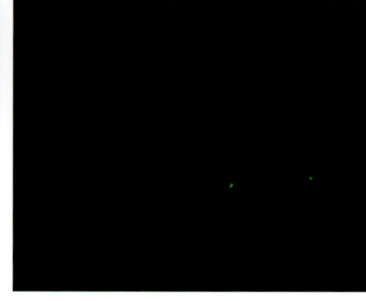

図1 セントロメアプローブによる FISH

セントロメアの塩基配列は染色体に特有であり，セントロメアプローブは染色体の数の検索に用いられる．FISH 画像の取り込みはバンドパスフィルター，ローパスフィルター，ハイパスフィルターを駆使して，それぞれの蛍光を取り込み，そして重ね合わせる

PI：核染色，FITC：18番染色体セントロメアプローブ

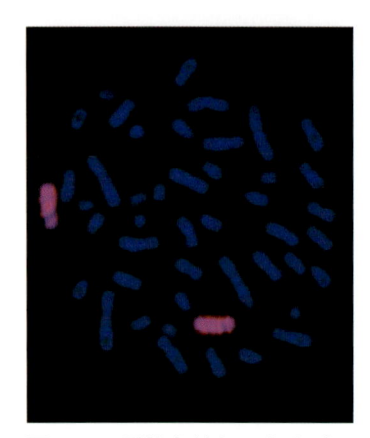

図2A　8番染色体トータルプローブによる FISH

トータルプローブは1本の染色体すべてを現す

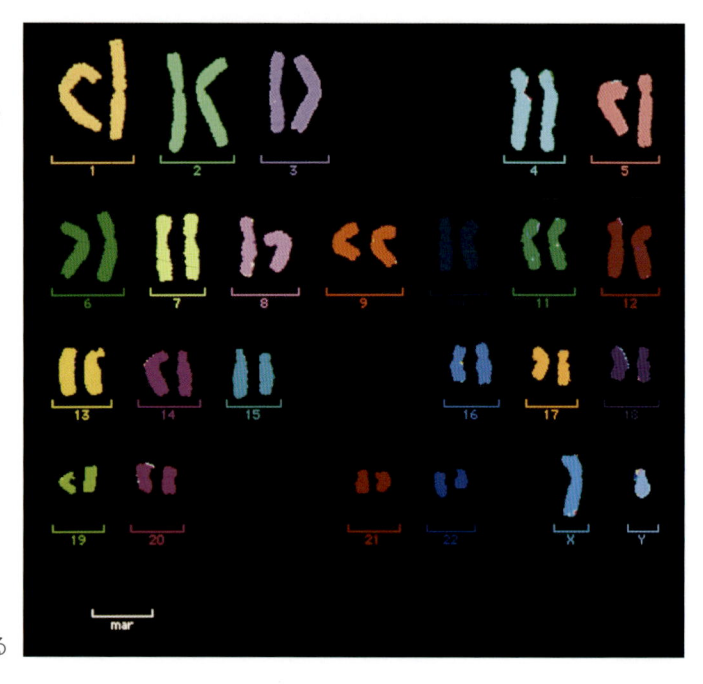

図2B　M-FISH（ライカ M-FISH）

M-FISH はすべての染色体を違う色で表現する

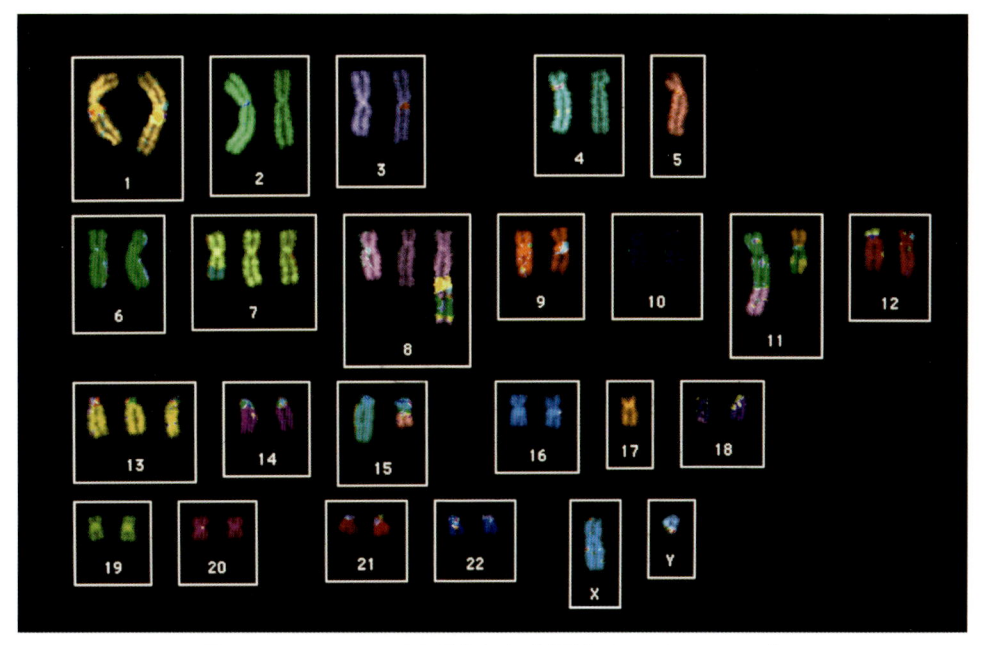

図2C　M-FISHによる遺伝子転座解析（ライカM-FISH）
M-FISHは1回のFISHですべての遺伝子の転座を検索することが可能である

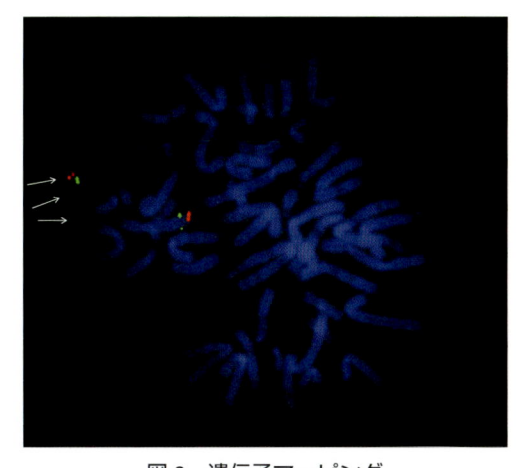

図3　遺伝子マッピング
染色体上に存在する遺伝子（核酸）の局在が赤（ローダミン），緑（FITC）のシグナルとして観察される

プローブは，遺伝子マッピング，遺伝子の増幅や欠失の検索に使用される（図3）．

3. FISH法の手技

FISH法の技術的概念は，①固定，②変性（DNAの1本鎖化），③プローブとのハイブリダイゼーション，④標識物質の検出である．

本項では，ビオチンとジゴキシゲニン標識プローブを用いたマルチカラーFISH法について解説する．なお，直接蛍光色素を標識したプローブによる優秀な染色システムが市販されており，それらを使用する場合は説明書を参照されたい．

なお，本法に用いる器具やピペット，チップ，蒸留水は滅菌処理をしておく．試薬も可能なものはオートクレーブで処理する．染色バットは，ポリプロピレン製の小型バットが有用であるが，これを用いる場合はエタノールに漬け，滅菌蒸留水を通し，乾燥させた後に使用する．

①染色体塗抹標本を固定液（メタノール：酢酸＝3：1）で室温15分（5分，3槽）固定後，ドライヤーの冷風で乾燥する．
②変性処理液（70％ホルムアミド，2×SSC）で75℃，2.5分加温し，DNAを1本鎖化する．
③70％と100％の冷エタノール（0〜4℃）に各2分浸漬し，ドライヤーの冷風で乾燥させる．
④プロテイナーゼK液〔0.1〜0.9μg/mL プロテイナーゼK，20mmol/L Tris-HCl buffer

79

（pH7.5），2mmol/L 塩化カルシウム〕で表面上の蛋白を消化し，核酸を露出させる．

⑤ 0%と100%の冷エタノール（0～4℃）に各2分浸漬し，ドライヤーの冷風で乾燥させる．このとき，アルコールが残らないように完全に乾燥させる．

⑥ セントロメアプローブ〔標識セントロメアプローブ 1.0µL と Master mix（50%ホルムアミド，2×SSC，10%デキストラン硫酸，pH 7.0）2.3µL を混合し，75℃で5分変性し，その後氷冷する〕とコスミドプローブ（コスミドプローブ 1.0µL と Master mix 4.7µL，ヒト胎盤 DNA 1.0µL を混合し，75℃で5分変性する．さらに37℃，30分保温し，氷冷する）を混合し，プローブミックス使用液とする（加えるプローブの量は試し染めをして決定しておくこと）を75℃で5分変性下後氷冷する．このプローブ液を標本上に滴下し，カバーグラスをかけ，周囲をペーパーボンドでシールして37℃，一晩，湿箱中でハイブリダイゼーションを行う．

⑦ スライドグラスのペーパーボンドをピンセット等で剥がし，45℃のプローブ洗浄液中でスライドグラスを揺すりながらカバーグラスをはずす．2×SSC，45℃，10分と2×SSC，室温10分でプローブの洗浄を行う（洗浄の程度はプローブにより加減する）．

⑧ プレブロック液（1%ブロックエース，4×SSC）で非特異的反応を抑える．

⑨ 蛍光色素を用いてプローブの検出を行う．具体的な手技は以下のとおり．

1）FITC アビジン，ローダミン標識抗ジゴキシゲニン抗体の混合液で室温30分，湿箱，暗所で反応させ，4×SSC で3回，合計10分間洗浄する．

2）ビオチン化抗アビジン抗体を室温で30分，湿箱，暗所で反応させ，4×SSC 3回，合計10分間洗浄する．

3）FITC アビジンを室温30分，湿箱，暗所で反応させ，4×SSC 3回，合計10分洗浄する．

⑩ API 液（ストック A：0.001% DAPI，ストック B：トリス 1.124g ハイドロキシメチルアミノメタン，3.723g EDTA 2Na，5.844g NaCl/1,000mL 蒸留水，ストック C：0.1136%メルカプトエチルアミン，ハイドロクロライド．ストック A 0.25mL，ストック B 49.25mL，ストック C 0.5mL．使用時調製）で核染色を行う．

⑪ 5～10% DABCO（1,4-diazabicyclo-[2,2,2]-octane），0.1×PBS または 5mmol/L Tris-HCl buffer（pH7.6），90%グリセリンで封入し，カバーグラスの周りをマニキュアでカバーする〔核を赤く染めたい場合は propidium iodide（PI）を用いる〕．

染色結果

シグナル：緑（FITC），赤（ローダミン）
細胞核：青（DAPI），赤（PI）
　　　（廣井禎之／緒方　衝／中西邦昭／曽我正宜／
　　　　　　　　　　　　　　　佐藤雄一／河合俊明）

チェックリスト

□ FISH 法の原理について述べよ．
□ プローブの種類と特徴について述べよ．
□ FISH 法の手順について述べよ．

IV 染色体検査法

4 CGH法

1. CGH法の原理

　固形癌細胞には，分染法では検出できない小さなDNA断片の増幅や欠失が多く，これらを全染色体領域において一括して検出する方法が望まれていた．Comparative genomic hybridization（CGH，比較ゲノムハイブリダイゼーション，Kallioniemiら：Science 258：818-821, 1992）法は，前述のFISH法の技術を元に開発された方法で，全染色体領域におけるDNAの欠失や増幅と染色体座位を比較的短時間で同時に検出することができる．

　CGH法（図1）では患者ゲノムDNAと対照者ゲノムDNAを0.6～1kbpほどに断片化した後に，それぞれ異なった蛍光物質（患者ゲノムDNAを緑色のFITC，対照者ゲノムDNAを赤色のローダミンもしくはテキサスレッド）で標識する．等量のこれらの蛍光標識されたDNA（プローブ）と，未標識のヒト胎盤由来Cot-1 DNAを混合して熱変性後，プレハイブリダイゼーションする．この処理によりセントロメアやヘテロクロマチン領域の反復配列は，未標識のCot-1 DNAとハイブリッドを形成して2本鎖DNAとなり，反復配列によるバックグラウンドを下げることができる．プレハイブリダイゼーションしたプローブを，対照者の分裂中期染色体標本にハイブリダイズさせると，患者と対照者由来の1本鎖DNAがそれぞれのコピー数の比に従って分裂中期染色体標本とハイブリッドを形成する．ハイブリッドを形成しなかったプローブを洗浄して蛍光顕微鏡で観察すると，患者由来のDNAで増幅部分はコピー数が多くなるので，緑色/赤色比が大きくなり緑色が強くなる．逆に一方の座位で欠失がある部分（ヘミ欠失）は対照者のコピー数が2倍になるので赤色が強くなる．患者と対照者との間で増減がない部分は，緑色と赤色をあわせた黄色として観察される．染色体ごとに全体の緑色/赤色比を取ると，染色体上に起きたコピー数の過剰，増幅，減少，位置を比較的短時間で検出することができる．しかし，CGH法はハイブリダイゼーションの原理に基づいていることから，コピー数の変化を伴わない均衡型染色体転座や点突然変異を検出することは不可能である．また，CGH法は染色体レベルでの解像度であり，1コピーの減少を検出するには10Mbp以上，1コピーの増幅を検出するには1Mbp程度で可能であるが，それより小さい挿入や欠失を検出する場合は，より精度の高い検査方法が必要となる．

2. CGH法の手技

　細胞の培養，コルヒチン処理による分裂中期染色体をもつ細胞数の確保，低張液処理による細胞の膨化，カルノア液（メタノール：酢酸＝3：1）による細胞の固定，固定細胞のスライドグラスへの展開などの手技はFISH法と同じなので，それ以降の手順についてまとめる．

①対照者のリンパ球分裂中期染色体標本を70％ホルムアミド，2×SSC，70℃，2～3分間熱変性する．

②70％，85％，100％エタノールにより脱水処理後に風乾をする．

③プロテイナーゼK（$0.2\mu g/mL$），20mmol/L Tris，2mmol/L $CaCl_2$（pH7.5）溶液で37℃，

図1 CGH法の流れ

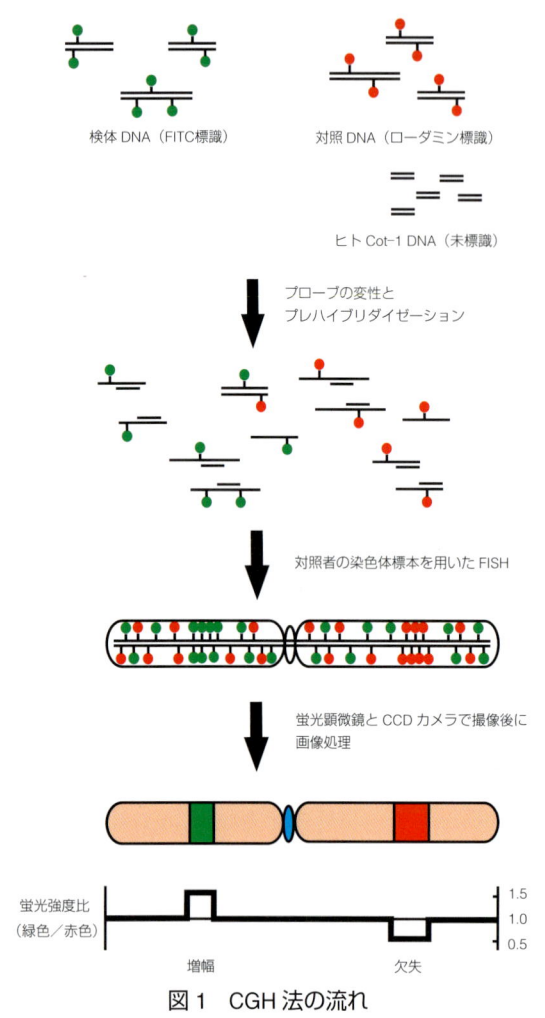

Houldsworth J, Chaganti RSK : Am J Pathol 145 : 1253-1260, 1994. Fig.1を改変

図2 CGHアレイ法

7.5分間処理する．
④ 70%，85%，100%エタノールにより脱水処理する．
⑤ 患者ゲノム DNA をビオチン-14-dATP（ビオチン）で，対照者ゲノム DNA をジゴキシゲニン（DIG）-11-dUTP で，それぞれニックトランスレーション法により標識する．
⑥ 60ng のビオチン標識患者 DNA，DIG 標識対照者 DNA，5μg の未標識ヒト胎盤 Cot-1 DNA を混合し，エタノール沈殿する．
⑦ ⑥の DNA を 10μL の 50%ホルムアミド，10%

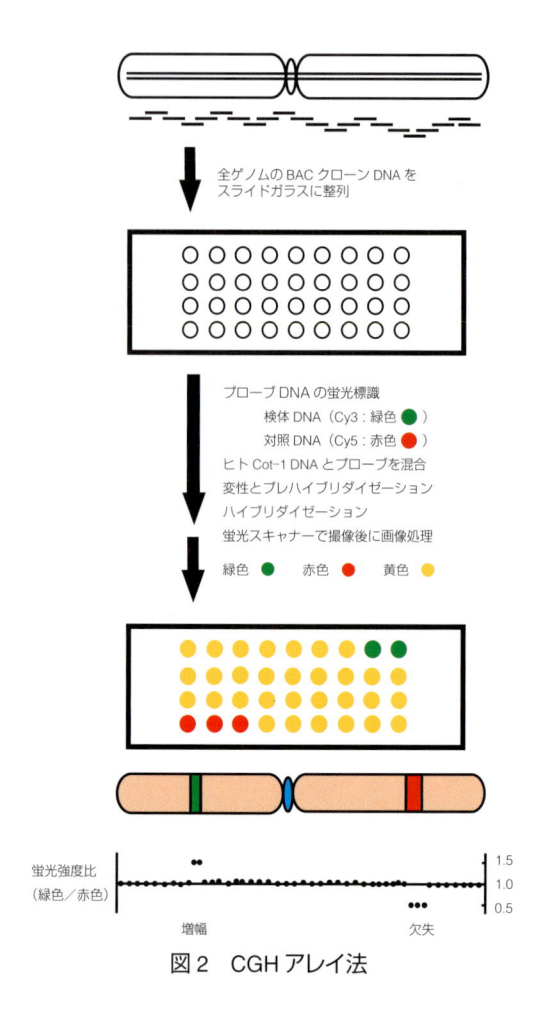

デキストラン硫酸，2×SSC（pH7）に溶かしプローブ DNA とする．
⑧ ⑦の DNA を 70℃で 5 分間変性後，37℃で 60 分間前ハイブリダイゼーションする．
⑨ ④の対照者分裂中期染色体標本に⑧の DNA を 37℃で 3 日間ハイブリダイズする．
⑩ ⑨のスライドガラスを 50%ホルムアミド/2×SSC（pH7）で 3 回，2×SSC で 2 回，0.1×SSC で 1 回，それぞれ 45℃で 10 分間ずつ洗浄する．
⑪ スライドガラスを FITC 標識アビジン（5μg/mL），ローダミン標識抗 DIG 抗 Fab 断片（4μg/mL）で，それぞれ室温 30 分間蛍光染色する．
⑫ 0.8μmol/L DAPI で DNA を対比染色する．

⑬蛍光顕微鏡とCCDカメラで撮像後，FITC/ローダミンの比を染色体ごとにプロファイリングする．

3. CGHアレイ法

染色体標本を用いる従来のCGH法では分解能が低く，得られたデータから標的遺伝子を直接特定することは困難である．一方，腫瘍や原因不明の遺伝性疾患において，数bp～10kbpの微細ゲノム構造異常との関連が明らかになっており，遺伝子・染色体診断をより高解像度で行える解析方法が望まれていた．

DNAマイクロアレイ技術（108頁参照）の開発は数万種類の遺伝子の発現レベルを網羅的，体系的に検出することを可能にしたが，この技術をCGH法に応用したのがCGHアレイ（CGH-array）法で，アレイCGH法とも呼ばれる．CGHアレイ法では，従来のCGH法で使用される染色体標本に代わり，多数のクローン化したBAC（bacterial artificial chromosome）のDNAを順序よく整列したスライドガラスを作製し，それぞれ異なる蛍光色素（例えばCy3とCy5）で標識した腫瘍細胞ならびに正常細胞由来DNAをハイブリダイゼーションさせる．Cy3/Cy5の蛍光強度比を解析すると，アレイ化されたDNA領域に対応する腫瘍DNAのコピー数を定量化できる（図2）．アレイ化するDNAとして，100～200kbpのヒトゲノムDNA断片をクローン化したBAC DNAそのものや，BAC DNAを鋳型にPCR法などでクローン化ゲノム断片を増やした産物を使う方法が標準化されており，数10kbpレベルのDNAの増減を検出することが可能とされている．こうして開発されたものとして，日本では4,500個のBACアレイ解析（http://www.cghtmd.jp/），7,700個のBACアレイ（http://www.gsplab.co.jp）があるが，遺伝子検査として利用が可能なものとして，30疾患を対象としたGDアレイ（Genomic Disorder Array, BML）があげられる．近い将来，より精密で安価なCGHアレイ解析が可能になることが期待されている．

（市原慶和）

チェックリスト
☐ CGH法の原理について述べよ．
☐ CGH法の手順について述べよ．
☐ CGHアレイ法の有利な点を述べよ．

V 遺伝子検査法

1 核酸抽出法

最終的に得られるDNA，RNAの含量は，組織やサンプルの状態および抽出方法によって異なる．通常，細胞は，核およびミトコンドリアの遺伝子を利用して生命活動に携わっている．しかし，採取したばかりの細胞は，これまでの環境とは異なるために内在性酵素による核酸の切断やアポトーシス，ネクローシスを引き起こす．特にRNAの場合は，細胞内にて即座に分解してしまうため，取扱いには注意が必要である．この他にもサンプル外部からの細菌やリボヌクレアーゼ（RNase）による汚染を受けて分解するケースやコンタミネーション，温度管理の不手際による酵素活性での分解もある．生体サンプルより核酸を抽出する場合には，できるだけ迅速な方が好ましく，即座に核酸採取を行わない場合には，サンプルを4℃で保存，または−80℃あるいは液体窒素中で保存する必要がある．

1. 核酸の調製法

核酸（DNA，RNA）は核，ミトコンドリアおよび細胞質内に存在している．これらを取り囲む細胞膜は，主に脂質，蛋白質より構成されている．核酸の抽出は，この核酸，脂質，蛋白質の性質を利用して行われる．

A. 原 理

核酸は，糖，塩基，リン酸より構成されており，DNAのもつデオキシリボースとRNAのもつリボースは，2'位の官能基が異なる．核酸デオキシリボース，リボースおよび塩基は，強い親水性は示さないが，5'位にリン酸基をもつため，水への親和性が高い．核酸を含んだ溶液は，酸性に傾けることで核酸のリン酸基の電荷は弱くなり，核酸の親水性は低下する．この状態でのDNA，RNAでは，2'位の官能基の違いにより溶解性が異なる．水酸基をもつRNAは水側に移行し，水素基をもつDNAは有機溶液に移行する．脂質は疎水性が強く，有機溶媒には溶解する．また，蛋白質は，疎水アミノ酸と親水アミノ酸の両方をもつため双方の性質をもつ．

B. 試 薬

核酸は，細胞膜および小器官の蛋白質および脂質を除去し，核およびミトコンドリア内より抽出する必要がある．抽出試薬は，抽出する対象細胞により，選択する必要がある．ここでは，一般的に使用されている試薬について記載する．

a. プロテイナーゼK

プロテイナーゼKは，蛋白質を変性，消化する役割をもつ．プロテイナーゼKは，ポリメラーゼを分解するので，使用後の細胞ライセートおよび精製後のDNAとともに95℃，10分の加熱にて失活させる必要がある．

b. 界面活性剤

界面活性剤は細胞を包んでいる細胞膜や核酸を溶解し，核酸に結合している蛋白質を変性させる．界面活性剤には，非イオン性界面活性剤とイオン性界面活性剤があり，核酸抽出には，非イオン性界面活性剤がよく利用されている．界面活性剤は，PCR反応の際に終濃度5％以上に残存するとポリメラーゼ活性を阻害することから，抽出した核酸は界面活性剤を除くための精製が必要で

ある．

c. フェノール/クロロホルム溶液

核酸抽出には，フェノール/クロロホルム溶液がよく用いられる．フェノール/クロロホルム溶液は，フェノール：クロロホルム：イソアミルアルコールを25：24：1で混合し，10mmol/L Tris－HCl（pH8.0）液で飽和平衡化させた溶液である．フェノール，クロロホルムは，蛋白質を変性させ，イソアミルアルコールは，泡立ちを抑えるとともに遠心後の変性蛋白質を固くする．フェノールはPCR反応の際に残存するとポリメラーゼ活性を阻害するため除去する必要がある．

C. フェノール/クロロホルム法

ここでは，最も多く使用されている核酸抽出のフェノール/クロロホルム処理法の手順について記載する．

① 目的組織1gに，フェノール/クロロホルム溶液を10mL添加し，ただちに混合し，細胞を完全に溶解させる（フェノールは皮膚を侵すので，使用の際にはプラスチック製やゴム手袋を用いる．皮膚に付着した場合は，速やかに大量の流水と石鹸で洗い流すこと）．
② 完全に混合したら，3,000rpm，15分間にて遠心する．
③ 遠心分離後の溶液は3層に分かれ（図1），上層の水層には親水性の核酸，中間層には蛋白質，下層の有機層（フェノール，クロロホルム）には脂質および蛋白質が含まれている．中性条件下でのフェノール/クロロホルム溶液では，上層の水層にDNAおよびRNAを含むため，水層のみを単離した後にRNA分解酵素を作用させ，DNAのみにする．酸性条件下でのフェノール/クロロホルム溶液では，上層の水層にRNAが溶解し，中間層に蛋白質，下層の有機層（フェノール，クロロホルム）には，DNA蛋白質および脂質が溶解する．
④ 核酸層を別の試験管に取り分ける．変性した蛋白質は，中間層に白いバンドとして現れるので，誤って取らないこと．
⑤ 再度，フェノール/クロロホルム溶液を10mL添加して②～④の操作を繰り返す．
⑥ 遠心後，核酸層を別の試験管に移し，0.1倍容の3mol/L酢酸ナトリウム溶液を加える．
⑦ 冷えた100％エタノールを2倍容加える．
⑧ －80℃にて15分間放置する．
⑨ 4℃，15,000rpm，10分間にて遠心する．
⑩ 沈殿を吸わないように，上清を取り除く．
⑪ 冷70％エタノールを適当量加えて沈殿をすすぎ，再度，遠心分離する．
⑫ エタノールを捨てて，沈殿を乾かす．エタノールの匂いがしなくなったら，試験管内にTE溶液または水にて溶かす．

この他に，細胞膜および核膜をプロテイナーゼKおよび界面活性剤にて破壊した後に，核酸と結合しやすいDEAE－セルロースやシリカ繊維を用いて抽出する方法，限外ろ過膜法，イオン交換樹脂，ガラス（シリカ）繊維，磁気ビーズ法などがある．

シリカは，負の電荷を帯びた表面に正電荷イオンが結合することで，シリカの表面が正の電荷を帯びる．正電荷イオンには，Ca，Al，Mg，S，K，Naの酸化物および水和物の場合が多い．正電荷を帯びたシリカは，親水性でかつ負の電荷を帯びた核酸のリン酸基と疎水結合する．シリカメンブレンの表面の親水性を上げることで，核酸の吸着が上昇する．核酸を抽出する場合には，シリカ繊維に細胞粉砕物を添加した後に，核酸をシリカ繊維に吸着させて，エタノールにて蛋白質やライセートを除去した後に核酸を抽出する．シリカ樹脂に吸着した核酸から不純物を洗い落とす溶液にはアルコールが入っているが，これはシリカから脱水させて，はずれないように疎水的な条件にするためである．その後，核酸は，水およびTEなどを加えれば，再水和し，溶出できる．この場合も，DNA，RNAの親水性の違いを利用して20～30％エタノール溶液を加えてDNAを溶出した後に，水およびTEなどを加えてRNAを抽出する．

2. RNA抽出における注意

未分解のRNAを単離するためには，RNaseの混入を防ぐ必要がある．RNaseは，細胞内にも

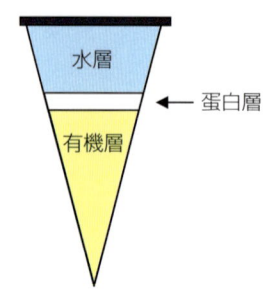

図1　フェノール/クロロホルム処理後の3層分離

存在し，細胞が破壊されると中から放出される．RNase は耐熱性であり，幅広い pH で作用し，失活しない．RNase は，実験者の手指，会話の息および実験器具からも汚染される．RNA を取り扱う際には，グローブ，マスクの着用および阻害剤添加による RNase の失活操作が必要である．

（永井　慎）

チェックリスト

□核酸を取り扱うときの注意点をあげよ．
□器具，試薬水溶液や水を滅菌する目的は何か．
□RNA を抽出するときの注意点をあげよ．

コラム　ゲノム解析をさらに進める総合戦略

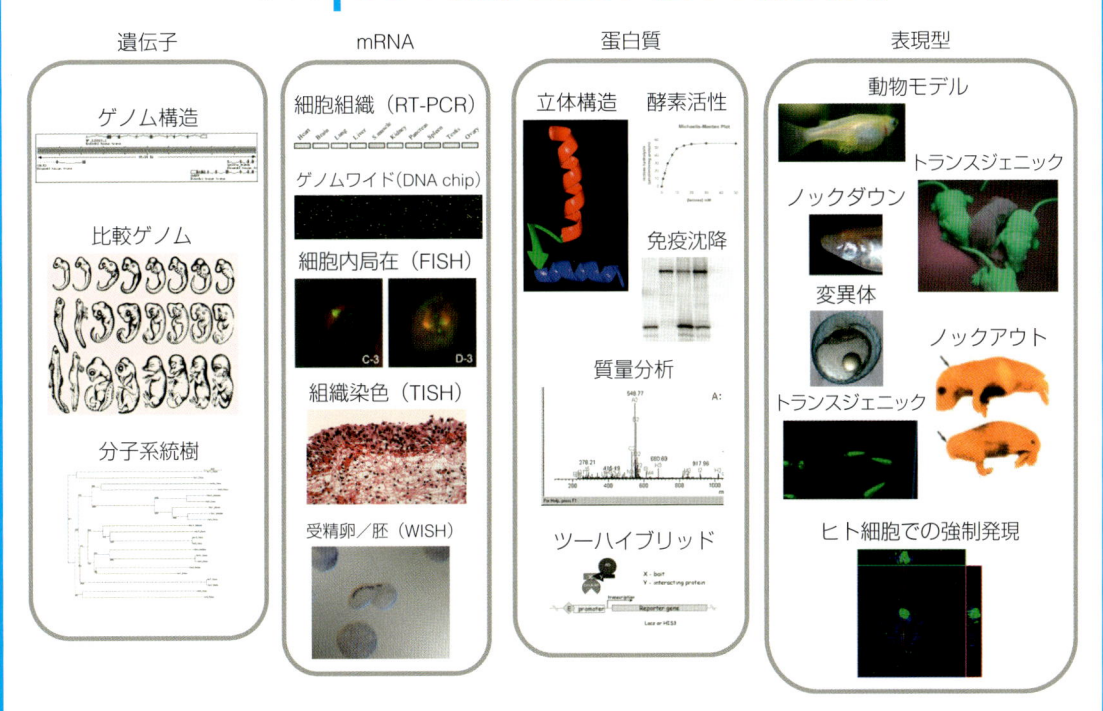

遺伝子
- ゲノム構造
- 比較ゲノム
- 分子系統樹

mRNA
- 細胞組織（RT-PCR）
- ゲノムワイド（DNA chip）
- 細胞内局在（FISH）
- 組織染色（TISH）
- 受精卵／胚（WISH）

蛋白質
- 立体構造
- 酵素活性
- 免疫沈降
- 質量分析
- ツーハイブリッド

表現型
- 動物モデル
- トランスジェニック
- ノックダウン
- 変異体
- ノックアウト
- トランスジェニック
- ヒト細胞での強制発現

　ヒト遺伝子や蛋白質の機能をより深く理解するには，様々なレベルでの解析を総合的に進めねばならない．

　「遺伝子レベル」では，そのゲノム構造を明らかにし，その他生物の情報を用いて比較ゲノム解析を徹底する．さらに，分子系統樹を作成して進化的考察を行う．「mRNAレベル」では，遺伝子の発現プロフィールを，細胞組織に関してRT-PCRやノーザンブロットで，ゲノムワイドにはDNAチップで解析する．また，細胞組織での局在はFISH（fluorescent *in situ* hybridization）法やTISH（tissue *in situ* hybridization）法で，受精卵や胚での局在はWISH（whole mount *in situ* hybridization）法で解析する．「蛋白質レベル」では，立体構造をX線回折やNMRで，酵素活性や免疫沈降で性状解析をする．微量蛋白の同定は質量分析で行う．さらに，ツーハイブリッド法で相関蛋白を同定する．「表現型のレベル」では，ヒト細胞での強制発現を活用する．一方，モデル動物として，従来のノックアウトマウスやトランスジェニックマウスに加えて，ノックダウンメダカやトランスジェニックメダカ，変異体メダカを作成して表現型を解析し，個体レベルで機能を推定するアプローチも行われている．

　例えば，先天的に眼が形成されない無眼球症は約5,000人に1人の割合で発症する．特に患者には，ホメオボックス遺伝子RAXにナンセンス変異（停止コドン）が見出されている．メダカの受精卵にRax遺伝子に対するモルフォリノアンチセンスオリゴをマイクロインジェクションしたところ，発生の過程でその働きが抑えられ，眼球形成だけが阻害された．このノックダウンメダカは無眼球症を呈したが，元気に泳ぎ餌を食べる．このように，メダカからヒトゲノムの謎に迫る戦略によって，多くのことを学び始めている．

（清水信義）

V 遺伝子検査法

2 サザンブロットハイブリダイゼーション

1. 原 理

1975年に英国のSouthernによって開発された遺伝子解析の基本技術の一つで，ゲノムDNAなどのDNA集合体から目的の遺伝子あるいは特定の塩基配列を検出するための方法である．本法は，吸取り紙にみられる毛細管現象を利用してDNAをゲル内からフィルターへと移行する方式に特色があり，開発者の名を冠してサザンブロット法，あるいはサザントランスファー法とも呼ばれ，ゲル電気泳動法のもつ分解能の高さとハイブリダイゼーション反応のもつ特異性の高さとをあわせもった優れた方法である．開発当初は，遺伝子ライブラリーの評価，分子クローニングや遺伝子構造解析，遺伝子マッピング，そしてRFLP (restriction fragment length polymorphism) 法などの遺伝子変異解析や多型解析，アレル型解析などに不可欠な手段として様々な分野に応用されていたが，近年，PCR法の普及とともに，その利用価値が失われつつある．

2. 各ステップの解説とプロトコル

サザンブロット法は，**図1**に示されるような主として6つのステップから構成される．

A. 制限酵素によるDNAの切断

サザンブロット法には，遺伝子の種類や目的に応じて用いる制限酵素の種類や数を変える必要がある．通常，1種から数種の制限酵素が用いられ，DNAを完全に切断することが重要である．制限酵素は市販され，反応条件も提示されている．本稿では，ヒトゲノムDNAをEcoRⅠ切断するときの例を以下に示す．

① オートクレーブ処理した0.5mLのポリプロピレン（PP）製のマイクロチューブ（エッペンドルフ遠心管）にヒトゲノムDNA（1mg/mL）を10μL分取する．
② これに，10×のH緩衝液（1mol/L NaCl, 100mmol/L MgCl$_2$, 10mmol/L ジチオトレイトール，100mmol/L Tris-HCl, pH7.5）を2μL加える．
③ さらに，滅菌蒸留水を7μL加える．
④ 最後に，5～20Uの酵素液（EcoRⅠ）を1μLを加えて，軽く混和後，遠心機でスピンダウンする．
⑤ マイクロチューブの蓋をきっちり閉めて，恒温槽またはヒートブロックで，37℃，1～2時間のインキュベーションを行う．
⑥ 20μLのフェノール/クロロホルム（1:1）溶液を加え，振盪ミキサーで数秒間激しく混和することにより酵素蛋白質を変性させて反応を止める．
⑦ 5,000rpm，5分の遠心をして，上層（水層）を別のマイクロチューブに分取する．
⑧ 分取液に20μLのクロロホルムを加え，振盪ミキサーで数秒間混和する．
⑨ 上層をさらに別のマイクロチューブに移し，電気泳動用の試料とする．

B. アガロースゲル電気泳動

ゲル電気泳動法は分解能が高く，DNAの鎖長の対数と移動距離との関係がおおむね直線となることから，DNAの鎖長を測定するための簡便か

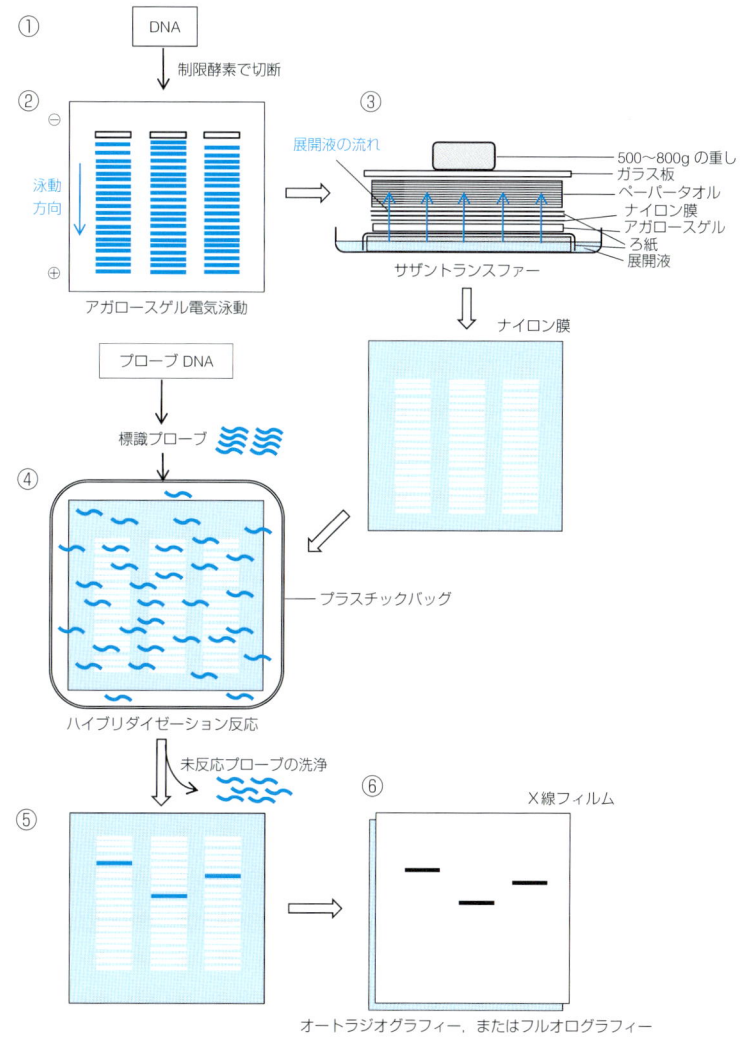

図1 サザンブロットハイブリダイゼーション

①フェノール/クロロホルム法などで調製された純度の高いDNAを，*Eco*RIや*Bam*HIなどの制限酵素で切断し，断片化する．

②断片化されたDNAをアガロースゲル電気泳動法によって塩基鎖長に従ってゲル内に展開させる．

③アルカリ処理したゲル（DNA断片が1本鎖となる）をブロッティング装置にセットし，ゲル内の電気泳動パターンを保持したまま，ニトロセルロース膜やナイロン膜などのフィルター上にDNA断片を移行させる．

④移行したDNA断片をフィルター上に固定化させ，非特異的な反応を防ぐためのブロッキング操作を行った後，^{32}Pなどの放射性同位体やジゴキシゲニンなどで標識された標識プローブとの間のハイブリダイゼーション反応を行う．

⑤余分な標識プローブを洗浄・除去する．

⑥オートラジオグラフィー，フルオログラフィー（化学発光）などによってX線フィルム上に特異的なバンドを感光させて，検出・評価する．

つ有力な手段となっている．遺伝子解析には，主としてポリアクリルアミドゲルとアガロースゲルが用いられる．前者は鎖長が1〜1,000塩基（対）程度の分析に適しているが，サザンブロット解析のような比較的鎖長の長いDNA試料の分析には後者が適している．アガロースは市販の電気泳動用のものを手に入れ，0.8〜1.5％程度の濃度で使用することが望ましい．アガロースゲル電気泳動では，アガロースゲル内のイオン組成と泳動緩衝液のイオン組成を同一にすることが重要であるため，泳動中のpH変化が小さく，DNAの安定性に優れているEDTAを含んだpH8付近の緩衝液を用いるとよい．以下に標準的なプロトコルを示す．

① 0.8％のアガロースゲルを100mL調製するためには，アガロースを0.8g秤量し，三角フラスコなどの容器に入れる．そこにTAE電気泳動緩衝液（1mmol/L EDTA, 40mmol/L Tris−酢酸, pH8.0）を100mL加えてから，電子レンジを用いてゆっくり加熱して溶解する．

② 溶解液の温度が50℃程度にまで低下したら，10mg/mLの臭化エチジウム溶液を1μL加える．泡を立てないように混和してから，ゲル作製用トレイに流し込む．

③ スロットフォーマー（ウェルを作製するための櫛）をセットし，ゲルが十分に固まるまで室温で約2時間静置する．

④ サブマリン式の電気泳動装置を用意し，スロットフォーマーを外したゲルを泳動槽にセットし，ゲルの上面を数mm程度覆うようにTAE電気泳動緩衝液を満たす．

⑤ DNA試料10μLに対して，6×のサンプルローディング液〔30％グリセロール，30mmol/L EDTA, 0.03％ブロモフェノールブルー（BPB，青色），0.03％キシレンシアノール（水色）〕を2μL加えて混和した後，全量をウェルの中に静かに流し込む．このとき，別のウェルにはサイズマーカーとしてλDNAの*Hind*III分解産物などを入れておき，共泳動して分離状況を評価できるようにする．

⑥ 5〜10V/cmの電圧をかけてゆっくりと電気泳動する．BPBがゲルの全長の1/2から2/3の位置まで達したところで泳動を止める．ゲルの大きさにもよるが，通常，1〜5時間をかけて泳動するとよい．

⑦ ゲルを泳動槽から取り出し，トランスイルミネーター（UV用）を用いて分離状況を把握するとともに，CCDカメラ等の撮影装置でゲル電気泳動像を撮影する．サイズマーカーの泳動状況から，DNA断片の鎖長分布が確認できる．

C. サザントランスファー

フィルターは，本法の開発当初にはニトロセルロース膜がもっぱら用いられたが，DNAの保持率の問題や壊れやすいことなどから，最近では主としてナイロン膜が用いられている．ろ紙は3MMタイプのものがよい．

① 電気泳動後のアガロースゲルをプラスチック製のバットに移し，アルカリ溶液（0.2N NaOH, 0.6mol/L NaCl）をゲルが十分浸るように加える．シェーカーで40分間，ゆっくり振盪する．

② アルカリ溶液を捨て，代わりに蒸留水を加えてゲルを2回洗浄した後，中和液（0.9mol/L NaCl, 0.5mol/L Tris−HCl, pH7.4）を加えて，さらに40分間，ゆっくり振盪する．

③ ブロッティング装置には，図1に示したようにセットする．すなわち，バットの中には展開液として6×SSC（0.9mol/L NaCl, 0.09mol/Lクエン酸ナトリウム，pH7.4）を入れておく．水平の台座（ガラス板など）の上をまたぐように，あらかじめ展開液で浸しておいた3MMろ紙を置き，ろ紙の両端が展開液に浸かるようにする．ろ紙の上にゲルを置くが，ろ紙とゲルの間に空気が入らないように注意する．また，ゲルが載った部分以外のところは，サランラップなどで覆っておくとよい．

④ 次に，15分程度2×SSC（0.3mol/L NaCl, 0.03mol/Lクエン酸ナトリウム，pH7.4）に浸しておいたフィルター（ニトロセルロース膜またはナイロン膜）をゲル上に載せるが，このときにも，フィルターとゲルの間には気泡が入らないようにするための細心の注意が必要であ

⑤フィルターの上に，2×SSCで浸したろ紙をさらに2〜3枚重ねてから，乾いたペーパータオルを5cm程度の高さに重層する．その上にガラス板を載せ，500〜800gの重しを載せる．

⑥ゲルの濃度や厚さ，DNA鎖長にもよるが，通常5〜20時間の放置で十分である．この間，ペーパータオルは1，2度交換するとよい．

⑦ブロッティングが完了後，注意深くフィルターを取り出し，ゲルとフィルターとの位置関係を後で確認することができるように，ハサミなどを用いてマークする．そして，フィルターに付着しているゲルの破片などを除去するために，プラスチックバットに移して2×SSCで洗浄する．ニトロセルロース膜は壊れやすいので，ゆっくり振盪洗浄する必要がある．

⑧ニトロセルロース膜は，室温で風乾後，80℃のオーブンで2〜3時間焼きつける．一方，ナイロン膜は室温で風乾するだけでもよいが，UV照射装置でDNAをナイロン膜にクロスリンクさせると，さらに良好な結果が得られる．

D. プローブの標識

cDNAなどを鋳型として標識プローブを作製するには，ニックを起点とするDNA合成過程で^{32}Pなどの放射性基質を取り込ませることのできるニックトランスレーション法がよく用いられる．最近では，PCR法において，ビオチンやジゴキシゲニン（DIG）で標識したプライマーを用いたり，ランダムプライマーを用いてビオチンやDIGで標識された基質を取り込ませることによって，非RI標識プローブが作製されている．本項では，ニックトランスレーション法を用いるRI標識とランダムプライマー法を用いる非RI標識のプロトコルを示す．

a. RI標識

① 0.5mLのマイクロチューブに0.1〜0.5μgの鋳型DNAを含むプローブDNA溶液を5μL分取する．これに10×ニックトランスレーション用緩衝液〔0.5mol/L Tris-HCl (pH7.5)，0.1mol/L MgSO$_4$，1mmol/Lジチオトレイトール，0.5mg/mL BSA〕を3μL，1mmol/L dATP，1mmol/L dGTP，1mmol/L dTTPを各1μL，[α-^{32}P] dCTP (370MBq/mL, sp. act. > 111TBq/mmol) を5μL，0.1μg/mLのDNase Iを1μL，大腸菌DNAポリメラーゼIを5Uを加え，さらに滅菌蒸留水を加えて全量を30μLとする．

② チューブを恒温槽に移し，16℃，1時間反応させる．

③ 反応後，反応液をSTE液 (0.1mol/L NaCl, 10mmol/L Tris-HCl, 1mmol/L EDTA, pH7.6) で平衡化したセファデックス-G50などを充填した小カラム，もしくは市販のスピンカラムなどに通して，ろ液を0.5mLのマイクロチューブに回収する．これはDNAに取り込まれなかった[α-^{32}P] dCTPを除去するための重要な操作である．

b. 非RI標識

① 0.5mLのマイクロチューブに0.5〜2μgの鋳型DNAを含むプローブDNA溶液を15μL分取する．チューブを98〜100℃に設定した恒温装置（PCR装置で代用可能）に移し，DNAを5〜10分間熱変性させた後，チューブを取り出し氷水中で急冷する．

② これに，1mmol/L dATP，1mmol/L dCTP，1mmol/L dGTP，0.65mmol/L dGTP，0.35mmol/L DIG-11-dUTPを含む10×のdNTP標識混合液 (pH7.5) を2μL，10×のヘキサヌクレオチド混合液を2μL，2U/μLのKlenow酵素を1μL加えて混和し，軽い遠心操作によってチューブの底に全量（20μL）を集める．

③ チューブを恒温槽に移し，37℃で1時間から20時間保温する．通常，反応時間が長いほど標識量は増加するので，鋳型DNA量が少ないときは保温時間を長くするとよい．

E. ハイブリダイゼーション反応

ハイブリダイゼーション反応は，1本鎖に解離（変性）した核酸が塩基間の相補性に基づいて相互に会合（水素結合）する反応をいい，特異性が

きわめて高い．したがって，特定の塩基配列をもったプローブを用いれば，非常に大きなDNA集団の中からでも，プローブと相補的な塩基配列をもつDNA断片を容易に検出することができる．ハイブリダイゼーション反応には，①プローブの濃度，②塩濃度，③温度，④時間が関係する．また，反応に必要な液量はフィルターの大きさによって異なる．以下に，10×10cmのフィルターを用いるときのプロトコルを述べる．

① 蓋つきのプラスチックバットに6×SSC，1% SDS，5×デンハルト液（0.1% ポリビニルピロリドン，0.1% フィコール400，0.1% BSA）を含むプレハイブリダイゼーション液を50mLを入れる．そして，その中に試料DNAをブロッティングしたフィルターを浸ける．これは，標識プローブの非特異的な吸着を防ぐための前処理で，ナイロン膜ではデンハルト液の代わりに200μg/mLのRNAを加えることもある．

② 蓋をしたバットを恒温槽に移し，ゆっくり振盪しながら67℃で2時間〜1晩の保温をする．

③ 前記の^{32}Pで標識したプローブDNAを含むろ液（約30μL）を回収したマイクロチューブを用意し，その中に超音波処理したサケ精子DNA（500bp以下に断片化したもの）を100μg加えて溶解する．さらにホルムアミドを4μL加える．100℃，10分間の熱処理後，マイクロチューブを氷水中で急冷させる．

④ 一方，フィルターより若干大きめのサイズのPP製プラスチックバッグ（ハイブリバッグとして市販）に，前処理したフィルターを入れる．その中に，プレハイブリダイゼーション液を約1mL加えた後，その中に③で準備した標識プローブ溶液の全量を加える．加えた溶液がフィルターに均等に浸っていることを確認し，かつ空気が入らないように注意しながらシーラーを用いてバッグの口をシールする．

⑤ 恒温槽の中にバッグを沈めて，67℃で15〜20時間，ゆっくりと振盪保温する．

⑥ フィルターを袋から取り出して蓋つきプラスチックバットに移す．約100mLのA洗浄液（2×SSC，1% SDS）で2回すすぎ洗いする．

⑦ バットを恒温槽に移し，新たに加えた100mLのA洗浄液中で，67℃，10分間，ゆっくりと振盪させる．

⑧ B洗浄液（0.1〜1×SSC，1% SDS）に交換し，さらに67℃で30分間，ゆっくりと振盪させる．この操作を2〜3回繰り返した後，フィルターを取り出して風乾する．洗浄液のSSC濃度は，形成されたハイブリッドの特異性の高さと密接な関係がある．0.1×SSC中の洗浄では，厳密度（stringency）の高い分析が実現できる．

F. 検　出

^{32}PでRI標識したプローブはエネルギーが高いので，X線フィルムを用いたオートラジオグラフィーによって，特異的なバンドを直接検出することができる．一方，ビオチン標識やDIG標識などの非RI標識プローブの場合は，それぞれ特有の増感操作の後で化学発光に導き，フルオログラフィーによってX線フィルムを感光させることになる．このため，非RI法は操作が煩雑となるばかりか，感光にも長時間を要してしまう欠点がある．しかしながら，RIを使用しないことの利点は大きく，近年普及している方法である．以下に，RI標識プローブと非RI標識プローブを用いるときのプロトコルを示す．

a. RI標識プローブのオートラジオグラフィーによる検出

① セーフティーライトの点灯した暗室内において操作を行う．専用のX線フィルムカセットに，前節で風乾したフィルターとX線フィルムとを重ねて挿入する．

② 予備的に，室温で15分程度放置してから現像してみる．感光したバンド（フィルムが黒化する）が弱すぎるか，強すぎて不鮮明となる場合には，感光時間を変えて適当な黒化度になるように調整してから再度現像する．

b. 非RI標識（DIG）プローブのフルオログラフィーによる検出

① 前節で風乾したフィルターを洗浄用緩衝液（0.1mol/L マレイン酸，0.15mol/L NaCl，

0.3％ Tween 20, pH7.5）に 2～3 分間浸けて液になじませる．

② 100mL のブロッキング溶液（市販のブロッキング粉末を 65℃において洗浄用緩衝液で溶解したもの）中でゆっくりフィルターを振盪しながら，室温で 30 分間保温する．

③ 20mL の抗 DIG-AP 抗体溶液（アルカリホスファターゼで標識された抗 DIG 抗体をブロッキング溶液中で 150mU/mL 程度に希釈したもの）中でフィルターを 30 分間，さらに振盪しながら保温する．

④ 100mL の洗浄用緩衝液中で 15 分間振盪しながらフィルターを洗浄する．この操作を 2 回繰り返す．

⑤ 20mL の検出用緩衝液（10mmol/L Tris-HCl, 10mmol/L NaCl, 1mmol/L $MgCl_2$, pH9.5）中で 5 分間の洗浄操作を 2 回繰り返す．

⑥ 10mL の CDP-Star 液（1,2-ジオキセタン試薬を希釈液で 100～500 倍に希釈したもの）中にフィルターを室温で 5 分間浸す．

⑦ フィルターを取り出し，ウェットな状態でサランラップを用いて両面をぴったりラップするか，ハイブリパックなどのプラスチックバッグに入れてシールする．

⑧ オートラジオグラフィーのときと同様の操作で，シールされたフィルターを X 線フィルムと重ねて室温で 1～2 時間感光させてから現像する．このとき，X 線フィルムの代わりに化学発光用の高感度フィルム（ルミフィルム）を用いれば露光時間を大幅に短縮できる．

（近藤壽彦）

チェックリスト

□ 転写する核酸の種類は何か．
□ DNA 断片がブロット膜へ転写する原理を説明せよ．
□ DNA 断片を可視化する方法を説明せよ．
□ 操作中に注意なければならない試薬をあげよ．
□ ハイブリダイゼーションを説明せよ．

V 遺伝子検査法

3 ノーザンブロットハイブリダイゼーション

　サザンブロット法がDNAの検査に用いられるのに対し，ノーザンブロット法はRNAの定性・定量を行うことを目的としている．ノーザンブロット法は1977年Starkらによって開発された．この方法によりmRNAの種類，サイズ，発現量を解析でき，組織や細胞中の特異的なRNAの検出，前駆体RNAの検出など遺伝子解析に不可欠な技術の一つになっている．操作法は，基本的にサザンブロット法と同じであるがノーザンブロット法では不安定なRNAを取り扱うためRNaseの混入によるRNA分解を起こさないようコンタミネーションに十分注意する必要がある．ノーザンブロット法は全RNAまたはmRNAを電気泳動によって大きさごとに分け，メンブレンフィルターに転写し，^{32}Pなどで放射標識したプローブDNAとメンブレン上のRNAをハイブリダイズさせ，目的のmRNAをバンドとしてオートラジオグラフィーで検出するのだが，最近では，ビオチン標識など非放射性標識（nonRI）したものが使われている．RIの使用は，施設や量に制限があり，検査室等では，nonRIである酵素標識物を使用する方法が多くなっている．

1. 解析方法
A. 原　理
　最初にRNAをホルムアルデヒド，グリオキサールとジメチル硫酸，水酸化水銀などで変性させる．その後，メンブレンフィルターにブロットして固定し，特定の標識したプローブをハイブリダイズして検出する（図1）．

B. RNAの調製と定量
　RNAは蛋白質，特にRNaseの混入のないものを用いる．グアニジンチオシオネート溶液の蛋白変性剤を用いたグアニジン・酸性フェノール（AGPC）法などによりRNAを抽出する．RNAは細胞全RNAの場合，10〜30μg，ポリA RNAの場合1〜3μgに調製する．その後，エタノール沈殿し，70％エタノールで洗浄後RNAサンプル緩衝液（50％ホルムアミド，2.2mol/L ホルムアルデヒド，10mmol/L EDTA）20μLに溶解する．電気泳動前に65℃で15分間加熱処理する．

C. アガロースゲルの調製
① 1％ゲルを200mL作成する場合（12.5×14cm, 10あるいは14レーン）にはアガロース2.0g, 10×MOPS〔3-(N-モルフォリノ)-プロパンスルホン酸〕（200mmol/L MOPS, 50mmol/L 酢酸ナトリウム，5mmol/L EDTA・2Na）20mL, そして滅菌水146.7mLを加える．
② RNaseを防ぐのと混和を目的に5分程度オートクレーブする．60℃程度に冷却後脱イオンホルムアルデヒド33.3mLを加え，撹拌してゲルを作製する．

D. アガロース電気泳動
① 前もって電気泳動に必要なゲル板，コーム，泳動槽などを十分に洗浄した後，約1時間5％過酸化水素水に浸しておき，その後，精製水で洗浄する．
② アガロースゲルを電気泳動槽にセットし，0.66mol/Lホルムアルデヒドを添加した1×

図1 ノーザンブロット解析

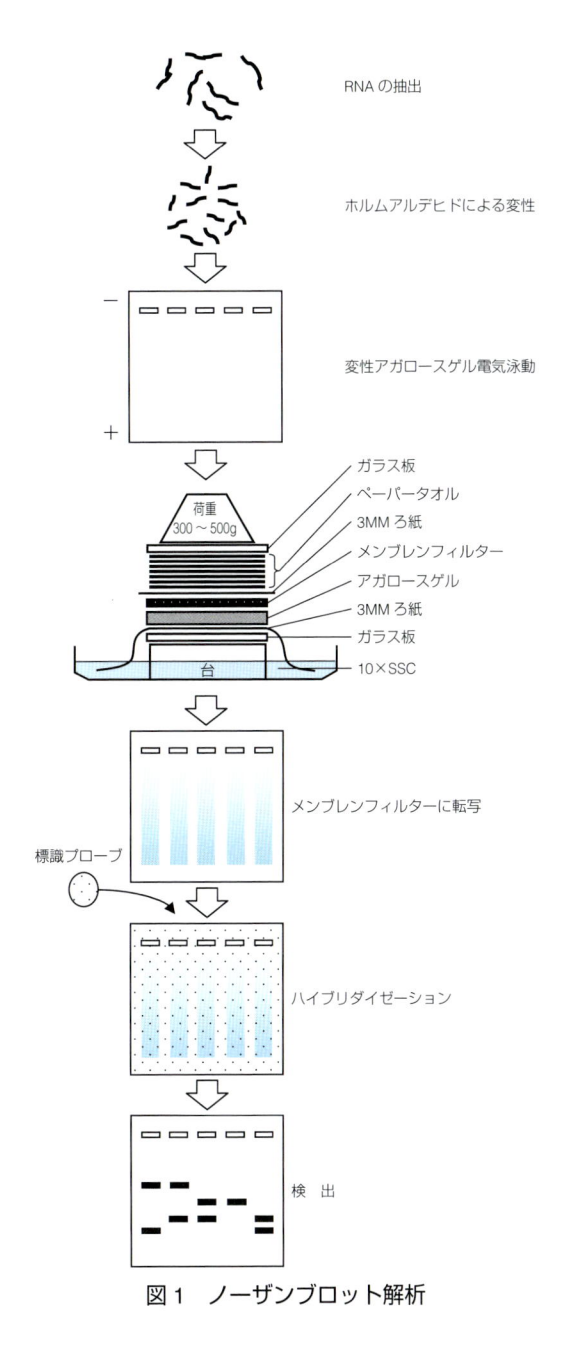

MOPS緩衝液を加える．そして熱処理したRNAサンプルに臭化エチジウムを含む色素液（0.02％BPB, 0.02％キシレンシアノール，50％グリセロール，1mg/mL 臭化エチジウム）を2μL加え，ゲルのウエルにのせる．
③100V, 1～2時間泳動し，BPBがゲルの2/3程度泳動されたら停止する．
④泳動後のゲルを写真に撮り，10×SSC（20×SSC：3mol/L NaCl, 0.3mol/L クエン酸ナトリウム）の入ったバットに移し20分間2回浸し，ゆっくり振盪させながらホルムアルデヒドを除く．

E. ブロッティング
①ゲルと同じ大きさのメンブレンフィルターを，はじめに蒸留水に浸し，その後10×SSCに浸しておく．その他3MMろ紙，ガラス板，大量のペーパータオルを用意する．
②図1に示すように下からガラス板-3MMろ紙-アガロースゲル-メンブレンフィルター-3MMろ紙-ペーパータオル-ガラス板と重ね，上から300～500gの荷重をかけて一晩ブロットする．メンブレンフィルターに裏表や方向がわかるように印をつけておく．
③ブロットした後，メンブレンフィルターを6×SSCで10分間振盪させて中和させ，付着した余分なゲルを取る．この時点で紫外線を用いてバンドを確認することができる．ろ紙上で自然乾燥させる．
④RNAをメンブレンフィルターに固定するためにナイロンフィルターの場合は紫外線照射，ニトロセルロースフィルターの場合は80℃，2時間で処理する．

F. ハイブリダイゼーション
ハイブリダイゼーションはRNAの相同性やプローブの違いによってハイブリダイゼーションおよび洗いの温度や塩濃度が変わる．
a. 標識プローブの調整（91頁参照）
標識プローブは^{32}P標識したDNAを用いていたが，最近ではSP6, T7, T3 RNAポリメラーゼを用いた in vitro transcription 法でDig-11-dUTPをRNAに標識（non-RI標識物質）するキットが市販されている．ここではDIG標識プローブを用いた例を示す．
①メンブレンフィルター（転写膜）を6×SCC溶液に浸しておく．転写膜をプラスチックバッグ

に入れプレハイブリダイゼーション液（ホルムアルデド 25mL，20×SCC 12.5mL，0.5mol/L リン酸ナトリウム（pH6.5）5.0mL，50×デンハルト液 4.0mL，10mg/mL サケ精子 DNA 0.2mL，滅菌精製水 3.3mL）を 10mL/100cm^2 程度の割合で入れてシールする．

② 42℃で 2～3 時間振盪させながら反応させる．プラスチックバッグの端を切りプレハイブリダイゼーション液を捨て，ハイブリダイゼーション液（プレハイブリダイゼーション液と同じ）を 10mL 加える．さらに熱変性した DIG 標識プローブを加え，プラスチックバッグの泡抜きをした後，シールする．振盪しながら 42℃，一晩ハイブリダイズする．

G. 洗　浄

プラスチックバッグを切り，転写膜を取り出し 200～300mL の 2×SSC 溶液で 2 回，ゆっくり振盪しながらすすぐ．溶液を 2×SSC，0.1% SDS 溶液に変え，60℃ 30 分，2 回洗浄する．さらに 0.1×SSC で洗浄し，その後 RNA の検出を行う．

H. 検出（化学発光法）

検出はサザンブロットハイブリダイゼーションと同じように化学発光法で行う．

① 転写膜を洗浄液（0.1mol/L マレイン酸，0.15mol/L NaCl，0.3% Tween20）で室温，3 分間ゆっくり振盪洗浄する．次にブロック液（ロシュ社）に転写膜をつけて 30 分間振盪させる．

② アルカリホスファターゼ標識抗 Dig 抗体を加えて 30 分間振盪させて反応させる．洗浄液で 15 分間 2 回洗浄した後，検出緩衝液（1mol/L Tris-HCl，4mol/L NaCl，1mmol/L MgCl$_2$）で転写膜を 2 分間平衡化する．転写膜に発光基質をかけ反応させる．その後，暗室にて転写膜を X 線フィルムに感光させ，現像，固定，定着の操作を行う．水洗した後，乾燥させる．

I. 注意事項

a. メンブレンフィルターの再利用

ハイブリダイズしたプローブを除去することでメンブレンフィルターを再利用することが可能である．0.1×SSC，0.05% SDS 溶液を用いて 95℃で 2 分間，2 回反応させてプローブをはずす．

b. バンドが検出できない場合

・比活性が高いプローブで標識する．
・相同性を考え，洗いの温度や塩濃度を調節する．

c. バックグラウンドが高い場合

・メンブレンフィルターを途中で乾燥させていないか．乾燥させると洗浄してもバックグランドが高くなってしまう．
・プローブに反復配列（GC の多い配列）がないかを確認する．
・SDS の濃度を上げる．

（三村邦裕）

チェックリスト

□ 転写する核酸の種類は何か．
□ サザンブロット法と異なる点を 2 つあげよ．
□ サザンブロットの標識プローブは必ずしもノーザンブロットに使えない理由を説明せよ．
□ メンブレンの再利用は可能か．

V 遺伝子検査法

4 PCR法

1. PCR反応の原理

ポリメラーゼ連鎖反応（polymerase chain reaction：PCR）は，DNA複製現象を試験管内で模倣し，特定のDNA領域を選択的にプライマーと酵素にて相補的な新しいDNA鎖を連鎖的に合成し，指数関数的にDNAを増幅する反応である．

PCR反応には，鋳型DNA，プライマー，デオキシヌクレオシド三リン酸（dNTP），DNAポリメラーゼおよびMg^{2+}，1価の陽イオンなどを含んでいる反応緩衝液を必要とする．

PCR反応は，基本的に下記の3段階のステップで構成される．

①熱変性

試験管内に鋳型DNAを入れた溶液を92℃以上に加熱する．核酸の塩基間における水素結合が熱により解離され，2本鎖鋳型DNAは，熱変性にて容易に1本鎖DNAを生成する．

②アニーリング反応

プライマーとは，DNA上におけるある特定領域（通常20b程度）の相補的な配列を合成したオリゴヌクレオチドである．試験管内には，2種類のプライマー（センスプライマーとアンチセンスプライマー）を入れ，それぞれが選択的に一方の相補鎖に結合する．通常，アニーリング温度は55〜63℃の場合が多い．

③伸長反応

Taq DNAポリメラーゼは耐熱細菌（*Thermus aquaticus*）由来で，dNTPを素材にDNA鎖の3'位の水酸基に新たなヌクレオチドを付加する酵素である．この反応でのポリメラーゼは，プライマーの3'末端の水酸基を基点として1本鎖部分と相補的なデオキシヌクレオチドを付加合成して，DNAを合成する．

上記の各ステップは一定の時間ずつ行われ，3ステップの一連のサイクルの反応を繰り返すことにより，DNAが増幅される．

図1に示すように，最初の鋳型から1回目のサイクルで，1次産物が生成する．2回目のサイクルで，変性した1次産物を鋳型として，長さの不定な2次産物が生成する．3回目のサイクルで，変性した2次産物が鋳型となり，一定の長さの最初の目的配列断片が合成される．その後のサイクルでは，一定の長さの目的配列断片がサイクルごとに合成されていく．

2. PCR条件

原理的にPCRの効率および精度は，数多くの物理的および化学的因子に影響を受ける．実験の際には，これらの因子を改変することでPCRの効率および精度を向上できる．

A. PCR反応前の加熱

PCR反応を行う前には，DNAサンプルを95℃で3〜10分程度に加熱する．これらは，鋳型DNAを2本鎖から1本鎖に変性する．耐熱性DNAポリメラーゼの半減期が長いものが販売されているが，熱で損傷を受けると，伸長反応にヌクレオチドの取込みエラー頻度が増加する．そのため，高精度を要求する場合は，高温でのインキュベーション時間を最小限にするのが望ましい．近年のPCRに用いられる*Taq* DNAポリメラー

図1 PCR反応

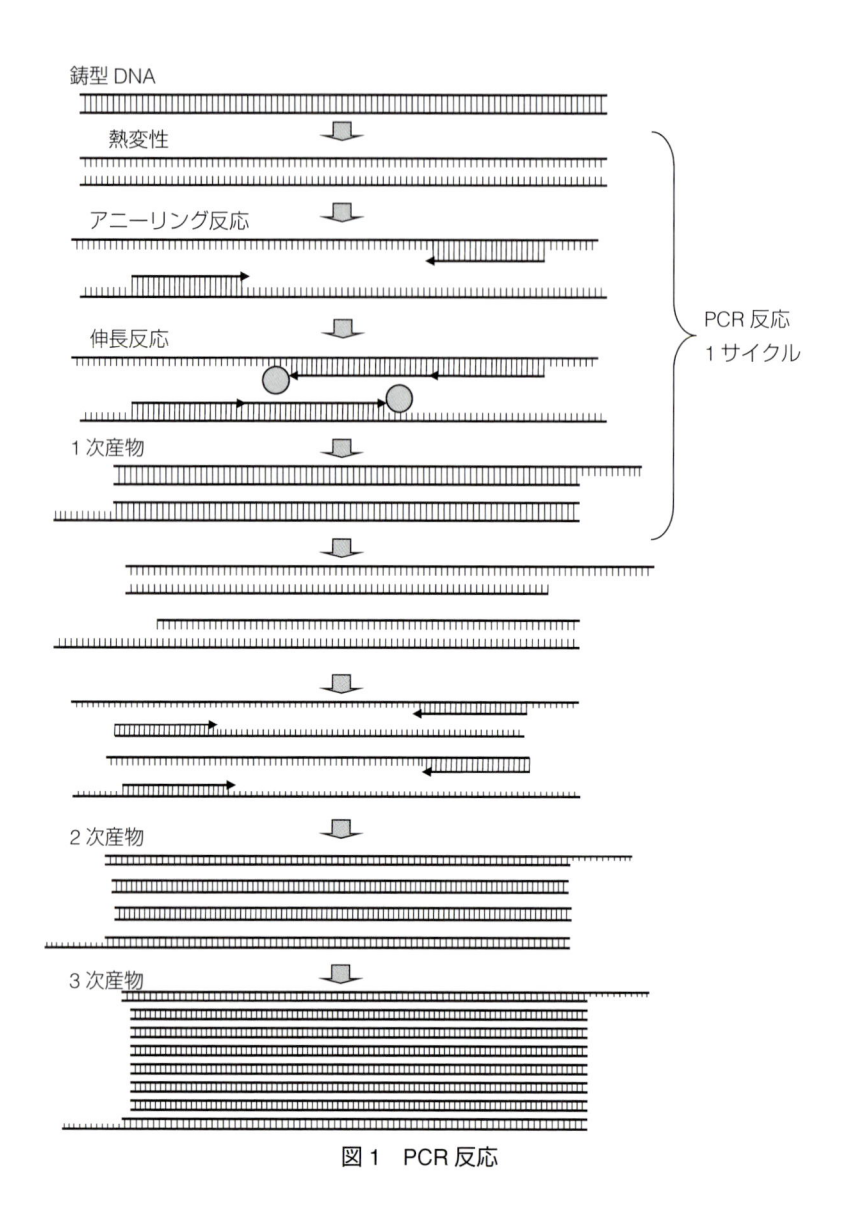

ゼは，耐熱性で95～97℃の温度でも失活しない．

B. 熱変性

　熱変性は通常，95℃，20～30秒間である．比較的短い断片を増幅する場合には，短時間にて解離しやすいが，温度が低すぎると鋳型DNAの解離が不完全であり，即座に再結合してしまうため，プライマーが入りこめず，増幅効率を低下させる原因となる．

C. アニーリング反応

　プライマーが，目的配列とアニーリングできる効率は，温度，反応時間，1本鎖の配列組成およびプライマーの濃度によって決まる．

　プライマーは，温度が高すぎるとアニーリングが起こらず，低すぎると非特異的にアニーリングを起こす．低い温度では，3'末端に限らず，一部でも相補性があれば，特異的であるか否かにかかわらず，どのような部位とでもハイブリダイズすることで，3'末端にて伸長反応が起こってしまう．

アニーリング温度の目安となるTm（melting temperature）は，2本鎖オリゴヌクレオチドの50％が解離する温度と定義されている．現在では，数種類のTm算出方法が報告されており，それぞれが異なるTm値を算出するが，どれもPCR反応条件の最適なアニーリング温度付近を示す．

プライマーの存在下では，アニーリング温度が高いほど，より高い特異性と感度が得られる．アニーリングの時間は通常20〜40秒である．しかし，ダイマーおよびループを作りやすい配列をもつプライマーは，アニーリングしにくい．

D. 伸長反応

DNAポリメラーゼによるDNAの合成速度は，45℃で8ヌクレオチド/秒，55℃で24ヌクレオチド/秒であり，温度の上昇とともに速くなる．最適温度は72〜75℃であり，72℃の場合，伸長反応時間は，500bp以下のPCR産物の場合に20〜25秒，1,500bp程度の場合に40〜50秒間の条件が目安とされている．

なお，PCR増幅産物が二次構造を形成する場合は，伸長反応の時間を長くするか，サイクルごとに伸長時間が長くなるように設定すべきである．

E. サイクル数

PCRでは，最適のサイクル数は25〜35回である．至適条件下でPCRを40回以上行うと副産物が増幅されることが多い．

F. プライマー副産物

理論的に考えられるPCR産物よりも長い"プライマーダイマー"が出現することがしばしばある．これらはプライマーの間に余分な配列が入った副産物で，アニーリングの厳密性が低いために生じる．

G. プライマー設計

目的遺伝子の一区間を増幅するために使用する2種類のプライマーは，なるべく同じTm値を示すように設計をする．プライマー配列中にGCが多くなるとTm値は上昇し，最適なアニーリング温度も高温になることは事実である．

（永井　慎）

チェックリスト

□ PCR法の原理を説明せよ．
□ Tm値を説明せよ．
□ Taq DNAポリメラーゼはどのようなものか．
□ PCR法で最も注意することをあげよ．
□ アニーリングを説明せよ．

Ⅴ 遺伝子検査法

5 RT-PCR法

　DNA増幅方法にはPCR法以外にLAMP法やTMA法など様々な方法が考案，実用化されているがPCR法は原理が単純で測定の確立が容易であることから遺伝子検査で最も普及している技術である．しかしながら，RNAを増幅対象とする場合，PCR法は耐熱性DNA依存性DNAポリメラーゼを使用していることからRNAを鋳型に増幅はできない．1987年，Powellらは逆転写酵素（reverse transcriptase）によりRNAをcomplementary DNA（cDNA）に変換し，そのcDNAを鋳型としてPCR法を行うRT-PCR法を開発した．一般的にRNA量は蛋白量を反映すると考えられていることから，RT-PCR法は目的蛋白の発現や量的変化を間接的に測定する有効な方法である．また，hepatitis C virusやhuman immunodeficiency virusなどRNAウイルスの検出や定量，最近では転写制御にかかわるmicro RNAの増幅などトランスクリプトーム解析にも欠かせない技術である．

1. RT-PCR法の原理

　RT-PCR法はRNAを鋳型として逆転写酵素により相補的な1本鎖DNAであるcDNAを作製する逆転写（reverse transcription：RT）反応後，そのcDNAを鋳型としてPCRを行う方法である（図1）．多くのメーカーからRTやRT-PCRのキットが販売されており，それを使用すれば容易にRT-PCRを行うことが可能である．しかしながら，用途によりいくつかの選択肢と注意点がある．

A. 逆転写反応のプライマー

　RTの開始点としてプライマーが必要である．逆転写反応に用いられるプライマーには主にランダムプライマー，アンカーオリゴdTプライマー（オリゴdTプライマー），配列特異的プライマーの3種類があり，合成されるcDNAの長さや特異性に影響する．また，後述のワンステップRT-PCRを行う際には配列特異的プライマーを使用する必要がある．それぞれのプライマーによる逆転写反応の様式ならびに特徴を図2に示す．

B. 逆転写酵素

　逆転写反応に用いられる逆転写酵素はM-MuLV reverse transcriptaseとAMV reverse transcriptaseが一般的に用いられてきたが，近年では至適温度，合成長，合成速度，特異性などを改善した様々な逆転写酵素が販売されている．市販されている主な逆転写酵素の種類と特徴を表1に示す．

　経験的にはRNaseH活性をもたない逆転写酵素で，RTとは別にRNaseH処理をした方が感度がよい印象をもっている．しかしながら，RTの市販キットは高価であるため高感度に目的RNAを検出したい場合以外は一般的な逆転写酵素で十分であることが多い．

C. ワンステップRT-PCR法とツーステップRT-PCR法

　RT-PCR法には同一チューブ内でRTとPCRを連続的に行うワンステップRT-PCR法，RTとPCRを異なる反応チューブで行うツーステッ

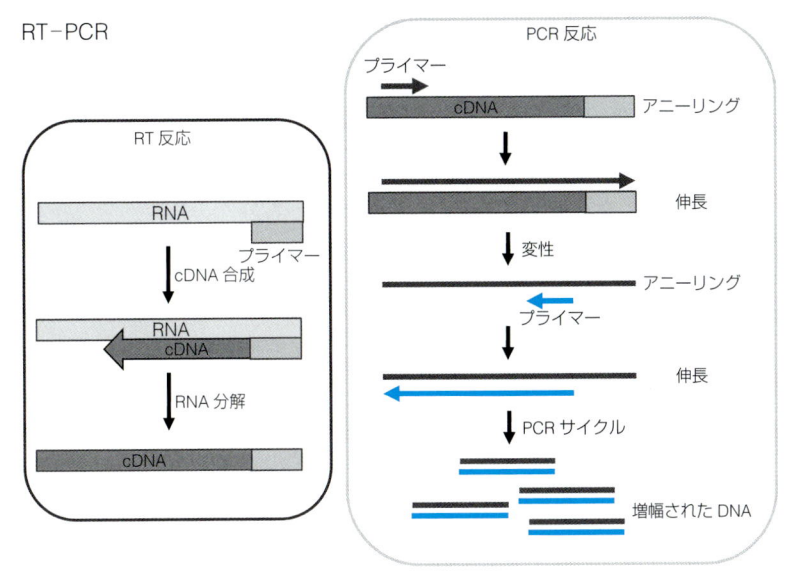

図1　RT-PCRの流れ

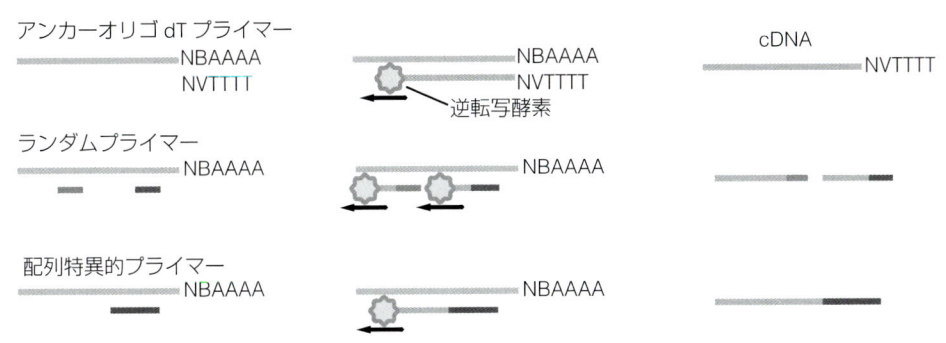

図2　プライマーの種類とcDNA合成の原理

プRT-PCR法がある（図3）．1つのサンプルから合成したcDNAを用い，数種類のPCR反応を行う際にはツーステップRT-PCR法が効率的である．

臨床検査ではコンタミネーション防止，操作の簡便化・自動化，測定時間の短縮，感度の改善が期待できるワンステップRT-PCR法が使われることが多い．ワンステップRT-PCR法は簡便，高感度であるがコストが高いことから，まずはツーステップRT-PCR法を行い，感度的に不十分な場合にワンステップRT-PCR法を試してみることである．

D. RT-PCR法のプライマー

RT-PCR法で高い感度と特異性を得るための重要な項目の1つにPCRでのプライマー設計があげられる．RT-PCR法のプライマー設計で最も重要なことはセンス，アンチセンスプライマーを異なるエクソンに設定することである．同一エクソンに設定した場合にはRNA抽出溶液に混入したゲノムDNAにより偽陽性の増幅がみられる場合がある．異なるエクソンに設定した場合でもイントロン長が短ければ増幅されることがあるが，増幅サイズが異なるため判別は容易である．同一エクソンにしか設定できない場合には，極力ゲノムDNAの混入を防ぐためにRNA抽出時に

表1 主な逆転写酵素の種類と特徴

逆転写酵素	メーカー	至適温度（℃）	ターゲットサイズ（kb）	RNaseH 活性	特徴
M-MuLV 逆転写酵素	各種	37	10	あり	一般的
AMV 逆転写酵素	各種	42〜60	12	あり	ワンステップ RT-PCR 法で使用可能
Tth DNA polymerase	TOYOBO	55〜70	1	なし	DNA ポリメラーゼ活性と逆転写活性をもつためワンステップ RT-PCR 法が可能
Transcriptor 逆転写酵素	Roche	42〜65	14	あり	熱安定性が高い GC リッチなテンプレートに対応
SuperscriptⅢ 逆転写酵素	Invitrogen	50〜55	12	なし	熱安定性が高い 優れた伸長性
ReverTra Ace 逆転写酵素	TOYOBO	42	14	なし	優れた伸長性
PrimeScript 逆転写酵素	TAKARA	42〜50	12	なし	優れた伸長性

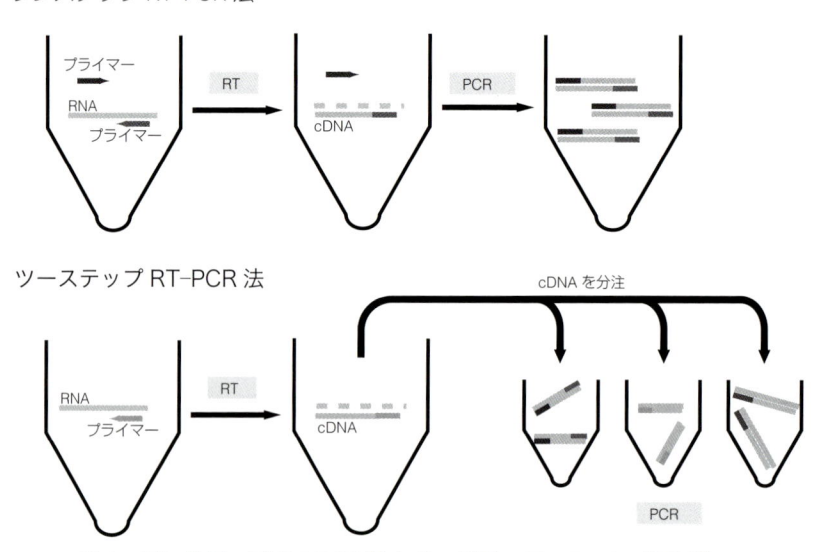

図3 ワンステップ RT-PCR 法とツーステップ RT-PCR 法の違い

DNase I 処理をし，同時に RNA をテンプレートとした PCR で増幅されないことを確認する必要がある．プライマー設計にはプライマー設計 WEB ツールが便利である．代表的なツールに Primer3（http://frodo.wi.mit.edu/primer3/）があるが，多くのツールがあるのでゲノム解析ツールリンク集（http://www-btls.jst.go.jp/Links/）などから，使いやすいツールをみつけることである．

E. RNA のクォリティチェック

RT-PCR の感度を上げるためには，質のよい RNA を高濃度に抽出することが重要である．一般的に RNA の質は O.D.260/280 ratio で評価できるが，哺乳類細胞 RNA では電気泳動法にて 18S, 28S rRNA の明瞭なバンドを確認する．特に抽出時に機械的なホモジナイゼーションを必要とするような組織から抽出した RNA は，しばしば分解されている．近年は色々な RNA 抽出用キットが販売されているが，抽出方法により RNA の質，収量，ゲノム混入量が異なり，ネームバリ

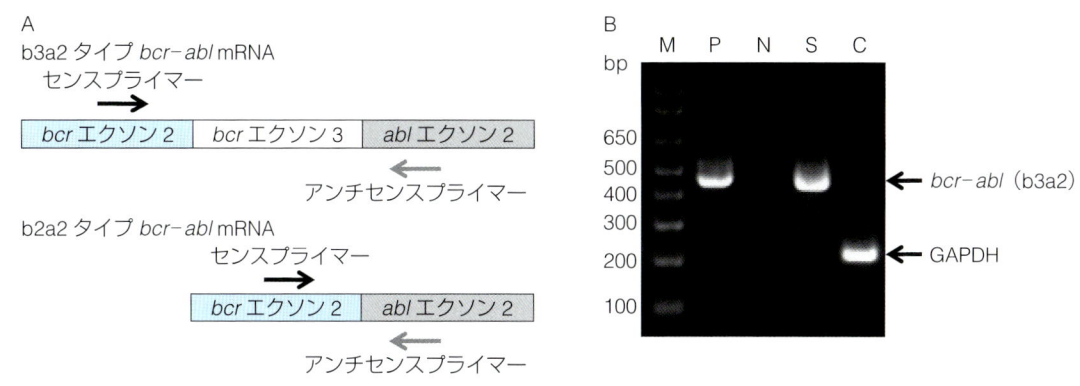

図4 メジャー*bcr-abl* mRNA の構造と RT-nested PCR による検出

A：メジャー *bcr-abl* mRNA には遺伝子転座切断点により b3a2，b2a2 の 2 つのタイプが存在する．その 2 タイプが保有するエクソンにプライマーを設定することで同一プライマーで両タイプの検出ができる．
B：b3a2 タイプの *bcr-abl* を有する症例のアガロースゲル電気泳動像である．
　　M：サイズマーカー，P：陽性コントロール，N：陰性コントロール，S：検体，C：GAPDH コントロール

ューのあるメーカーのキットでも，必ずしもよい RNA が取れない．キットを過信せず RNA のクォリティチェックを行うことである．

2. RT-PCR 法を用いた遺伝子検査の実際（慢性骨髄性白血病のメジャー*bcr-abl* mRNA の検出例）

慢性骨髄性白血病と一部の急性リンパ性白血病では 9 番染色体と 22 番染色体の相互転座によりフィラデルフィア（Ph）染色体が生じる．Ph 染色体には 9 番染色体の *abl* 遺伝子と 22 番染色体の *bcr* 遺伝子が融合した *bcr-abl* 融合遺伝子が形成され，そこから作られる bcr-abl 融合蛋白質により造血幹細胞の無秩序な増殖が引き起こされる．*bcr-abl* 融合遺伝子は *bcr* 遺伝子の切断領域によりメジャーとマイナーに分けられ，90％以上の慢性骨髄性白血病症例では，メジャー領域に切断点をもつ Ph 染色体が検出される．したがって，患者血液や骨髄血中からメジャー*bcr-abl* mRNA を検出，定量することは本疾患の診断と治療モニタリングに有用である．本方法は RT-PCR で生じた PCR 産物を鋳型として，その内側のプライマーで再度 PCR を行う RT-nested PCR により感度，特異性を向上させている．また，コントロール（ハウスキーピング遺伝子）としてあらゆる細胞で発現している GAPDH（glyceraldehyde-3-phosphate-dehydrogenase）の検出を行っている（図 4）．

a. RNA 抽出

EDTA 加末梢血液もしくは骨髄血中の有核細胞より RNA を抽出する．抽出には市販の RNA キットを用いる．

b. 逆転写反応（RT）

RT には cDNA 合成キットを用いる．
① 酵素以外の試薬は解凍後，ボルテックス/スピンダウンを行う．
② 0.2mL PCR チューブにランダムプライマー 2μL（60μmol/L），RNA 1μg を加え，RNase free 水で総量 13μL とする．
③ サーマルサイクラーを用いて 65℃，10 分加熱する．
④ 氷上で少なくとも 1 分以上静置する．
⑤ 氷上静置後，5×RTase バッファー 4μL，RNase インヒビター 0.5μL（20units），dNTP ミックス 2μL（各 1μmol/L），RTase 0.5μL（10units）を加える．
⑥ サーマルサイクラーを用いて 25℃ 10 分，55℃ 30 分，85℃ 5 分加熱する．

c. 1 回目 PCR

PCR には PCR 酵素を用いる．

①酵素以外の試薬は解凍後，ボルテックス/スピンダウンを行う．
②0.2mL PCR チューブに GoTaq Master Mix 12.5μL，cDNA 2μL，センスプライマー 1μL（0.4μmol/L），アンチセンスプライマー 1μL（0.4μmol/L）を入れ，RNase free 水で総量 25μL とする．
プライマーの塩基配列は
bcr-abl センスプライマー：
5'-GAGTCACTGCTGCTGCTTATGTC-3',
bcr-abl アンチセンスプライマー：
5'-TTTTGGTTTGGGCTTCACAC-3',
GAPDH センスプライマー：
5'-GAAGGTGAAGGTCGGAGT-3',
GAPDH アンチセンスプライマー：
5'-GAAGATGGTGATGGGATTTC-3' である．
③調製した PCR 反応液をサーマルサイクラーにて 94℃ 2 分加熱後，94℃ 30 秒，58℃ 30 秒，72℃ 1 分を 30 サイクル行う．

d. nested PCR

①1 回目の PCR 産物 1μL を鋳型として 1 回目と同組成（プライマーは別）の PCR 反応液を調製する．

プライマーの塩基配列は
bcr-abl センスプライマー：
5'-CACGTTCCTGATCTCCTCTGAC-3',
bcr-abl アンチセンスプライマー：
5'-ACACCATTCCCCATTGTGATTAT-3' である．GAPDH は nested PCR を行わない．
②調製した PCR 反応液をサーマルサイクラーにて 94℃ 2 分加熱後，94℃ 30 秒，58℃ 30 秒，72℃ 30 秒を 30 サイクル行う．

e. アガロースゲル電気泳動

nested PCR 終了後の反応液 5μL を 1.5～2% アガロースゲルで泳動する．メジャー*bcr-abl* にはさらに 2 種類のバリアントがあるため，増幅されるフラグメントサイズは 397bp（b2a2）もしくは 472bp（b3a2）となる．また，すべてのサンプルにおいてコントロールである GAPDH の増幅フラグメント 226bp が検出されなくてはならない．

（吉田　繁／小林清一）

チェックリスト

☐ RT-PCR 法の原理を説明せよ．
☐ 逆転写酵素とは，どのようなものか．
☐ ランダムプライマーを説明せよ．
☐ RNA の純度を調べる方法を説明せよ．

V 遺伝子検査法

6 リアルタイムPCR法

　リアルタイムPCR法は，その迅速性と簡便性から様々な目的に応用されている．現在，完全長ヒトゲノム解析が進み，各種疾患にかかわる遺伝子変異や薬剤感受性との関連，腫瘍や発生・分化にかかわるDNAのエピジェネティックな変化が明らかとなりつつある．リアルタイムPCR法は，遺伝子多型解析におけるSNPタイピングや，DNAメチル化解析において有用な方法であり，今後もその応用範囲の展開が期待されている．

1. リアルタイムPCR法の原理

　PCR産物を蛍光標識して，サイクルごとにPCR産物量をリアルタイムにモニタリングするPCR法である．迅速性と定量性に優れた方法として利用されている．PCR産物を検出するためには，一般にPCR産物をアガロース電気泳動し，DNAに蛍光色素を結合させ検出するが，このとき検出感度以上まで遺伝子を増幅させることが必要となる．しかし，PCRサイクル前半では指数関数的（2^n倍）に増幅されるが，PCRサイクル後半では増幅効率が低下し，やがてプラトー現象が生じるため（図1），上記の方法でPCR産物を定量することは困難である．

2. リアルタイムPCR法の種類

　以下に，各種のリアルタイムPCR法を概説する（図2）．

A. インターカレーター法

　2本鎖DNAに入り込む（インターカレーション）蛍光物質（SYBR Green I）を反応液中に添加し，PCRによって形成された2本鎖DNA中のインターカレーターを励起させ，蛍光シグナルを測定することにより，PCR産物量を測定する方法である．しかし，2本鎖DNAへのインターカレーターの結合は非特異的なため，リアルタイムPCR後に融解曲線を確認し，目的遺伝子以外の増幅の有無を確認する必要がある．

B. TaqManプローブ法

　TaqManプローブ法ではプライマーセットと，TaqManプローブが用いられる．TaqManプローブは5'末端を蛍光物質（レポーター），3'末端を蛍光を消光する蛍光物質（クエンチャー）で標識されており，レポーターの蛍光は近接するクエンチャーによって消光されている．アニーリングステップで標的DNAにハイブリダイズしたTaqManプローブは，次の伸長反応ステップにおいて*Taq* DNAポリメラーゼのもつ5'→3'エキソヌクレアーゼ活性によって分解され，プローブに標識したレポーターの蛍光物質が反応液中に遊離し，蛍光が発せられるようになる．

C. サイクリングプローブ法

　サイクリングプローブ法は，RNAとDNAからなるキメラプローブと，耐熱性RNase Hを組み合わせた方法で，増幅中や増幅後の遺伝子断片の任意の配列を検出することができる．プローブは，5'末端をレポーター，3'末端をクエンチャーで標識されており，プローブのRNA部分がPCR増幅産物と完全マッチハイブリッドを形成すると，RNase HによりRNA部分が切断され，

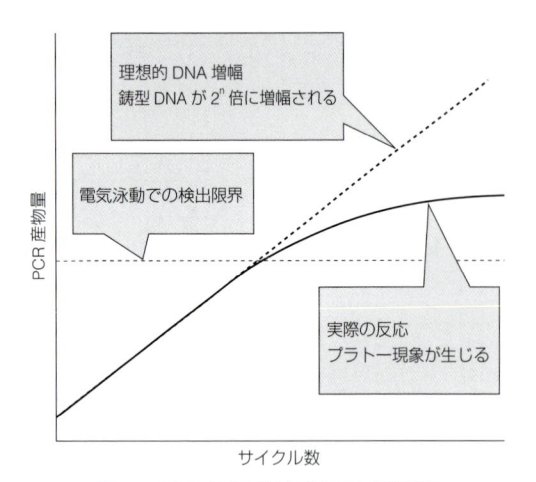

図1 PCR法におけるDNA増幅量
理論的に，PCR法で増幅された鋳型DNAは1サイクルで2倍に増えると考えられるが，実際には反応効率の低下により反応後期でのDNA定量は困難である

蛍光を発するようになる．また，RNA配列部分やその付近にミスマッチがあった場合には切断されないため，一塩基多型（single nucleotide polymorphism：SNP）などの点突然変異の検出に有効な方法である．

3. リアルタイムPCR法を用いた定量法
A. PCR産物定量の原理
リアルタイムPCRで得られた増幅曲線において指数関数的増幅期の一定のレベルに達する任意のサイクル数を求めるために，増幅曲線上にthreshold line（閾値線）を引き，増幅曲線との交点（Ct値）を求める．スタンダードサンプルの希釈系列（4～5点，スケールは目的遺伝子の発現変化によって変更）を作成し，目的遺伝子のリアルタイムPCRからそれぞれのCt値を求め，検量線を作成する．各遺伝子の発現量は，作成した検量線から求めることができる．

B. 増幅産物の測定法
a. 検量線を用いた絶対定量
既知濃度のcDNAをスタンダードサンプルとして検量線を作成する．未知濃度サンプルの遺伝子コピー数を検量線に基づき測定することができる．ゲノムのコピー数などを解析する上で有用な測定法である．

b. 検量線を用いた相対定量
解析に用いる細胞・組織より抽出したRNAより作製したcDNA（未知濃度）をスタンダードサンプルとし，任意の希釈系列を調製してレファレンス遺伝子および標的遺伝子のCt値から，それぞれ検量線を作成する．サンプルで得られたCt値を検量線にあてはめ，さらに目的遺伝子の発現量を正常化（標的遺伝子発現量/レファレンス遺伝子発現量）し，未知サンプルの発現変化を解析する．主にmRNAの発現解析時に用いられる．

c. ΔΔCt法
レファレンス遺伝子および標的遺伝子の増幅効率が限りなく1に等しい場合に限り，検量線を作成せずに遺伝子発現量を相対定量できる簡便な方法としてΔΔCt法（デルタデルタCt法）がある．この方法では，標的遺伝子とレファレンス遺伝子のCt値の差（ΔCt値）をもとに，さらにサンプル間のΔCt値の差（ΔΔCt）を求めることにより，サンプル間の標的遺伝子の相対発現量を比較することができる（図3）．

4. リアルタイムRT-PCR法における注意事項
リアルタイムRT-PCR法では，解析結果に及ぼす種々の要因を考慮しなければならない．以下に，その注意事項を記す．

A. 標的遺伝子測定用プライマーおよびプローブの選択
選択的スプライシング（alternative splicing）により複数の転写産物が形成されることに加え，非翻訳（non-coding）RNAやスモールRNAなどの種々のRNAが転写されていることが明らかとなり，目的に適したプローブおよびプライマーセットを選択しなければならない．

B. レファレンス遺伝子の選択
実験系によっては，レファレンス遺伝子（一般

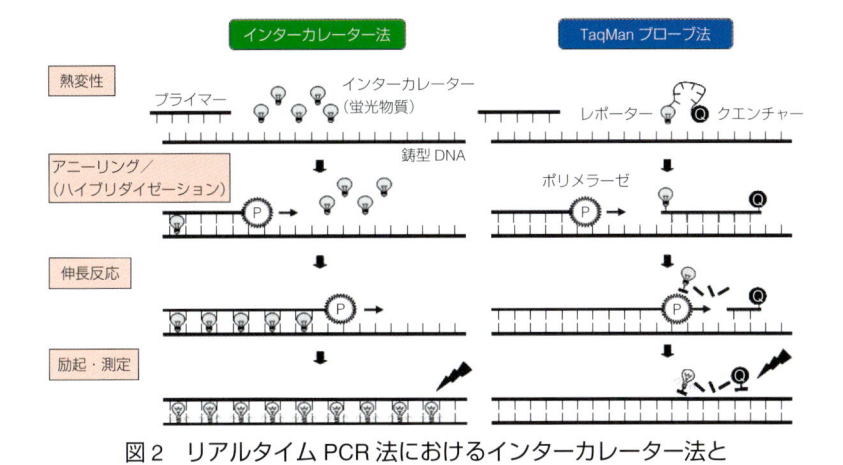

図2 リアルタイム PCR 法におけるインターカレーター法と
TaqMan プローブ法の比較

に，ハウスキーピング遺伝子を使用）の発現量が変化することがあるため，標的遺伝子の発現定量に適切なレファレンス遺伝子を選択する必要がある．

C. RNA の抽出と品質確認

RNA を調製後，吸光度測定を行い $A_{260/280}$ 比を測定するとともに，電気泳動により断片化の有無を確認する．また，リアルタイム PCR では RT-PCR と比べ，より精製度の高い RNA が必要とされる．筆者らは $A_{260/280}$ 比 1.9 以上の RNA を使用している．

D. 逆転写反応の効率

逆転写効率は遺伝子発現定量に影響を及ぼす．目的遺伝子の塩基配列に GC 含有量が多い場合や RNA が立体構造をとることが推測される場合には，逆転写反応の再検討が必要である．また，逆転写反応にはオリゴ dT プライマー，ランダムプライマー（ランダムヘキサマー），あるいはその混合プライマー，特異的プライマーが用いられる．用いる逆転写用プライマーによって解析結果が異なるため注意を要する．

（三浦富智）

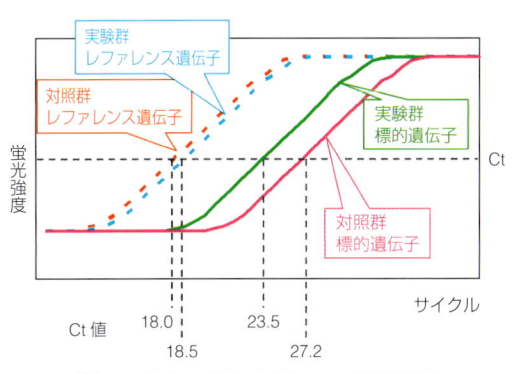

図3 ΔΔCt 法による RNA 発現定量
スタンダードサンプルおよびサンプルのレファレンス遺伝子および標的遺伝子の Ct 値からそれぞれΔCt 値を求め，さらに相対発現量が求められる．図では，標的遺伝子の発現量が，実験群では対照群に比べ 18.4 倍に増加している

チェックリスト
□リアルタイム PCR 法の原理を説明せよ．
□リアルタイム PCR 法の注意点をあげよ．
□定量の原理を説明せよ．

V 遺伝子検査法

7 DNAマイクロアレイ法

　DNAアレイとはDNAをメンブレンや基板に並べた（array）ものである．比較的少数のプローブをハイブリダイゼーション用の膜に固定したものをマクロアレイという．これに対してDNAマイクロアレイ（またはDNAチップ）は，スライドグラス等の基板に多数のDNA断片を高密度に配置したものである．RNA量の変動の網羅的解析（トランスクリプトーム解析）に威力を発揮するほか，SNP解析，塩基配列解析，メチル化解析等にも応用される．現在は基礎研究での利用が大半であるが，癌関連の臨床研究，食品検査，個別化医療等への応用も期待される．

1. DNAマイクロアレイ法の原理

　サザンブロット法やノーザンブロット法と同様にハイブリダイゼーションを検出する．蛍光標識したサンプルDNA（またはRNA）を基板上のプローブDNAにハイブリダイズさせ，蛍光を指標としてハイブリダイズした位置と量を検出する．蛍光標識が最も一般的であるが，ほかにラジオアイソトープやSPR（surface plasmon resonance：表面プラズモン共鳴）など多様な検出法がある．基板には数千〜数十万のプローブが配置され，それぞれにハイブリダイズするターゲットの量を一度に解析することができる．

　例えば，mRNA発現量を解析するには，まず組織や細胞からRNAを抽出し，逆転写によって蛍光標識cDNAを得る．これをDNAチップにハイブリダイズさせる．DNAチップ上にはあらかじめ既知のプローブが載せられているので，各プローブ位置の蛍光強度を測定することで，当該遺伝子の発現量を知ることができる．

2. DNAチップのタイプ

A. Affymetrix方式

　Affymetrix社が開発し，GeneChipとして販売されている．光リソグラフィー技術により基盤上で1塩基ずつ合成する．鎖長は30mer程度が限界．高密度に配置されるが高価．1色法で使用する（図1）．

B. Stanford方式

　Stanford大学Brownらが開発．調製したDNAをそのままスポッターを利用して配置するので，鎖長制限はない．スポットサイズが大きく低密度だが，低価格．

　多様な基板，製造法，検出法の開発が進められ，各社から特徴的なアレイが提供されている（Illuminaのビーズ型DNAマイクロアレイ，東レの3D-Gene，三菱レイヨンの中空繊維型DNAチップなど）．

3. 蛍光標識と検出法

　1色法と2色法とがあり，DNAチップ・検出装置や実験の性質によって使い分ける．

　1色法はチップ間の比較がしやすく，経時変化のような実験系に適している．一方，チップ間の違い（スポットのエラーなど）や，ハイブリダイゼーション条件の違いによる誤差が問題となる．

　2色法（図2）は，異なる2つのサンプル間，例えば正常細胞と癌細胞間での遺伝子発現量の差をみる場合に用いられる．一方のサンプルDNA

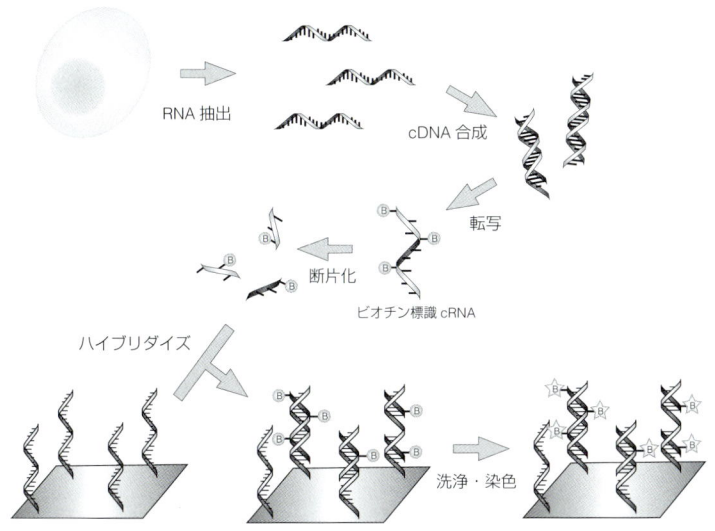

図1 Affymetrix GeneChipを用いたmRNA発現解析例
GeneChipは1色法で使用する．ビオチン標識cRNAサンプルを，ハイブリダイゼーションに用いる．ビオチン標識を利用した染色により，どのプローブにサンプルcRNAがハイブリダイズしたかを検出，定量する．

を赤色の蛍光色素で標識し，もう一方のサンプルDNAを緑色の蛍光色素で標識する．両者を混合して，1つのDNAチップを用いて競合的にハイブリダイゼーションを行い，共焦点レーザースキャナーあるいはCCDカメラによって蛍光を読み取る．双方がハイブリダイズしなければシグナルは検出されず，同程度のハイブリダイズは両方が混ざった色（黄色）となる．どちらかが特異的にハイブリダイズした場合は赤，もしくは緑となる．2色法ではハイブリダイゼーションの条件が揃っており，チップごとの違いも問題とならない．最も一般的に使用されている蛍光色素はCy3（570nm，緑色）とCy5（660nm，赤色）である．蛍光法では，バックグラウンドが高い，Cy5の取込み効率が低い（75％程度），相対蛍光強度が異なる，Cy5の方が劣化速度が速いなどの問題があるため，コントロールスポットやデータ処理による補正を行う．2色法では，多検体についてデータを比較する際には共通な対照サンプルを準備しなければならない．

4. SNP解析への応用

特定のSNPの検出には様々な方法が開発されているが，DNAチップを用いた方法は網羅的なSNP解析に威力を発揮する．

SNPは1塩基の違いしかないため，すべてのプローブについて最適なハイブリダイゼーション条件を設定することが難しく，ミスマッチプローブ（1塩基異なるプローブ）にもハイブリダイズしてしまう可能性がある．そのため，1つのSNPに対して配列に重なりのある数本のプローブを用いる．現在，Genome-Wide Human SNP Array 6.0（Affymetrix）では90万SNPのタイピングとコピー数の同時解析が可能である．

Arrayed primer extension法もSNP解析に利用される．本法は，3'側をSNPの予想される部位にあわせたオリゴDNAをガラス板上に固定する．このアレイにサンプルDNAの混合液をハイブリダイズさせ，できたDNAハイブリッドの一方のDNA鎖を4色の蛍光がついたジデオキシヌクレオチドを使ってDNAポリメラーゼで伸長（primer extension）させるとSNPの存在する部分の塩基に相補的な蛍光DNAが取り込まれる．

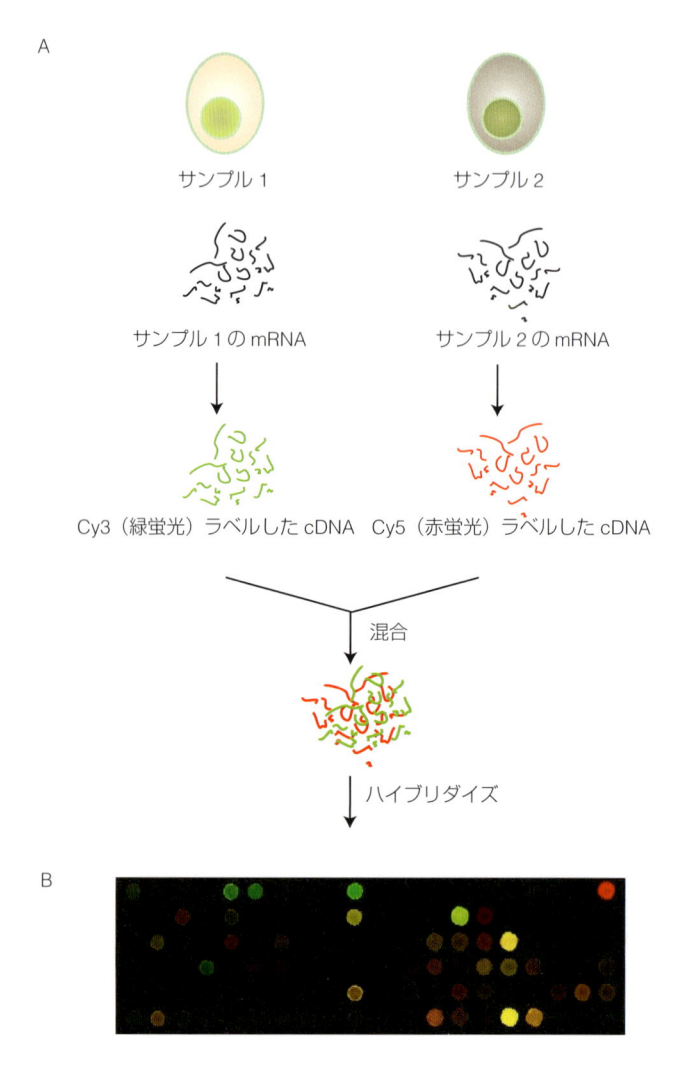

図 2

A：DNA アレイ実験（2 色法による RNA 量比較解析）の手順
①検体から RNA を調整する．
②逆転写反応により cDNA を合成する．この際，一方の検体には Cy5-dUTP，一方には Cy3-dUTP を加え，cDNA を標識する（直接標識法）．または，アミノアリル dUTP を加えて逆転写した後に Cy3 と Cy5 で標識することもできる（間接標識法）．
③あらかじめマスク（ガラス部分にサンプル DNA が結合しないようブロック）した DNA チップに，Cy3 または Cy5 で標識した cDNA の混合サンプルを加え，ハイブリダイゼーションさせる．
④洗浄後，蛍光をスキャンし，種々の解析を行う．画像解析によって，スポットを同定したり，バックグラウンドを差し引いたりする．Cy3 と Cy5 による強度差を補正する．多数のデータがあれば，同様な発現パターンを示す遺伝子群をグルーピングする（クラスタリング解析）こともできる．
B：スキャンした蛍光像
Cy3 を緑，Cy5 を赤の擬似カラーで示し，2 つの画像をマージ（重ね合わせ）した．

この取り込まれた蛍光を測定することによってSNPを検出する．

5. CGH法への応用

CGHアレイ（comparative genomic hybridization）法では，従来のCGH法（81頁参照）において使用される染色体標本に代わり，DNAアレイを用いてCGH解析を行う（図3）．遺伝子の情報が明らかなDNAがスポットされているため，増幅の検出が増幅領域の同定に直結し，また，従来のCGH法では見逃されていた小さい領域の異常も検出可能である．

（森川一也）

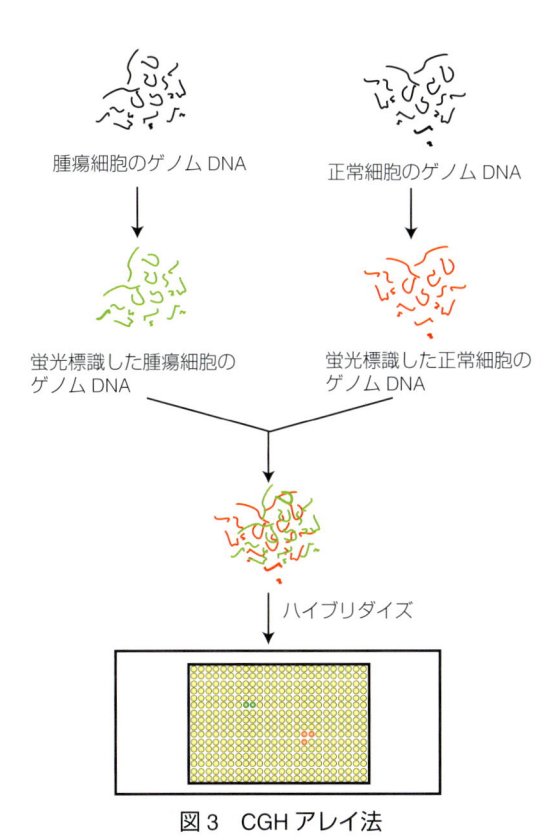

図3　CGHアレイ法
腫瘍細胞で欠失した領域は赤で，腫瘍細胞でコピー数が増加した領域は緑で検出されている．

チェックリスト
☐ DNAマイクロアレイ法の原理を説明せよ．
☐ DNAチップとは何か説明せよ．
☐ 使用する2種類の蛍光標識色素をあげよ．

V 遺伝子検査法

8 シークエンス解析

　遺伝子はヌクレオチド（または塩基）の配列によって遺伝情報を構成しているので，遺伝子検査はその配列（シークエンス）の解析で最終決定されることになる．DNAを作る核酸塩基は4種類だけなので，20種類のアミノ酸から構成される蛋白質に比べると解析は比較的簡単である．また，DNAは塩基対でできあがった2本鎖なので，1本の鎖を解析すれば必然的にもう1本の配列も決定できる．

　シークエンスの解析法は1977年に2つのグループから別々に開発された．一つはMaxamとGilbertによる化学分解を利用した方法で，もう一つはSangerによるDNA合成を利用した方法である．双方とも一般の研究室で分析可能な方法で，特にサンガー法はチェーンターミネーター（chain terminator）法とも呼ばれ，広く利用されてきた．その後，蛍光色素の使用とコンピュータ処理できるソフトの開発により，自動化された一般的な解析手段として現在に至っている．しかし，実験室レベルでは有効なこれらの分析法も，ゲノム解析を行うなど膨大なサンプルを扱う場合，その解析スピードや高額な費用などの問題に直面することになる．そこで，よりランニングコストが低く，さらに高速で高精度の，より長い鎖を決定できる解析法の開発が進められ，一部は実用化されている状況である．

　シークエンス解析法の設計ではDNAを合成するか，分解するかがベースになっている．ここでは最も広く用いられているサンガー法を中心にいくつかの解析法について，その原理と操作法の概略を解説する．

1. サンガー法

　DNAポリメラーゼによる合成を利用した方法で，ジデオキシ（dideoxy）法またはチェーンターミネーター法ともいう．

　DNA合成反応には鋳型となる1本鎖DNAと，反応を開始させるためのプライマーが必要であり，その反応はDNAポリメラーゼにより4種のデオキシリボヌクレオシド三リン酸（dNTP）から，鋳型DNA鎖に塩基対で対応するヌクレオチドが取り込まれる延長反応である．この合成されたDNA断片を後で検出するためには，dNTPのうち1種を標識しておけばよい．また，反応液中の鋳型DNA分子は多数あるので，合成された断片は電気泳動で分離することにより確認できる．

　合成反応により3',5'-リン酸ジエステル結合で鎖は延長していく（図1左）．一方，図の右側の場合には延長反応が停止してしまう．その理由は2',3'-ジデオキシリボヌクレオチドが取り込まれたためで，このヌクレオチドには3'位にOH基がないので，次のヌクレオチドが結合できなくなり，その位置で停止する．これがジデオキシ法の要点で，ある塩基（例えば図のアデニン）の位置が合成断片の3'末端として示されることになる．4種のdNTPのほかに少量の2',3'-ジデオキシリボヌクレオシド三リン酸（ddNTP）をそれぞれ1種加えた反応液（計4種の反応液になる）で行うと，例えばdATPとddATPがDNAポリメラーゼを奪い合うことになり，ddATPが取り込まれたときに鎖の延長は停止する．この停止はランダムに起こるので様々な長さの断片ができ，図2にみられるように，合成の停止によってで

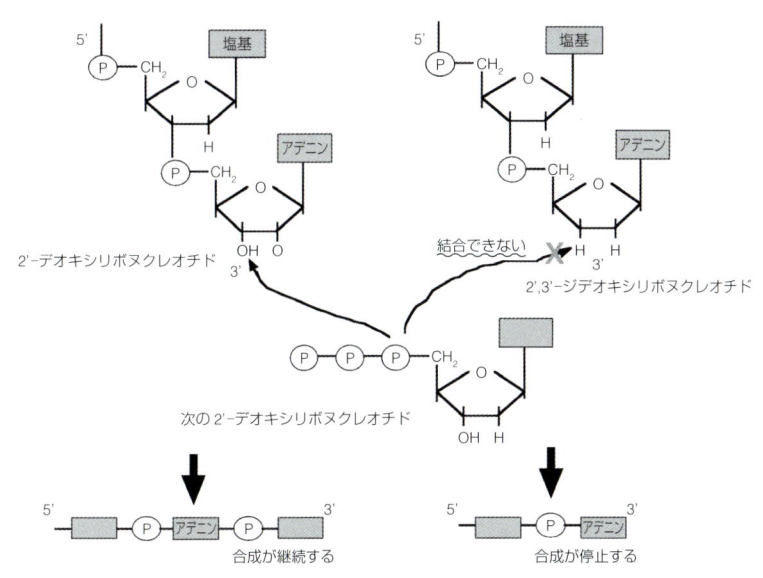

図1 DNA合成を利用した解析法の原理

きた断片には同じ鎖長のA, G, C, T末端をもつものはできない.

　前述の4種の反応液を並べて電気泳動し，分離されたバンドを検出（例えば放射性物質で標識した場合はオートラジオグラフィーで）すると，模式図（図3）のような結果が得られる．DNA合成では鎖が5'から3'方向に延長していくので，短い断片は5'末端に近いことになる．したがって，バンドのラダーを下から上へと辿っていくと5'からの塩基配列として読むことができる．

　サンガー法は，発表から20年間ほど原法そのままの手動で利用されてきたが，現在は自動解析で行われている．自動化は蛍光色素による標識と電気泳動がゲル板からキャピラリーに代わることによって進められた．4種類の異なる蛍光色素を使うことで，4本必要だった反応液は1本で済むことになり，蛍光はレーザー光で検出しコンピュータで処理される．ダイターミネーター（dye terminator）法という名称で呼ばれるこの方法は，試料に特別な問題がないときは1kb程度の長さまで解読が可能である．この自動シークエンサーで解析したデータの一部を図4に示した．

　サンガー法とその改良法は非常に優秀な解析法である．ただ，DNA合成を利用しているため，それに由来する欠点もあり，修飾塩基の存在により起こる読み違いや，基質dNTPの片減りによるシグナル強度の低下などがあげられている．

2. マキサム–ギルバート法

　特定塩基を化学的に切断し，その断片を分析する方法である．制限酵素処理した断片などを試料にし，一方の末端を放射性同位元素や蛍光色素で標識する．特定の塩基を修飾することで特異的にその位置で切断できる反応を，塩基別にそれぞれ行うと，反応液中には様々な鎖長の断片ができる．それらを電気泳動して，標識されたバンドのみをオートラジオグラフィーや蛍光発色で検出する．この操作によりサンガー法と同様の電気泳動パターンが得られる．分子の小さい方から読んでいけば，標識された末端からの配列が得られる．

　この方法は酵素を使わないのでコストが低く簡便であるが，試料調製が不便なことと，長い配列には不向きなので，配列決定ではなく，その応用法として利用されている．

3. パイロシークエンス法

　実用化されている方法で，DNAのメチル化や定量分析に応用されている．比較的低コストであ

```
                    鋳型鎖
                    atacacctGACAGTAATTAGTGTACACACCGAGCCCGTTATCA

ddATP 添加
tatgtggaCTGTCA
tatgtggaCTGTCATTA
tatgtggaCTGTCATTAA
tatgtggaCTGTCATTAATCA
tatgtggaCTGTCATTAATCACA
tatgtggaCTGTCATTAATCACATGTGTGGCTCGGGCA
tatgtggaCTGTCATTAATCACATGTGTGGCTCGGGCAA
tatgtggaCTGTCATTAATCACATGTGTGGCTCGGGCAATA

ddTTP 添加
tatgtggaCT
tatgtggaCTGT
tatgtggaCTGTCAT
tatgtggaCTGTCATT
tatgtggaCTGTCATTAAT
tatgtggaCTGTCATTAATCACAT
tatgtggaCTGTCATTAATCACATGT
tatgtggaCTGTCATTAATCACATGTGT
tatgtggaCTGTCATTAATCACATGTGTGGCT
tatgtggaCTGTCATTAATCACATGTGTGGCTCGGGCAAT
tatgtggaCTGTCATTAATCACATGTGTGGCTCGGGCAATAGT

ddGTP 添加
tatgtggaCTG
tatgtggaCTGTCATTAATCACATG
tatgtggaCTGTCATTAATCACATGTG
tatgtggaCTGTCATTAATCACATGTGTG
tatgtggaCTGTCATTAATCACATGTGTGG
tatgtggaCTGTCATTAATCACATGTGTGGCTCG
tatgtggaCTGTCATTAATCACATGTGTGGCTCGG
tatgtggaCTGTCATTAATCACATGTGTGGCTCGGG
tatgtggaCTGTCATTAATCACATGTGTGGCTCGGGCAATAG

ddCTP 添加
tatgtggaC
tatgtggaCTGTC
tatgtggaCTGTCATTAATC
tatgtggaCTGTCATTAATCAC
tatgtggaCTGTCATTAATCACATGTGTGGC
tatgtggaCTGTCATTAATCACATGTGTGGCTC
tatgtggaCTGTCATTAATCACATGTGTGGCTCGGGC
```

図2　合成の停止によってできるオリゴヌクレオチド鎖

る．DNA合成反応を直接に利用した方法で，dNTPからヌクレオチドが取り込まれたとき放出されるピロリン酸（PPi）をATPに変換し，ATPでルシフェラーゼがルシフェリンを発光させる反応につなげ，その発光量を測定する．4種のdNTPを反応液に添加し洗浄する，という操作を一定順に繰り返し，dNTPの添加ごとに発光を測定する．ヌクレオチドが取り込まれない（合成順の塩基に該当しない）場合は発光が起こらない．配列はデータを順に読んで5'から3'の方向になる．

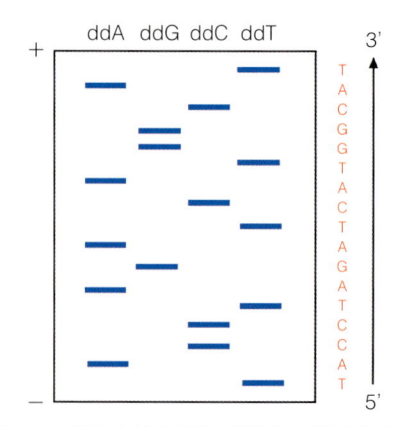

図3　各反応液を電気泳動して得られるバンドからの解析（模式図）

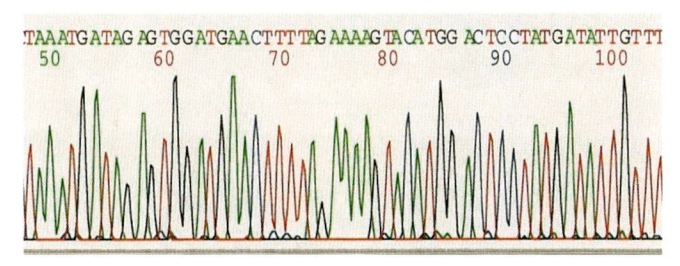

図4　自動シークエンサーの解析データ

4. 質量分析法

分析法の前半はチェーンターミネーター法と同じ反応で，ビオチンを結合した4種のddNTPを添加する．ビオチン標識はこの反応で合成された鎖を選別するためである．サンガー法の場合と同じように，合成途中で停止したジデオキシヌクレオチドを3'末端にもつオリゴヌクレオチドが得られる．また，反応液はダイターミネーター法と同じく1種のみでよい．この反応液をMALDI-TOF MSにより質量分析すると，シグナルは分子量の小さい方から順に出る．3'末端のヌクレオチドの種類は各ピーク間の距離（これは分子量に対応する）によって決定できる．配列はシグナルの順に5'から3'である．

現在，次世代型高速シークエンサーとして，自動化されている．この方法で決定できる鎖長は短いが，微量の試料で非常に高速で検出ができること，修飾を受けた塩基が分子量から推定できることが特徴である．

(穂苅　茂)

チェックリスト
□ジデオキシ法の原理を説明せよ．
□シークエンス反応に用いられている酵素をあげよ．
□プライマーの標識に用いられる方法を2種類あげよ．
□鋳型DNAの20本鎖を1本鎖にする方法を説明せよ．

V 遺伝子検査法

9 蛋白質解析法

　ここでは遺伝子検査に関連して蛋白質を解析する際に用いられる手法について概説する．基本的な技術である電気泳動法については実験例をあげ，ウェスタンブロット法，免疫沈降法，プロテオーム解析については，実験方法の概略を示す．詳細については，蛋白質解析法の成書を参考にされたい（原理については59頁参照）．

　疾患の原因を分子レベルで解明するために，注目する遺伝子の産物である特定の蛋白質を取り扱うことがある．また，病気に伴って発現量が変化する蛋白質を探索するために，細胞で発現しているすべての蛋白質，すなわちプロテオームを網羅的に分析する手法も近年盛んとなっている．蛋白質は物理的・化学的性質が多様であるため，特定の蛋白質を取り扱う場合は，その蛋白質の性質を調べておくことが重要である．

1. SDS-PAGE（ドデシル硫酸ナトリウム-ポリアクリルアミドゲル電気泳動法）

　蛋白質を分子量の違いにより分離する手法で，目的蛋白質の量や純度を判定する手段としても使われる．SDS-PAGEの後，ウェスタンブロット法（後述）を行い，目的蛋白質を特異的に検出することもよく行われる．二次元電気泳動法の二次元目泳動としても用いられる．

　2-メルカプトエタノールなどの還元剤を含むSDS溶液中で蛋白質を加熱して変性させる．SDSが蛋白質1gあたりに結合する量はほぼ一定で，SDSとの結合により蛋白質は一様に負に荷電するため，個々の蛋白質間の電気的性質の違いは無視できるほどとなる．このため，蛋白質は電気泳動によって分子量の順に分離される．SDSは強力な陰イオン性界面活性剤なので，膜蛋白質などの不溶性蛋白質も可溶化して分析することができる．

　ここではLaemmli法について，『基礎生化学実験法』（日本生化学会編：第3巻　タンパク質I，p18-21，東京化学同人，2001）に準じた試薬組成をあげる．ゲルは分離用と濃縮用の2層からなり，いずれも30％アクリルアミド溶液（29.2％アクリルアミド，0.8％ N,N'-ビスアクリルアミド）を元に作製する．分離ゲルのゲル濃度は目的蛋白質の分子量に応じて選択する．目安としては，15％ゲルは10〜60kDa，10％ゲルは30〜100kDa，5％ゲルは60〜200kDaを分画するのに適する．

① 電気泳動装置の取扱い説明書に従ってガラス板を組み立てる．
② 分離ゲルのアクリルアミド濃度を目的蛋白質の分子量に従って選択し，分離ゲル液を調製する．その際，4×分離ゲル用緩衝液〔1.5mol/L Tris-HCl（pH8.8），0.4％SDS〕を加え，1×とする．
③ 10％過硫酸アンモニウムを300分の1量，N,N,N',N'-テトラメチルエチレンジアミン（TEMED）を1,500分の1量加え，ガラス板の間に注ぎ込む．
④ 蒸留水を静かに重層し，静置して分離ゲルを重合させる（気温にもよるが，約30分）．
⑤ ゲル濃度4.5％の濃縮ゲル液を作製する．その際，4×濃縮ゲル用緩衝液〔0.5mol/L Tris-HCl（pH6.8），0.4％SDS〕を加え，1×とす

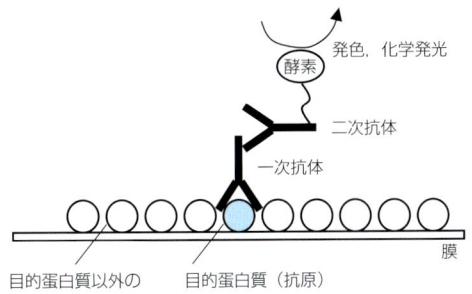

図1 ウェスタンブロット法による蛋白質検出の模式図

SDS-PAGEなどにより蛋白質を分離した後，膜に電気的に蛋白質を転写する．膜上の蛋白質のうちで特定の蛋白質（抗原）に一次抗体が結合する．一次抗体にさらに二次抗体を結合させるが，二次抗体にはあらかじめ酵素が結合させてある．酵素反応によって生じる発色シグナルや化学発光シグナルを検出することにより，目的蛋白質をバンドとして検出できる

る．
⑥重合した分離ゲルの上部の水を捨てる．
⑦濃縮ゲル液に10％過硫酸アンモニウムを120分の1量，TEMEDを1,000分の1量加え，分離ゲルの上に注ぎ込む．
⑧コームを差し込み，静置して濃縮ゲルを重合させる．
⑨4×試料用緩衝液〔0.25mol/L Tris-HCl（pH6.8），8％SDS，8％2-メルカプトエタノール，40％グリセロール，0.004％ブロモフェノールブルー〕を試料に加え，1×とする．
⑩試料を100℃で3分間加熱する．
⑪ゲルからコームを取り，泳動装置の取扱い説明書に従って，泳動槽にゲルを含むガラス板を取りつけ，泳動槽に泳動用緩衝液（25mmol/L Tris，192mmol/L グリシン，0.1％SDS）を注ぐ．
⑫試料をウェルに注入し，泳動装置と電源をつなぎ，泳動を開始する．ブロモフェノールブルーが分離ゲルの下端から5mm程度に達するまで泳動する．
⑬泳動が終了したゲルから濃縮ゲルを切り離した後，容器の中のクーマシーブリリアントブルー（CBB）染色液（0.1％ CBB R-250，50％メタノール，10％酢酸）へ移して，ゆるく振とうする．なお，後述のウェスタンブロット法を行うときには，この染色法は行わない．
⑭脱色液（15％メタノール，10％酢酸）中でゆるく振とうする．

2. ウェスタンブロット法

蛋白質をSDS-PAGEなどで分離した後，目的蛋白質に対する特異的抗体を用いて，多数のバンドの中から目的蛋白質を検出する方法である（**図1**）．DNAを同定するサザンブロット法，RNAを同定するノーザンブロット法との関連から，ウェスタンブロット法と命名された．抗体ブロット法とも呼ばれる．

①前述の「1. SDS-PAGE」に従って，試料の調製と電気泳動を行う．
②蛋白質と結合する性質をもつニトロセルロースなどの膜に，電気泳動後のゲルから蛋白質を電気的に転写する．
③膜と抗体の非特異的な結合を防ぐために，非特異的蛋白質溶液（ウシ血清アルブミン，スキムミルクなど）による膜のブロッキング操作を行う．
④膜に転写された蛋白質に，目的の蛋白質に特異的な抗体（一次抗体）を反応させる．
⑤一次抗体を認識する抗体（二次抗体）と反応させる．
⑥通常二次抗体には酵素が結合させてあるので，この酵素活性により生じる化学発光シグナルや発色シグナルを検出する．一次抗体を酵素などで直接標識しておくことも可能である．

3. 免疫沈降法

抗体を用いた免疫沈降法によって，蛋白質試料液から目的蛋白質の精製・濃縮を行うことができる．また，目的蛋白質と相互作用している蛋白質もともに沈殿してくることを利用して，目的蛋白質に結合する蛋白質を検出できる（**図2**）．
①物理的手法（機械的破砕，ホモジナイゼーショ

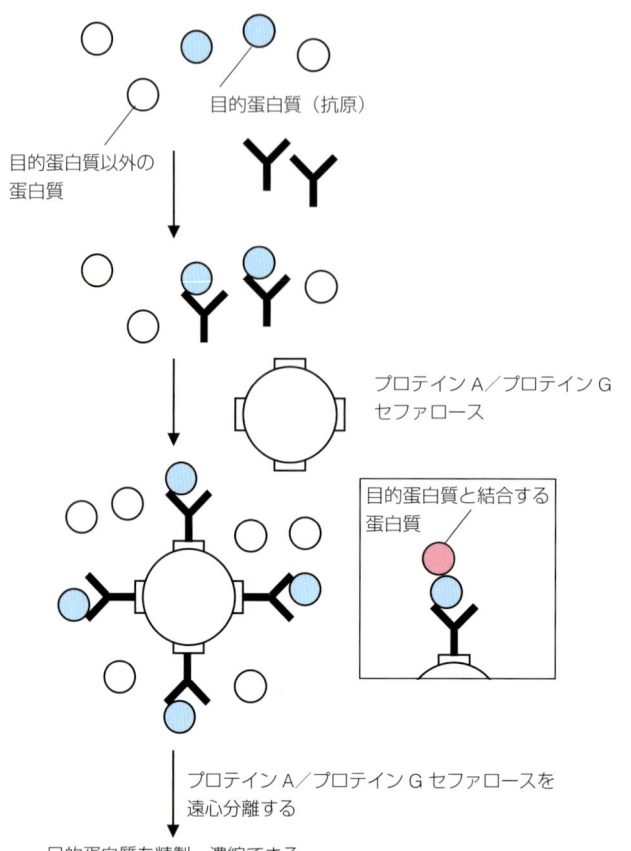

図2 免疫沈降法による目的蛋白質の精製・濃縮の模式図
目的蛋白質とそれ以外の蛋白質が含まれる試料溶液に，目的蛋白質と結合する抗体を添加して，免疫複合体を生成させる．抗体と結合する性質をもつプロテインA，またはプロテインGをあらかじめ結合させたセファロースを加え，その後遠心分離することにより，免疫複合体を回収する．目的蛋白質と結合する蛋白質が試料溶液に含まれている場合は，結合蛋白質も同時に回収できる（ボックス内）．

ン，超音波処理，凍結・融解など）と界面活性剤処理を組み合わせるなどして，組織や細胞から蛋白質を抽出する．

②蛋白質溶液に目的蛋白質と結合する抗体を添加して，免疫複合体を生成させる．目的蛋白質自体と特異的に反応する抗体を利用できない場合，タグとの融合蛋白質を発現させるためのベクターを用いるなどの方法で，目的蛋白質にタグをつけた上で，タグに対する抗体で沈降させる．

③プロテインAまたはプロテインGが抗体と結合することを利用して，プロテインAまたはプロテインG固相化セファロースを加えてインキュベートし，これを遠心分離することにより，結合している免疫複合体を回収する．

4. プロテオーム解析

「プロテオーム」とはプロテイン（蛋白質）とゲノムを組み合せた造語であり，細胞内で発現している全蛋白質を指す．ヒトのゲノム解析が終了し，蛋白質のアミノ酸配列データベースが整備されてきたこと，質量分析の技術が発展したことに

より，発現している全蛋白質を網羅的に比較解析することが可能となった．例えば，健常者と患者由来の細胞のそれぞれに含まれる全蛋白質を比較解析することにより，病気に伴って発現量が変化する蛋白質を同定し，診断用マーカー蛋白質として利用することができる．また，発現量が変化する蛋白質がわかれば，病気のメカニズムが明らかになることも期待できる．

① 物理的手法（機械的破砕，ホモジナイゼーション，超音波処理，凍結・融解など）と界面活性剤処理を組み合わせるなどして，組織や細胞から蛋白質を抽出する．必要に応じてアフィニティ精製や免疫沈降法などを行って選別・濃縮する．
② 二次元電気泳動法などで分離する．二次元ゲル電気泳動法の一次元目では，蛋白質はpH勾配のあるゲル上で等電点の違いによって分離され，二次元目ではSDS-PAGEにより分子量によって分離される．
③ 蛋白質スポットを切り出し，トリプシンなどの蛋白質分解酵素で消化する．
④ 得られたペプチド断片を質量分析計により解析し，ペプチドの分子量とアミノ酸配列情報を得る．
⑤ データベースと照らし合せることで蛋白質を同定する．

（水上令子）

チェックリスト
□ SDS-PAGEでは何がわかるのか．
□ ウェスタンブロット法の原理を説明せよ．
□ 蛋白のアフィニティ精製法の原理を説明せよ．
□ タグを説明し，その役割を示せ．

VI 遺伝子検査の実際

1 遺伝性疾患の遺伝子検査

1. 染色体異常症候群

A. ヒトの染色体異常

ヒトでは診断された妊娠の約15％は流産に終わり，その流産胎児の半分以上の例は重大な染色体異常をもっていることが知られている．流産，死産，新生児死亡の例の6％以上は染色体異常をもっており，新生児の0.5％は染色体異常をもって生まれる．染色体異常の保因者は不妊や習慣性流産のリスクが高くなる．このように受精から出生，成人そして配偶子形成という一連のライフサイクルの中で，多様な染色体異常が発生し様々な形で集団から離脱していく状況を図1に示した．このなかで特に精子，卵子形成の段階ですでに染色体異常が多いことが注目される．ヒトの精子は5～13％が染色体の構造異常をもっており，1～3％が染色体の数の異常をもっている．卵子では研究により差があるが，平均すると20％ほどが染色体異常を示し，そのうち構造異常は1/4で残りは数の異常であり，数の異常のうち，異数性，倍数性，構造異常の比は4：2：1である．すなわち，染色体異常は，精子では構造異常が多く，卵子では数の異常が多い．

B. 主な染色体異常症候群（表1）

a. Down 症候群

1866年イギリスの眼科医Downが報告した．21番染色体が3本あることによる染色体異常症である．核型は3グループに分けられ，90～95％は染色体不分離が原因の標準型21トリソミーである．5～6％は染色体転座によるもので，転座型と呼ばれる．転座は14番と21番，13番と21番，21番と21番染色体のRobertson型がほとんどである．1～3％は正常細胞と標準型21トリソミーとのモザイクであり，モザイク型と呼ばれる．

染色体不分離は一般に母親が高齢になるほど頻

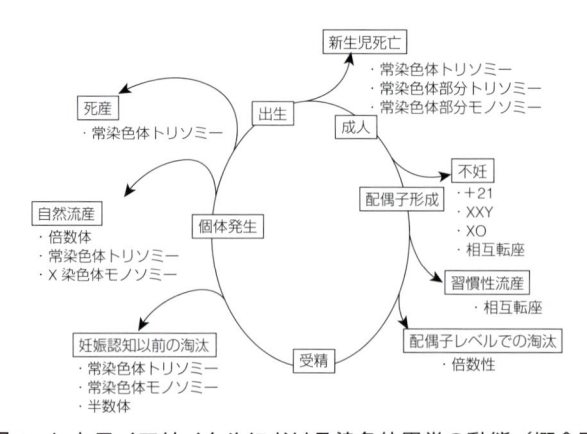

図1 ヒトライフサイクルにおける染色体異常の動態（概念図）

表1 主な染色体異常症候群

疾患名	代表的な核型	推定出生頻度	主な臨床症状
Down 症候群	47, XY, +21	1/1,000	特有な頭顔部（小頭，短頭，眼裂斜上，内眼角贅皮，扁平な鼻根部，心奇形，軸椎形成不全など），成長発達遅滞
18 トリソミー症候群	47, XY, +18	1/6,000	成長発達遅滞，長頭・後頭部突出，眼裂狭小，耳介低位，短頸，項部皮膚の過剰，心奇形，生殖尿路系の奇形，停留睾丸，指の屈曲拘縮と指の重なりあい，約90％は1歳までに死亡
13 トリソミー症候群	47, XY, +13	1/10,000	成長発達遅滞，全前脳胞症，小眼球，虹彩欠損，耳介変形・低位，難聴，項部皮膚の過剰，心奇形，生殖器奇形，短頸，多指（趾），90％以上は1歳前に死亡
Turner 症候群	45, X 46, X, del (Xp) 46, X, i (Xq) 45, X/46, XX	1/2,500	女性，低身長，卵巣は痕跡的で線状，翼状頸，外反肘
Klinefelter 症候群	47, XXY 48, XXXY 46, XY/47, XXY	1/1,000	男性，下肢が長く高身長，二次成長の発達に乏しく，睾丸が小さく，無精子症，女性化乳房
XXX 女性	47, XXX 46, XX/47, XXX	1/1,000	症状なし
XYY 男性	47, XXY 48, XXYY	1/1,000	症状なし，高身長

度が増す（**図1**）．これは女性が高齢になると減数第一分裂の不分離が増すことによる．Down 症候群をはじめとする染色体異常症の一部は妊婦の血清のゴナドトロピンなどを測定する検査（クアトロテスト）や超音波検査による胎児の項部浮腫によりハイリスクであることを推測でき，羊水の染色体検査適用に関する判断材料として使用されている．

Down 症候群をもった子が生まれた後，次の子が Down 症候群である危険率は核型により大きく異なる．標準型トリソミーでは一般よりも多少リスクが高い程度であるが，転座型ではどの染色体の転座か，どちらの親が保因者かでリスクは2～100％と大きく異なる．Down 症候群の核型の区別は通常の G バンド法で解析される．

b. 18 トリソミー症候群（Edwards 症候群）

1960 年に Edwards らのグループにより報告された．生産児における単純な 18 トリソミーの頻度は 1/6,000 であり，その 90％以上は単純な 18 トリソミーであり，残りは転座型かモザイク型である．

c. 13 トリソミー症候群（Patau 症候群）

1960 年に Patau らのグループにより報告された．生産児における 13 トリソミーの頻度は 1/10,000 でその 80％は単純な 13 トリソミーであり，残りは転座型やモザイク型である．

d. Turner 症候群

1938 年 Turner により，低身長，性的発達がない，外反肘，翼状頸，項部の髪の生え際が低いという特徴を示す女性として報告された．45, X の核型が典型的とされるが，その他の核型を示すことが多く，より厳密には X 染色体の短腕の欠失かつ Y 染色体を有さないことが原因である．卵巣の発育不全は性染色体の対合不全により，卵母細胞のアポトーシスが加速して早期に卵胞閉鎖が起こるためと推測されている．低身長や一部の骨

の奇形はX染色体とY染色体の短腕にあるSHOX遺伝子の欠失がかかわっている．頻度は女性1/2,500である．

e. Klinefelter症候群

　47，XXYを代表的な核型とするが，X染色体を2本以上，かつY染色体を1本以上もつ男性の性腺機能不全を示す症候群で，主な症状は無精子症である．ほかに高身長，女性化乳房などの特徴を示す例もある．頻度は男性1/1,000である．

C. 隣接遺伝子症候群（微小欠失・重複症候群）

　隣接遺伝子症候群は微細欠失・重複症候群とも呼ばれ，染色体上に隣接して存在する機能的にはお互いに無関係なことが多い複数の遺伝子が同時に欠失ないし重複する．染色体の微細欠失あるいは重複が原因であり，染色体異常と単一遺伝子疾患の中間型ともいうべきものである．通常の染色体検査では同定できないレベルの欠失による症候群を指す．それまで原因不明であるとされてきた多くの奇形症候群がこの概念で説明できるようになった．症候群を形成する症状の原因遺伝子が欠失や重複領域に含まれる遺伝子の中から同定される例もある．隣接遺伝子症候群と臨床診断されても欠失や重複がみつからずに1遺伝子内の変異が発見されたことによって症状に関与する遺伝子が1つに絞り込まれた疾患もある．高精度分染法による染色体検査で発見されることもあるが，通常染色体FISH法で確定診断される．最近は，CGHアレイやSNPアレイを用いた診断も次第に普及してきている．主な隣接遺伝子症候群を表2に示した．

D. 染色体脆弱性を示す症候群

　染色体の脆弱性とは，染色体がギャップや切断を起こしやすい性質をいう．特定の染色体部位に脆弱性を示す症候群と染色体全体に脆弱性を示す症候群がある．特定の脆弱部位を示す疾患としては脆弱X症候群（fragile X syndrome）が代表的なものであり，葉酸欠乏培地か葉酸代謝を障害する薬剤を添加して培養することによりX染色体のXq27.3領域に染色体の脆弱部位を示すことで診断される（128頁参照）．

　染色体全体に脆弱性を示す疾患は染色体切断症候群とグループ化され，自然発生の染色体異常（染色体切断ならびに染色分体交換など）が高頻度に観察される．Bloom症候群，Fanconi貧血，毛細血管拡張性失調症（ataxia telangiectasia）が含まれ，低身長，免疫異常があり，悪性腫瘍の発症率が高い．いずれも常染色体劣性遺伝疾患で，損傷したDNAの修復やそれに必要な細胞周期の制御やアポトーシスに関係する遺伝子の異常が原因である．補助診断として姉妹染色分体交換法（sister chromatid exchange：SCE）による高頻度の姉妹染色分体交換の確認や染色体断裂などを起こしやすい染色体の不安定性の染色体像の確認がある．

（有波忠雄）

2. 先天代謝異常症
A. 先天代謝異常症とは

　先天代謝異常症とは，生体で生化学的反応を触媒する酵素，物質の輸送を行う蛋白の遺伝子異常によって，代謝経路に障害をきたし，代謝物質の異常蓄積，あるいは欠乏が生じ，それによって生体に異常をきたす疾患である．単一遺伝子病の代表であり，多くは常染色体劣性遺伝をとるが，X連鎖遺伝形式をとるものもある．

　図2AのようにBからCへの酵素Xの欠損により，Bの蓄積，Bからの側副代謝系産物の蓄積，逆にCの欠乏が生じると考えられ，これらの影響の総和がその酵素Xの欠損による先天代謝異常症における化学的変化であり，臨床症状につながる．一方，化学診断は上述の蓄積，欠乏パターンから診断される．これを極長鎖アシル-CoA脱水素酵素（VLCAD）欠損症について具体的にみると図2Bのようになる．

B. 先天代謝異常症と遺伝子診断

　先天代謝異常症においては遺伝子診断が早期から取り入れられてきた．今後マススクリーニングやハイリスクスクリーニングで疾患が疑われた場合に，確定診断検査として遺伝子診断の重要性

表2 主な隣接遺伝子症候群（微細欠失・重複症候群）

疾患名	代表的な核型	推定出生頻度	主な臨床症状	染色体FISHでの異常検出率	関係する重要な遺伝子	欠失，重複の大きさ(Kbp)
Wolf-Hirschhorn症候群	del（4p16.3）	1/50,000	特異顔貌（高い前頭部，両眼離開，弓状眉，眉間の突出，幅広い鼻梁，小下顎，耳介低位），筋緊張低下，痙攣，子宮内発育遅延/成長障害/知的障害，小頭症や脳の構造異常，心奇形，停留睾丸，尿路奇形	>95%		1,900～30,000
猫なき症候群	del（5p）	1/20,000～40,000	出生時に猫のようなかん高い泣き声，小頭症，両眼間解離，知的障害	100%		
Williams症候群	del（7q11.2）	1/20,000	大動脈弁上狭窄症候群，成長障害，発達遅滞，大動脈弁上狭窄，社交的な性格，妖精様顔貌（上向きの鼻，小さな顎，突出した耳），歯の低形成	～100%	ELN, LIMK1	1,600
Prader-Willi症候群	del（15q11-13）	1/10,000	筋緊張低下（新生児期），哺乳不良，性腺低形成，低身長，発達遅滞，特異顔貌（幅の狭い額，アーモンド様眼瞼裂，薄い上唇），斜視，小さな手足，肥満，肥満に伴う糖尿病，心疾患	70%		3,500
Angelman症候群	del（15q11-13）	1/10,000	発達遅滞，痙攣，失調歩行，笑い発作，特異顔貌（小頭，平坦な後頭部，下顎突出，斜視）	70%	UBE3A	3,500
Miller-Dieker症候群	del（17p13.3）	まれ	滑脳症，発達遅滞，痙攣，特異顔貌（小頭症，側頭部の陥没，突出した広い前額），多趾症，心奇形，腎奇形	～100%		
Charcot-Marie-Tooth（CMT）病1A型	dup（17p12）	1/2,500	運動感覚末梢神経障害	～100%	PMP22	1,400
遺伝性圧迫神経麻痺（HNPP）	del（17p12）	>1/6,000	圧感受性末梢神経障害	～80%	PMP22	1,400
Smith-Magenis症候群	del（17p11.2）	1/25,000	独特な顔貌，発達遅延，認知障害（軽度から中等度の知的障害），および行動異常（睡眠障害，常同症，不適応および自傷行為）	～90%	RAI1	3,700
22q11.2欠失症候群 DiGeorge症候群 VCFS（velo-cardio-facial syndrome）	del（22q11.2）	1/4,000	心血管異常，特異顔貌（内眼角離開，扁平な鼻根，小さな口，耳介変形），発達遅滞，胸腺低形成，低カルシウム血症	～90%	TBX1	1,500/3,000
SRY（+）XX-male	46,XX,ish（SRY+）	1/20,000男児	外陰部正常男性型（ときに半陰陽），二次性徴不全，女性化乳房，尿道下裂，停留睾丸	～100%		
SRY（-）XY-female	46,XY,ish（SRY-）	まれ	外陰部正常女性型，高身長，二次性徴欠如	～100%	SRY	
SHOX（Xp22.3/Yp11.3）領域欠失	del（Xp22.3）またはdel（Yp11.3）		[Turner症候群] [Leri-Weil症候群] 中間肢節短縮/低身長，前腕のMedlung変形，尺骨遠位端亜脱臼，手根角度減少（軽症状では低身長のみ）	～100%	SHOX	
男性不妊（AZFa）	del（Yq11.2）	不明	無精子症または重度乏精子症，不妊症	～100%	DBY, USP9Y	800
男性不妊（AZFc）	del（Yq11.2）	不明	無精子症または重度乏精子症，不妊症	～100%	RBMY, DAZ	3,500

は，ますます増してくる．遺伝子検査の利点のひとつとして，酵素活性測定や生検組織の染色などの"職人的な技術"を必要とせず，どの疾患であっても原則的には同じ方法で解析可能である点が重要である．さらに，遺伝子診断により，genotype-phenotype correlation（遺伝子型-表現型の相関）が明らかになれば，その患者の病型（重症型または軽症型）が明らかになり，治療方針決定や予後の推定に役立つ．

C. ゲノムDNAでの遺伝子解析の方法と解釈の注意点

遺伝子診断の主な試料はゲノムDNAかRNA（またはそこから合成したcDNA）である．ゲノムレベルでの遺伝子診断が最も多く行われている（図3）．RNA（cDNA）の解析は，組織により発現が異なる場合に発現の低い組織では解析が難しいのに対して，ゲノムDNAは，どの組織細胞を用いても同様に解析できることから解析しやす

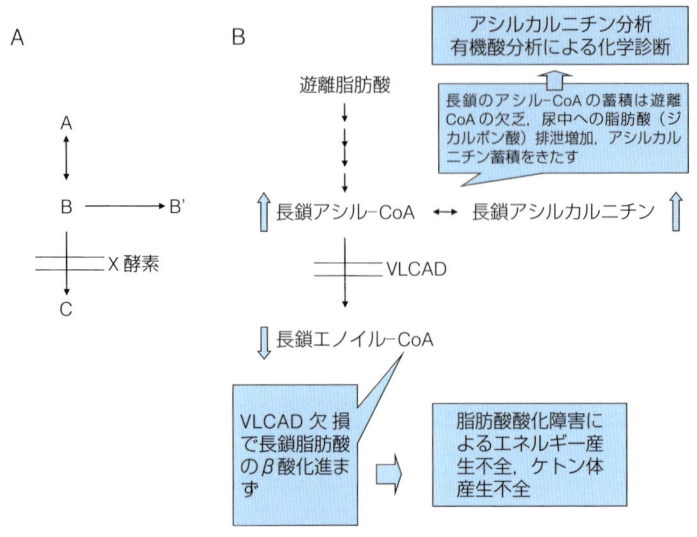

図2 先天代謝異常症の代謝障害部位とその影響

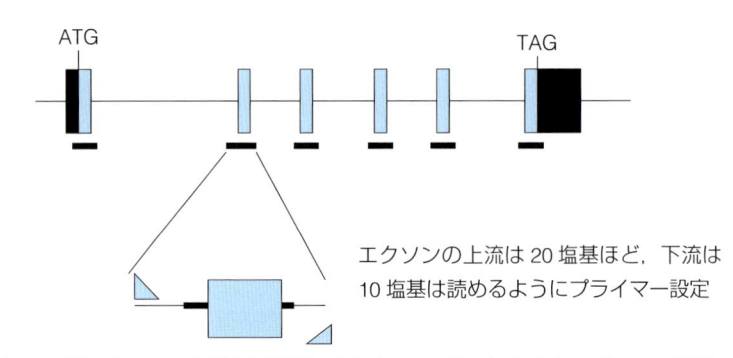

図3 ゲノムDNAの遺伝子解析の例（PCR-ダイレクトシークエンス法）

い．

　最も難しいのは結果の解釈である．遺伝子変異の基礎知識，疾患のこれまで報告された遺伝子変異を含む情報，蛋白や酵素の知識が必要となる．遺伝子解析では偽陰性（患者なのに変異を同定できない），偽陽性（患者でないのに変異ありとしてしまう）がありうる．

①X連鎖遺伝の場合は，男性はヘミ接合体であり，解析は容易である．X連鎖劣性遺伝病の女性患者例は一般にはX染色体不活化の偏りによると考えられ，ゲノム解析では保因者と同じ単にヘテロ接合体として変異が同定されるのみである．しかし，RNA（cDNA）解析をするとゲノム上ではヘテロであるのに，変異アレルがもっぱら（もしくは正常アレルよりずっと多く）発現していることで診断が可能となる．

②原則的にゲノムDNAを解析すればヘテロ接合体では，2つの塩基（例えばGとA）が1カ所に認められ，PCRの効率が2つの対立アレル間で変わらなければ（例えば遺伝子多型などでプライマーのアニーリング効率差がない），2塩基は同じ程度のピークがあるはずであるが，シークエン

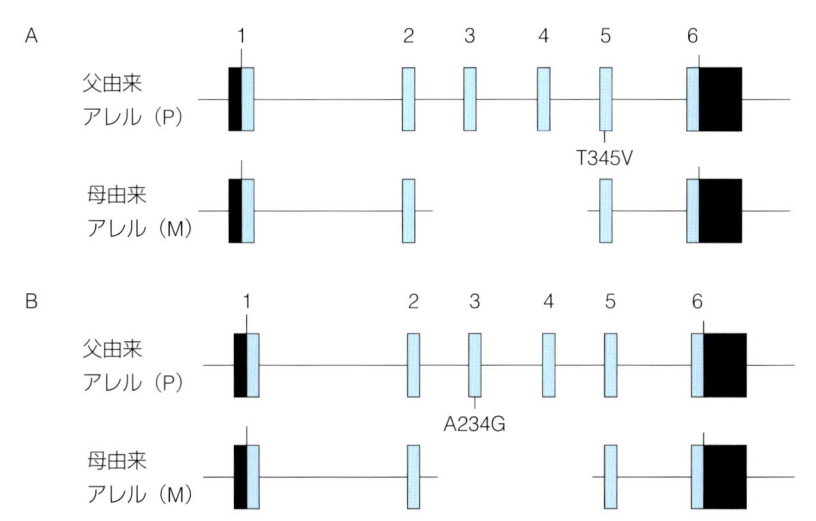

図4 ゲノムレベルでのPCR-ダイレクトシークエンス法におけるピットフォール
両親由来の遺伝子変異が異なる場合を複合ヘテロ接合体というが，その一方の変異がエクソンを含む欠失挿入の場合，注意が必要

サーの結果だけをみると必ずしも同じ程度のピークでない場合もある．

③常染色体劣性遺伝の疾患において，変異がエクソン内にみつからないこともある．その場合は，PCRプライマーが不適当といった技術的な問題のほかに，遺伝子内のエクソンを含む欠失，重複が存在することがある（図4）．一方の対立遺伝子において，1つ以上のエクソンを含む遺伝子内欠失がある場合，その欠失した部分はもう一方のアレルのヘミ接合として増幅されてくるため，注意が必要である．例えば母由来アレル（M）のエクソン3-4を含んだ欠失がある場合，図4Aのように父由来アレル（P）のエクソン5上のT345Vはヘテロで検出されるのに，エクソン3，4は父アレルのみが増幅され，母由来アレルの異常が検出できない．また，図4Bの場合，母アレルの欠失のため父由来アレルのエクソン3上のA234Gは一見ホモ接合体のようにみえる．

このほかに，イントロン内の塩基置換によるスプライシングの変化が原因の場合がある．これはイントロン内に塩基置換が起きて，新たなスプライスドナー部位やアクセプター部位ができることによる．さらに，遺伝子の一部に逆位が起こり，遺伝子が機能を失っている場合も通常のゲノムDNA解析では検出しにくい．

遺伝子変異の解析において，アミノ酸置換を伴う塩基置換が同定された場合，特にそれがミスセンス変異であった場合，本当に病因となる変異であるのかどうかの判定も難しい．すでに病因となる変異と報告されている変異の場合，問題は少ない．それ以外の場合は，NCBIのホームページなどから遺伝子多型などの情報を検索して，一般集団中にみられる塩基置換（遺伝子多型）かを確認する必要がある．新規のアミノ酸置換を伴う塩基置換の場合は，変異蛋白の発現実験等の検討をしないと病因となる変異とはいいきれない．

D. RNA（cDNA）解析

上記のスプライシングの異常などは適切な組織由来のRNA（cDNA）解析により発見できる．しかし，RNA（cDNA）は，スプライシングなどのプロセシングのほかに転写後修飾を受けた後の配列をみていることを認識しなければいけない．そのため，原則RNA（cDNA）レベルで認められた異常については，ゲノムでの確認を必要とする．

RNA（cDNA）でエクソン10がちょうど抜けている（exon 10 skipping）場合，ゲノム上では

スプライシングによりエクソン10をスキップさせるべき何らかの変異があるはずで，多くはイントロン9のスプライスアクセプター部位，イントロン10のドナー部位に塩基置換がある．まれにエクソン10内の塩基置換である場合もある．まれではあるがゲノム上でエクソン10を含めた欠失である可能性も否定できない．逆にゲノム上ではエクソン内の塩基置換で，アミノ酸を変えない多型と考えられた置換でも，エクソンスキップを起こすことがRNA（cDNA）解析で明らかになることもある．

ゲノムDNAの遺伝子解析とRNA（cDNA）解析は上述のように相補的な部分もあり，結果の解釈において重要であり，可能であれば両方行う方が望ましい．ゲノムDNA解析で変異がはっきりしない場合にはcDNA解析を行うことが望ましい．

E. ゲノムDNAのコピー数の解析

各エクソンが2コピーずつ存在するのか？ あるエクソンは1コピー（すなわち1アレルでの欠失）なのか，3コピー（すなわち1アレルでの重複）なのかを調べるために用いられる方法である．疾患によっては，原因遺伝子の遺伝子の一部重複や欠失などが生じやすいことがわかっており，そのような場合はこの方法を最初から併用する必要がある．染色体FISH法，MLPA法，リアルタイムPCR法，CGHアレイ法，SNPアレイ法などの方法がある．

F. 実際の例

a. 糖原病Ⅰa型（コモン変異がある先天代謝異常症の場合）

①本症の原因酵素グルコース-6-ホスファターゼは肝臓，腎臓では発現しているが，そのほかでの発現はなく，酵素診断などは肝臓や腎臓生検が必要である．②日本人においてはコモン変異（c.727G>T）が存在し，全体の86％を占める．この2点から確定診断のためゲノムDNAの遺伝子解析が第1選択である．エクソン5の本変異を含む領域をPCRで増幅してシークエンスを行い，両親はG/Tヘテロ，本人はTホモ接合体で，糖原病Ⅰa型と診断された（図5）．この変異はエクソン5上にあるが，スプライシング異常をきたして，エクソン5の最初の91塩基がRNA配列で欠失する変異であり，残存活性がないことが報告されている．

b. 極長鎖アシル-CoA脱水素酵素欠損症

ミトコンドリア脂肪酸β酸化系の第1ステップのアシル-CoA脱水素酵素のうち，長鎖を担当する酵素（VLCAD）の欠損症である．本酵素の欠損では，長鎖の脂肪酸の酸化ができず，ミトコンドリア内には長鎖アシル-CoAが蓄積し，エネルギー産生が障害される．ミトコンドリアのβ酸化系は特に骨格筋，心筋の持続的エネルギー産生に重要であり，また肝臓における血糖維持において重要である．原因遺伝子はエクソンが20あり，図3に準じて解析してもよいが，線維芽細胞やリンパ球にも本酵素はよく発現しており，図6に示すようにRNA（cDNA）解析を中心に解析が行われている．臨床病型として新生児期に不整脈，心不全で死亡する重症型は残存活性をもたないナンセンス変異やフレームシフト変異の組合せである．幼児～成人期に横紋筋融解症で発症する骨格筋型では残存活性のある変異をもっており，乳児～幼児期に低血糖で発症する中間型ではその組合せというように遺伝子型-表現型相関が比較的明らかな疾患である．本症は，cDNAの解析により臨床病型をある程度推測することが可能な疾患である．

c. 主な先天代謝異常症の遺伝子診断の現状と問題点

代表的な先天代謝異常症は300以上といわれ，それぞれの頻度は1万人に1人未満で，多くはさらに1桁低い発生頻度である．我が国において体系化された遺伝子診断システムがない．ある先天代謝異常症を疑った場合，その遺伝子解析の多くは，その疾患を研究している研究者へ依存している．遺伝子解析が研究の域から医療の域となると，もはや研究として成り立たなくなり，研究費が確保できないなどで，個々の研究者の研究終了とともに解析が依頼できなくなってしまうなどの問題点がある．2011年現在，保険診療として認

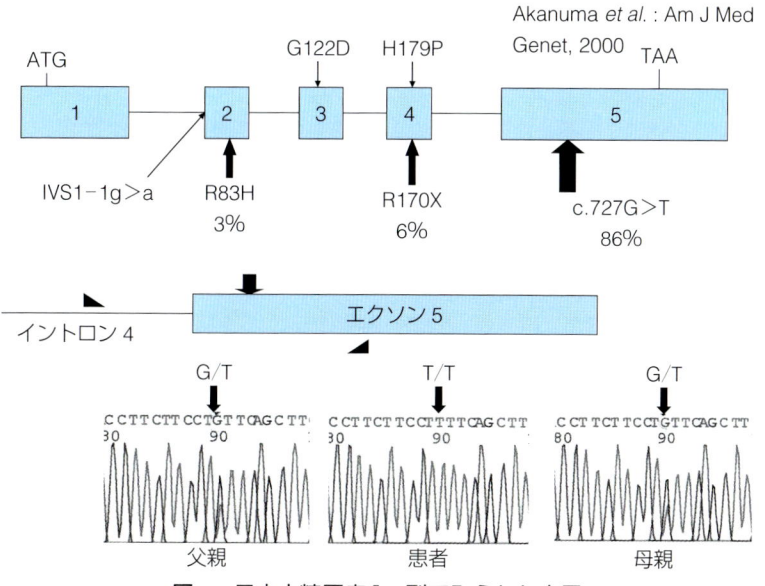

図5 日本人糖原病Ⅰa型でみられた変異

糖原病Ⅰa型の遺伝子（G6PC）は染色体17q21に存在し，5つのエクソンからなる．日本人糖原病Ⅰa型では，727番目のGがTに置換する変異（c.727G>T）が86%を占め，日本人におけるコモン変異である．この変異により，第5エクソンに新たな3'スプライス部位ができてしまう．ほかはR170X, R83Hが少数みられる

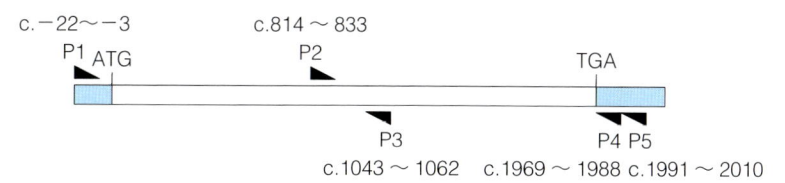

約2,000bpのcDNAのコード領域を2つのフラグメントとして増幅し，クローニングしてシークエンスを決める

表現型-遺伝子型相関

患者	表現型	遺伝子型	
P1	重症型	c.798del4	c.798del4
P2	重症型	S22X	S22X
P3	中間型	P89S	1606del4
P4	骨格筋型	A416T	1798del1
P5	骨格筋型	A416T	R450H
P6	骨格筋型	K264E	M473V

青字の変異は明らかな残存活性をもつ変異である．

図6 極長鎖アシル-CoA脱水素酵素欠損症のVLCAD遺伝子のRNA（cDNA）解析

められている遺伝学的検査はわずかに**表3**（上段）に示す疾患のみである．このような現状を改善しようというオーファンネットジャパン（特定非営利活動法人）の活動がある．その対象となる先天性代謝異常症の代表的疾患を**表3**（下段）に示す．

（深尾敏幸）

表3 遺伝子診断が用いられている主な先天代謝異常症

疾患	遺伝様式	主な症状	欠損酵素名	原因遺伝子
遺伝学的検査が保険収載されている疾患				
糖原病II型（Pompe病）	常染色体劣性	心筋症，肝腫大，筋緊張低下，呼吸障害など	酸性αグルコシダーゼ	GAA
ムコ多糖症I型	常染色体劣性	低身長，特異顔貌，肝脾腫，角膜混濁，骨変化，知能障害など	α-イズロニダーゼ	IDUA
ムコ多糖症II型	X連鎖劣性	低身長，特異顔貌，肝脾腫，骨変化，知能障害など	イズロネート-2-サルファターゼ	IDS
Gaucher病	常染色体劣性	胎児水腫，肝脾腫，神経症状など	グルコセレブロシダーゼ	GBA
Fabry病	X連鎖	四肢末端痛，被角血管腫，腎不全，心臓肥大，脳卒中など	α-ガラクトシダーゼA	GALA
オーファンネットの依頼可能な疾患（一部）				
フェニルケトン尿症	常染色体劣性	知的発達障害，茶毛，色白，ネズミ尿臭	フェニルアラニン水酸化酵素	PAH
ホモシスチン尿症（1型）	常染色体劣性	水晶体脱臼，中枢神経障害，骨格異常（Marfan様），血栓症	シスタチオニンβ合成酵素	CBS
メチルマロン酸血症（Mut型）	常染色体劣性	ケトアシドーシス発作（高アンモニア血症，低血糖）	メチルマロニル-CoA ムターゼ	MUT
プロピオン酸血症	常染色体劣性	ケトアシドーシス発作（高アンモニア血症，低血糖）	プロピオニル-CoA カルボキシラーゼ	PCCA/PCCB
マルチプルカルボキシラーゼ欠損症	常染色体劣性	ケトアシドーシス発作（高アンモニア血症，低血糖）	ホロカルボキシラーゼ	HCS
β-ケトチオラーゼ欠損症	常染色体劣性	ケトアシドーシス発作（高アンモニア血症）	ミトコンドリアアセトアセチル-CoA チオラーゼ	ACAT1
サクシニル-CoA:3-ケト酸 CoA トランスフェラーゼ欠損症	常染色体劣性	ケトアシドーシス発作	サクシニル-CoA:3-ケト酸 CoA トランスフェラーゼ	OXCT
カルニチンパルミトイルトランスフェラーゼ2欠損症	常染色体劣性	非ケトン性低血糖発作（Reye様症候群），横紋筋融解など	カルニチンパルミトイルトランスフェラーゼ2	CPT2
糖原病Ia型	常染色体劣性	肝腫大，低血糖（高乳酸，高尿酸，高トリグリセリド血症），鼻出血	グルコース-6-フォスファターゼ	G6PC
糖原病Ib型	常染色体劣性	肝腫大，低血糖（高乳酸，高尿酸，高トリグリセリド血症），好中球減少による反復感染	グルコース-6-リン酸トランスロカーゼ	G6PT1

3. トリプレットリピート病

ヒトゲノムDNA中には多種多様な反復配列が存在し，反復の単位も1bpからMbpまであり，その反復回数（コピー数）も2〜数万回までと様々である．(CAG)n，(GAA)n，(CTG)n，(CGG)nなど，3塩基を単位として繰り返される配列をトリプレットリピートという．その反復数は個人によって異なることもある．健常な人でもトリプレットリピートの長さは一定でないこともある．ゲノム領域によっては反復数が異常に伸長すると疾病を発症することが知られており，こうした疾患をトリプレットリピート病という．異常に伸長したトリプレットリピートはしばしば不安定で，さらに伸長しやすいという特徴をもつ．そのため，トリプレットリピート配列の長さは親から子に遺伝するに従い長くなる傾向にある．発症年齢あるいは浸透率と反復数には負の相関が認められる．反復数が増えると，発症する年齢が低下

表4 トリプレットリピート病における遺伝子構造とリピート配列

疾患	遺伝子座位	遺伝子記号	トリプレット	部位	正常反復数	患者反復数	遺伝形式
Huntington病	4p16.3	IT15	CAG	コード領域	11〜34	37〜86	AD
脊髄小脳性運動失調症	6p23	SCA1	CAG	コード領域	23〜36	43〜81	AD
球脊髄性筋萎縮症	Xq11-q12	AR	CAG	コード領域	17〜26	40〜52	XR
脆弱X症候群	Xq27.3	FMR1	CGG	5'非翻訳領域	6〜54	>200	XR
Friedreich運動失調症	9q13	FAT	GAA	イントロン	7〜22	>200	AR
筋強直性ジストロフィー	19q13.3	DM	CTG	3'非翻訳領域	5〜27	>200	AD

AD：常染色体性優性遺伝，AR：常染色体性劣性遺伝，XR：X連鎖性劣性遺伝

するとともに症状も重くなり，罹患する人が増える（遺伝的表現促進）．

a. トリプレットリピート病の種類

1991年に初めて脆弱X症候群と球脊髄性筋萎縮症の原因がトリプレットリピートの異常伸長という遺伝子変異であることが明らかにされた．それ以後次々とトリプレットリピートの異常による神経系の疾患が明らかになっている．

トリプレットリピート病における，遺伝子の構造とリピート配列と反復数およびその位置の関係の代表的な例を示す（表4）．コード領域のCAG（グルタミンをコード）配列の伸長による疾患の種類が最も多く，Huntington病などがある．この場合はポリグルタミン鎖の長くなった遺伝子産物によって疾患が引き起こされる．イントロンにリピート配列があるFriedreich運動失調症では遺伝子の転写が阻害され，3'非翻訳領域にリピートがある筋強直性ジストロフィーでは異常に伸長したCUGをもつmRNAができ，これに結合するRNA結合蛋白質の欠乏をもたらして，ほかの遺伝子の転写後の修飾を阻害していることなどが原因と考えられている．このように，それぞれのリピート配列が遺伝子のどの位置に存在するかで，病態の機序は異なってくる．

b. 脆弱X症候群の検査例

ここでは，脆弱X症候群の検査法を紹介する．

脆弱X症候群は，知的障害，自閉症などの症状を伴い，頻度は知的障害をもつ人の100〜200人に1人程度の割合と考えられる．X連鎖遺伝で，男性の場合は重度の精神遅滞，女性の場合は無症状か比較的軽い症状となる．X染色体に存在しているFMR1遺伝子（まれにFMR2遺伝子）の異常が明らかになっている．FMR1遺伝子の5'非翻訳領域の3塩基（CGG）の反復配列が延長することによって病気が発症する．FMR1遺伝子の働きやCGG反復配列が延長する機序は，まだ十分に明らかになっていない．正常よりもやや長い中間型（40〜54）の反復配列が，子孫に受け継がれていくうちに延長し，保因者（55〜200）となり，この保因者の反復配列が子どもに伝わると，脆弱X症候群（200以上）の患者になると考えられている．反復配列が延長することにより，転写開始領域のC（シトシン）がメチル化されFMR1遺伝子の転写が抑制され，そのために脳の神経シナプスの形に異常が起こり，シナプスの成熟が障害され知的障害が起こると考えられている．さらに保因者の中に50歳を超えたころからParkinson病の症状を示す脆弱X随伴振戦/失調症候群（fragile X-associated tremor/ataxia syndrome：FXTAS）と呼ばれる疾患が発症することも明らかになっている．また，女性保因者のなかに40歳以前で早期に閉経をきたす人がおり，FMR1関連卵巣早期機能不全と呼ばれる（図7）．

脆弱X症候群の診断は，染色体検査によっても可能で，患者ではX染色体の端（Xq27.3領域）がくびれてみえる（ギャップ）（図8の→，これが本症候群の名前の由来である）．しかし，葉酸欠乏培地など特殊な培養条件で培養する必要があり，検査に慣れていないと見落とす可能性がある．患者であっても検査した細胞のほんの一部しか異常がない場合もしばしば見受けられることから，現在では正確な診断としてDNAを用いた

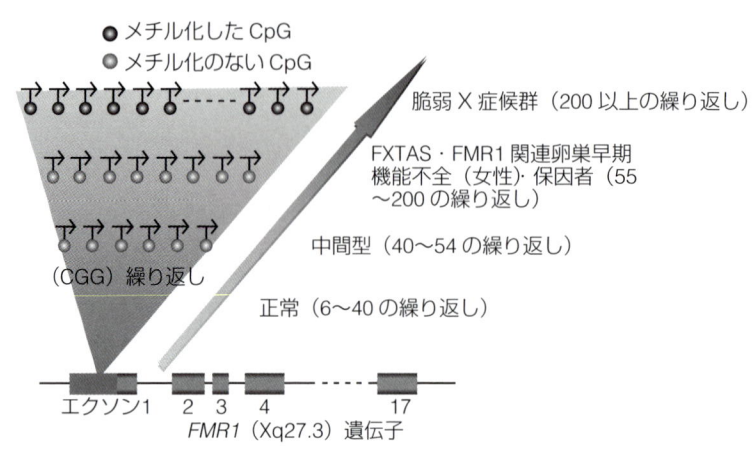

図7 脆弱X症候群の遺伝子の異常
平成21年度厚生労働科学研究費補助金 日本人脆弱X症候群の実態調査研究班パンフレットより引用

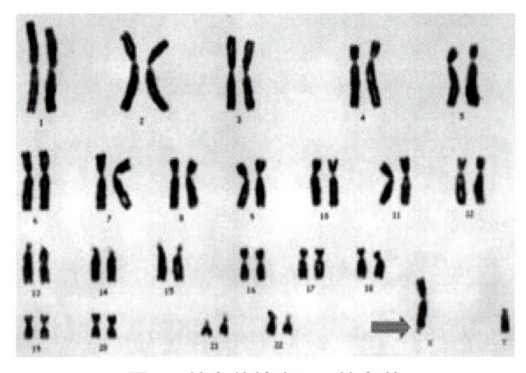

図8 染色体検査 X染色体
平成21年度厚生労働科学研究費補助金 日本人脆弱X症候群の実態調査研究班パンフレットより引用

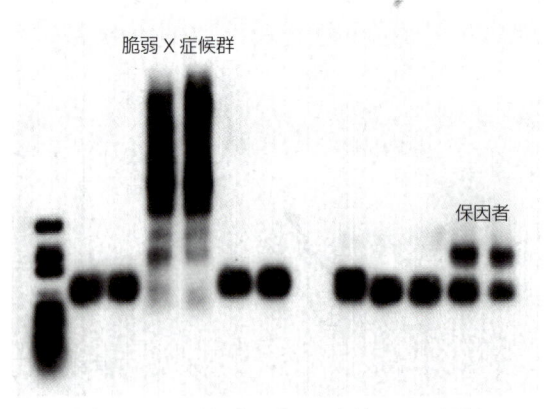

図9 PCR-サザンブロット法による解析
平成21年度厚生労働科学研究費補助金 日本人脆弱X症候群の実態調査研究班パンフレットより引用

検査が行われている．サザンブロットによる診断が常法であるが，PCR-サザンブロット法を用いた遺伝子検査法（図9）もある．このほかに，FMR1遺伝子のメチル化状態を検出する遺伝子診断も使われている．

（上田悦子）

4. インプリンティング疾患
A. インプリンティングとは

インプリンティングとは，いわゆる刷り込み現象のことで，発生過程で塩基配列に変化を与えることなく，精子由来か卵子由来かで遺伝子の働きが変わることである．

常染色体上の遺伝子は2つ存在する．1つは母（卵子）由来の遺伝子，もう1つは父（精子）由来の遺伝子である．インプリンティング遺伝子は，親由来の遺伝子によりRNAに転写されるか否かが決定される．例えば，Prader-Willi症候群（PWS）発症に関与する15番染色体長腕の*SNRPN*遺伝子は父由来では発現するが，母由来のそれは発現しない．したがって，父由来*SNRPN*の欠失で発症する．

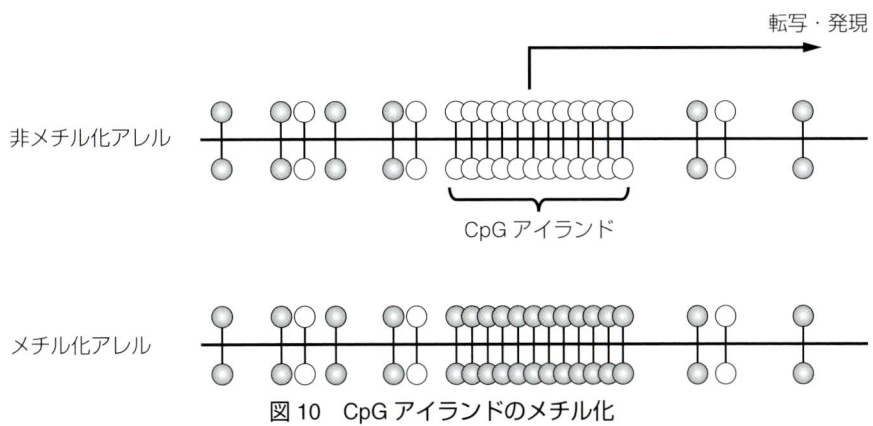

図10 CpGアイランドのメチル化
メチル化された領域には蛋白の結合能が変化し遺伝子機能が抑制される

B. 疾患のメカニズム

ゲノム全体を通じて比較した場合，シトシン，グアニン（C，G）の2塩基が高密度に繰り返して配列しているCGリッチな領域をCpGアイランドと呼ぶ．インプリンティングの初期メカニズムは今なお解明され尽くしていないが，様々な過程を経て，遺伝子のプロモーター領域のCG含量の多い部位"CpGアイランド"のシトシンが高度にメチル化されることで遺伝子発現が抑制され，機能喪失に至る（図10）．一般に，発現する側の遺伝子の変異や欠失が疾患の原因となるがインプリンティング遺伝子をもつ染色体の片親性ダイソミー（UPD）も疾患の原因となる（図11）．UPDの一因として染色体異常の回避がある．常染色体は本来両親由来であるが，トリソミーの回避現象などで，2本とも同じ親由来の染色体になるとUPDとなる．遺伝子のプロモーター領域が第1エクソンの周囲にあることが多い．ここは転写に必要な様々な分子が結合する領域であり，転写因子やRNAポリメラーゼが結合する．この領域のメチル化により，転写開始に必要な分子の結合を阻害し発現低下を招くことが多い．

C. 疾患の種類

主なインプリンティング疾患を**表5**に示した．

a. PWS

インプリンティング遺伝子は，働くアレルと働かないアレルに正確にコントロールされる．PWSでは15番染色体長腕に座位する父由来発現の*SNRPN*遺伝子が関与することはすでに述べた．したがって，父由来*SNRPN*の欠失で発症する．PWSの欠失型は7割であり，FISH法やマイクロアレイ法で診断可能である．一方，これらの検査で異常がみられない，いわゆる"非欠失型"PWSが3割である．染色体異常を伴わない非欠失型は構造異常を伴わないUPDが原因のほとんどで，このほかにインプリンティングセンターの異常がある（図11）．UPDはほとんどの場合，受精卵におけるトリソミーに起因していて，それを回避するために父由来の染色体が脱落することで生じる．つまりUPDには常染色体の不分離が関与している（図11）．不分離の多くは卵子の減数第一分裂中期で生じる．

b. AS

Angelman症候群（AS）の原因遺伝子*UBE3A*は*SNRPN*近傍に存在するが，母親由来発現である．ASの非欠失型は頻度が少ないが父親UPDである．またASは母由来の*UBE3A*遺伝子変異や欠失，インプリンティングセンターの異常でも生じる．PWSの*SNRPN*遺伝子とASの*UBE3A*遺伝子は近接しており，欠失型のPWSとASは欠失領域は同じであるか，欠失領域の親由来が異なる．

D. 疾患の検査の実際

臨床検査ではインプリンティングの最終的なマ

表5 インプリンティング疾患

疾患	遺伝子	locus
Beckwith-Wiedemann症候群（BWS）	KCNQ1OT1, H19	11p15.5
Prader-Willi症候群（PWS）	SNRPNと近傍の遺伝子群	15q11〜13
Angelman症候群（AS）	UBE3A	15q11〜13
網膜芽細胞腫（RB）	RB1	13q14.1〜q14.2
Russell-Silver症候群（RSS）	H19, IGF2ほか	17q25, UPD7
新生児一過性糖尿病（TNDM）	PLAGL1, HYMAI	6q24

既知のインプリンティング病を示すが，今後はさらに疾患数が増えると思われる

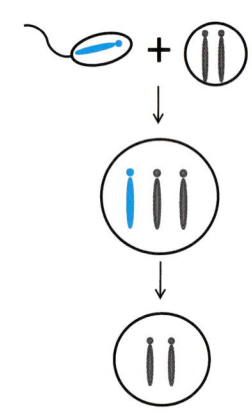

図11 トリソミー回避による片親性ダイソミー性ダイソミーの形成

ークとして，インプリンティング遺伝子のプロモーター領域にあるCpGアイランドにおいて，シトシンのメチル化頻度を測定する方法が用いられる．インプリンティングのゲノムDNAを用いた検査法は大別してメチル化感受性制限酵素を用いる方法とバイサルファイト処理があり，ここではバイサルファイト処理を説明する．バイサルファイト処理により非メチル化シトシンはウラシルに変換されるが，メチル化シトシンは影響を受けない．本処理により，メチル化配列と非メチル化配列を認識するPCRプライマーとPCR法によりメチル化の有無を判定することが可能である（図12）．欠失型のインプリンティング病は染色体検査，FISH法，CGHアレイ法で診断可能である．一方，UPDも含めた診断にはメチル化特異的PCR法と染色体検査の組合せが実用的である．

ここでPWSの検査について概説する．PWSが欠失疾患ととらえられていたときは主に高精度分染法を含めたGバンドによる染色体検査，その後は遺伝子座特異的プローブによるFISH法による診断が主であった．後に多型解析により片親性ダイソミーが証明された．さらにインプリンティング遺伝子のマーカーとしてメチル化を使えることが判明し，メチル化PCR法とFISH法の組合せが最も確かな診断法である．その理由は，メチル化解析は欠失型もUPDもインプリンティングセンターの異常もともに診断可能であるからである（図13）．

公共のデータベースより遺伝子を含んだゲノム配列を得ることができる（http://www.ensembl.org/Homo_sapiens/Info/Index など）．その後は市販のソフトウエアやウェブサイト（ここではUCSFから提供されるMethprimerを用いた．http://www.urogene.org/methprimer/index1.html）を利用し，配列のなかでCpCアイランドの候補の絞り込みとバイサルファイトを用いたときの塩基置換，および非メチル化，メチル化特異的なPCRプライマーの候補が検索できる．これで検査の準備が完了する．

バイサルファイト処理後の鋳型DNAを用いPCR反応を行う．図14ではSNRPN遺伝子のプロモーター領域のメチル化DNAを認識するプライマーと，非メチル化DNAを認識するプライマーを用意して，PWSの遺伝子診断の例を示したが，メチル化プライマーの産物と，非メチル化プライマーの産物のサイズがある程度（10%以上）異なるように設計できると，染色ゲル上で判

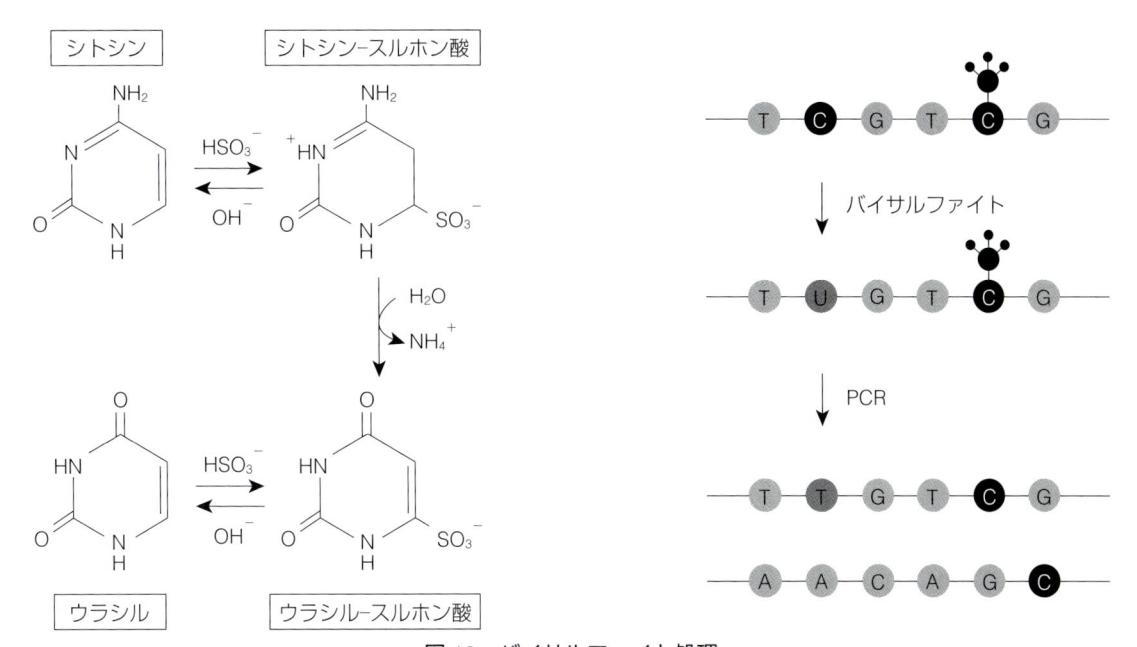

図12 バイサルファイト処理
非メチル化シトシンはバイサルファイトに感受性があり，C–G 結合から T–A 結合に変換される

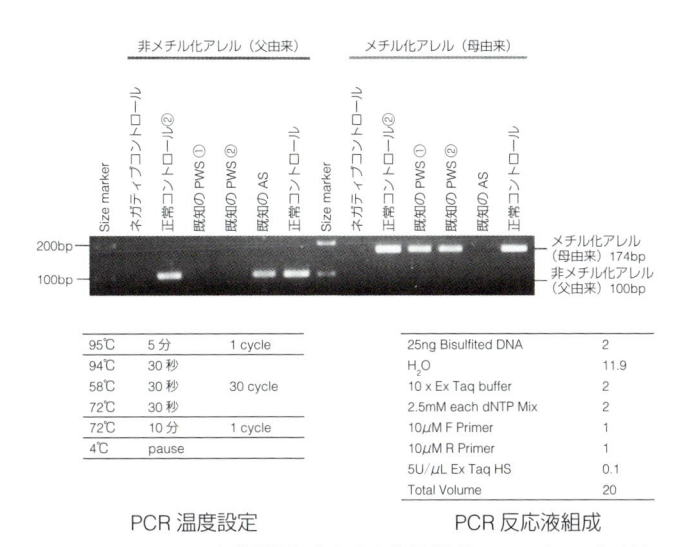

図13 DNA メチル化解析〔メチル化特異的 PCR（MSP）法〕による Prader–Willi 症候群の遺伝子診断

別が容易になる．

（坂爪　悟／細貝　昇）

5. ミトコンドリア病

ミトコンドリア（mt）蛋白質をコードしているのは，mtDNA と核 DNA であるが，ミトコンドリア病（mt 病）は，ミトコンドリア DNA（mtDNA）の変異を原因とする疾患を指す．mtDNA は卵細胞からのみ受け継がれる母系遺伝をする．mt は ATP の大部分を供給するために，主なミトコンドリア病では代償的に解糖系が亢進して乳酸，ピルビン酸が蓄積する．mt 病，mt 脳

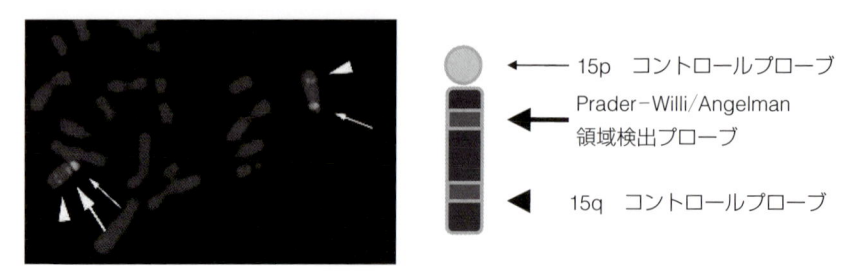

図14 Prader-Willi症候群の検査
メチル化PCRの実例とFISH法画像

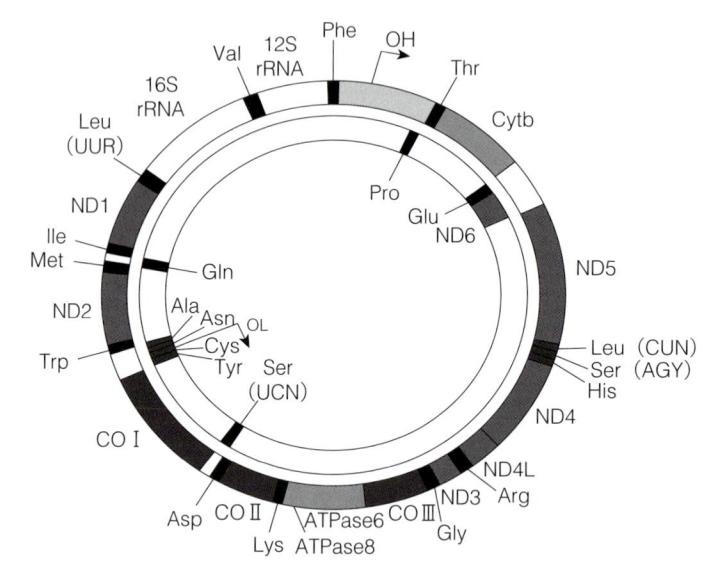

図15 ミトコンドリアDNAの構造
Sato A et al.: Biosci Rep 23: 313-337, 2003.

筋症が多い理由は脳，骨格筋，心筋ではATP消費量が多く，また分裂終了細胞からなるのでmt変異が蓄積するためである．分析上の最大の問題は核DNAよりmtDNAには多型が多く，標準的な野生型の塩基配列と異なっていても疾患遺伝子の変異とは限らないので野生型を同一個体で確認する．後述のヘテロプラスミーのため同一個体中に野生型mtDNAと変異型mtDNAが混在する．

A. ミトコンドリアの分子遺伝学

mtDNAは環状構造，ヘテロプラスミーとホモプラスミー，転写-複製の制御機構，多種類の高頻度多型の4点で核DNAと異なる．

a. mtDNAの環状2本鎖構造（図15）

mt内部に環状2本鎖のmtDNA（16,569bp）が細胞内に数千個ある．酸化的リン酸化反応を担う複合体はmt内膜で電子伝達とATP合成を行う．mtDNAには複合体Ⅰ，Ⅲ，Ⅳ，Ⅴのそれぞれに7種（図15 ND1-6，ND4L），1種（図15 Cytb），3種（図15 COI-Ⅲ），2種（図15 ATPase6，8）の計13種の蛋白質をコードする遺伝子が含まれている．さらにmt固有の蛋白質合成のために，2つのリボソームRNA遺伝子（図15 rRNAの12S，16S），22個の転移RNA遺伝子（tRNA，Arg，Val等）がある．遺伝子コドンは核とmtで異なっている．蛋白質合成を担うmtのtRNAの変異をSyn⁻変異といい，mtDNAでコードさ

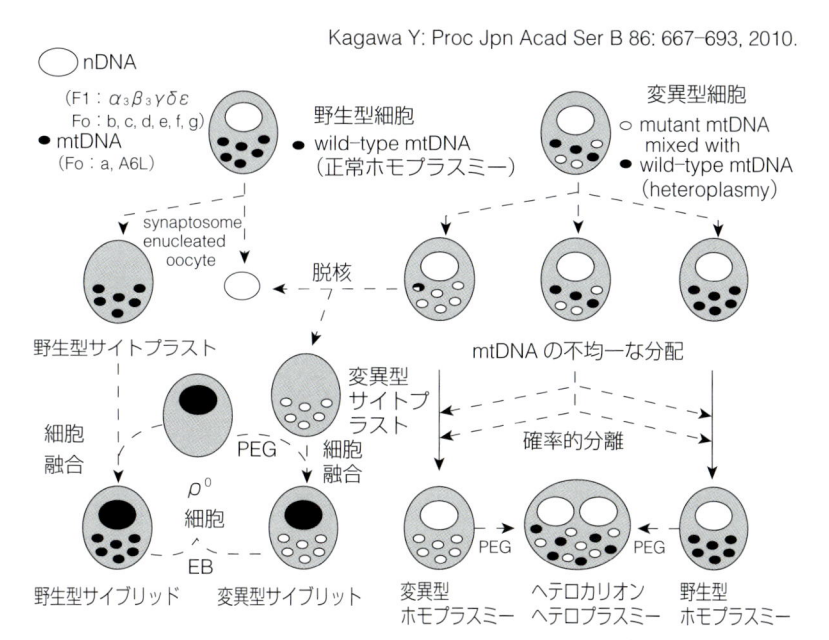

図16　ミトコンドリアのホモプラスミー，ヘテロプラスミー

れる蛋白質の合成が停止するため mt 疾患に多い．

b. ヘテロプラスミーとホモプラスミー（図16）

　ヘテロプラスミーとは同一細胞内に野生型と変異型の mtDNA（塩基配列の異なる mtDNA）が混在する状態である（図16右上）．核 DNA では親細胞と同一の遺伝子が 2 つの娘細胞に等しく伝えられるが，細胞内の数千個の mt は確率的に不均等に分配される．分裂を重ねるたびに異常 mt 対正常 mt の比率が変化し，最後に野生型 mt か変異型 mt の一方を 100％含む状態（ホモプラスミー）の細胞に分かれる（図16右下）．これを確率的分離と呼ぶ．mtDNA 変異が許容範囲を越えて蓄積した組織が病変を起こす．多くの mt 病は Syn⁻変異であるために，ほとんどの組織でヘテロプラスミーになっている．同じ mtDNA 変異が脳筋症や糖尿病など異なる臓器の病変を起こす理由はヘテロプラスミーの確率的不均等分による．

c. 転写–複製の制御機構

　mtDNA の転写と複製に関与する部分が D ループで，転写と複製は核 DNA がコードする転写因子（Tfam）で同時に支配される．核を除去した細胞がサイトプラスト（細胞質体）であり，mt を含む（図16左上）．自然のサイトプラストには血小板やシナプトソームがあり，クローン生物に用いられる脱核未受精卵もサイトプラストである．一方 mtDNA を除去した細胞を ρ^0 と呼び，その mt には酸化的リン酸化が欠けている．サイトプラストの mt と ρ^0 細胞を用いた mt 疾患の遺伝子治療が考案されている．

d. 多種類の高頻度多型

　1,419 人のアジア人のなかに実に 2,935 種類の一塩基多型（SNP）があった．

B. ミトコンドリア DNA の多型と疾患

　MITOMAP という mtDNA のデータベースによると 200 種の点変異が mt 疾患の原因となっている．主な変異点とその略号を図17に示す．mtDNA は活性酸素の発生源である mt 中にあり，またクロマチンで保護されておらず，DNA 修復酵素系が乏しいために核 DNA の数十倍も変異を起こしやすい．核 DNA よりも mtDNA の変異が多いため，人種の系統樹を作成するのにも使われ

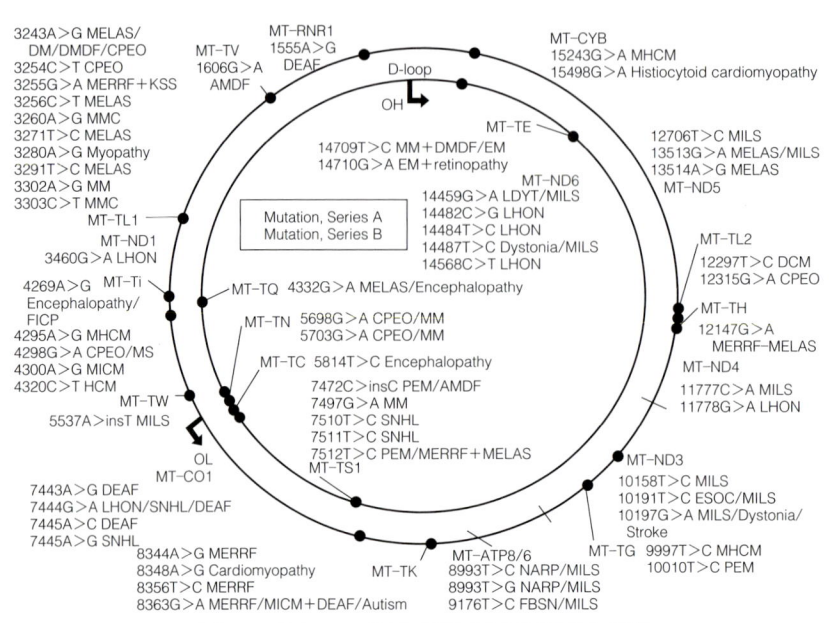

図17　ミトコンドリア遺伝子の変異点と疾患

る．高頻度な mt 脳筋症の 3 大病型は次の MELAS（mitochondrial myopathy, encephalopathy, lactacidosis, stroke：メラス，乳酸アシドーシス・脳卒中様症候群を伴う mt 脳筋症），MERRF〔myoclonus epilepsy with ragged red fibers：マーフ，赤色線維・ミオクローヌスてんかん症候群（福原病）〕，KSS（Kearns-Sayre 症候群）である．

a. MELAS

mtDNA のロイシン tRNALeu（UUR）部位 A3243G の変異が主であるが，T3271C，A3251G 等もある（図17左上）．典型的な Syn⁻変異である．A3243G 変異が人口10万人あたり230人と高頻度なため，mt 病では日常の臨床検査の項目となっている．卒中様発作93％，痙攣85％，高乳酸血98％，感音性難聴44％，mt 糖尿病13％がみられ，ragged red fiber と呼ばれる異常 mt の代償的増殖筋線維像が90％にみられる．MELAS という単一遺伝子病であっても変異 mtDNA の確率的分離のため病態を示す臓器と重症度に大きな相違がある．

b. MERRF

ミオクローヌス，痙攣，小脳症状，筋症状が主な小児疾患．mtDNA のリジン tRNA の8,344番の点変異による（A8344G）が T3271C，A3251G もある（図17左下）．典型的な Syn⁻変異である．

c. KSS

外眼筋麻痺，網膜色素変性，心伝導ブロックが3主徴である．Syn⁻変異であるが mtDNA の一部欠失によるため，数個の mt-tRNA が欠ける．

d. LHON，Leber 病

NADH 脱水素酵素（図15，17 ND）の点変異によるため，Syn⁻変異でなく酵素蛋白質の変異である．視力低下が主症状（図17の数カ所）．NARP mtDNA の ATP 合成酵素の Fo 部分の a サブユニットの点変異による（T8993G/C）（図17下）．慢性進行性外眼筋麻痺症候群眼瞼下垂（CPEO）で mtDNA 欠失による．

D. ミトコンドリアゲノムの全周解析法

ヒトの mtDNA は1981年に全塩基配列が決定された（図15）．mt から mtDNA を精製し，PCR で増幅し，制限酵素で得られた多数の DNA 断片を分離して，その塩基配列を決定した．その過程を以下に示す．① PCR 法で mtDNA の全長を 6 本の約 3kb の DNA 断片（A～F 断片）を得る．②各断片から10本の600～1,000bp の断片をさ

らに増幅し，その塩基配列を決定し，600×60＝36,000bp のデータを得る．③複数の断片の塩基配列を重ね合わせて 16,569bp のゲノムデータを得る．96孔の PCR プレート 60 枚を用いれば，一疾患群（96人）の分析が可能である．M13 universal forward primer の 18 塩基の配列の後に mtDNA の L 鎖（light strand）に特異的な 20 塩基の配列を付加した 38 塩基の FL プライマーを 60 本の DNA 断片の増幅に用いているので，すべての塩基配列決定は M13 universal forward primer を用いて解析する．

（香川靖雄）

チェックリスト

- □初期の流産胎児で発見される染色体異常のおおよその頻度を述べよ．
- □Down 症候群，Klinefelter 症候群，Turner 症候群のおおよその頻度を述べよ．
- □Down 症候群と臨床診断されて染色体検査をする理由を述べよ．
- □染色体異常の出生前診断の材料を述べよ．
- □隣接遺伝子症候群で用いられる検査を複数あげ，それらの検査の限界を述べよ．
- □染色体脆弱性を示す疾患で用いられる検査を述べよ．
- □先天代謝異常症の遺伝子検査の材料と各々の特徴を述べよ．
- □先天代謝異常症のマススクリーニングと遺伝子診断との関係を述べよ．
- □先天代謝異常症における遺伝子診断の利点と欠点を述べよ．
- □トリプレットリピート病の遺伝子の変化と病態との関係を述べよ．
- □表現促進とトリプレットリピート病との関係を述べよ．
- □トリプレットリピート病の遺伝子診断で用いられる検査方法を述べよ．
- □主なトリプレットリピート病を 3 つあげよ．
- □代表的なインプリンティング疾患を 2 つあげよ．
- □インプリンティングの分子機構を述べよ．
- □インプリンティング疾患の遺伝子診断法の原理と実際の方法を述べよ．
- □代表的なミトコンドリア病を 3 つ述べよ．
- □ホモプラスミーとヘテロプラスミーについて述べよ．
- □ミトコンドリア病の遺伝子診断法をあげよ．
- □ミトコンドリア病の遺伝子診断の有用性と限界を述べよ．

VI 遺伝子検査の実際

2 癌の遺伝子検査

染色体，遺伝子の解析技術の急速な進歩により，癌を理論的に理解することが可能となってきた．当初は細胞遺伝学的手法である巨視的な染色体異常の解析に限られていた．その後，抽出DNAを用いたサザンブロット法，PCR法，抽出RNAを用いたノーザンブロット法，RT-PCR法などの分子遺伝学的手法，全ゲノムを用いた包括的解析法であるマイクロアレイをはじめとする分子細胞遺伝学的手法が開発された（**表1**）．これらの癌治療に貢献すると考えられる分子レベルの解析法を紹介する．

1. ヒトの発癌の分子機構

腫瘍の分子異常は染色体異常と塩基配列異常に分類される．多くの癌細胞では，まずDNAに傷がついてゲノムの不安定性が生じ，次いで直接的な原因となる標的遺伝子の変異原性突然変異を獲得する．

A. 癌は多段階の遺伝子疾患である

発癌は多段階過程を経るという概念（多段解説）は，前癌（良性）病変から悪性腫瘍に至る形態的な観察により支持される．大腸癌は，良性病変から悪性腫瘍への移行が容易に判定でき，腺腫，上皮内癌，浸潤性癌，そして最終的な局所，遠隔転移に至る明確な段階を経て進行する（**表2**）．同時に，腫瘍の発症と進行に伴う明確な病理組織変化と特異的な遺伝子変異に相関がみられる．

B. 突然変異と癌

放射線などの外因性因子による体細胞性突然変異が癌の原因であることが示された．比較ゲノム超変異（comparative genomic hypermutation）により，巨視的（細胞遺伝学的），微視的異常が多

表1 癌の染色体・遺伝子診断法

方法	解析対象	特徴
染色体解析	染色体	数的異常，構造異常の検出
サザンブロット法	DNA	遺伝子再構成検出に最も一般的
PCR法	DNA	既知の遺伝子の構造，点突然変異
PCR-SSCP法	DNA	既知の遺伝子の点突然変異
DNA塩基配列決定	DNA	DNAの塩基配列決定
ノーザンブロット法	RNA	遺伝子発現様式を調べる
RT-PCR法	RNA	少量のサンプルで遺伝子発現様式を調べる
定量的リアルタイムPCR法	RNA, DNA	少量の遺伝子発現（mRNA），DNAを定量
FISH法	染色体，間期核	転座，染色体コピー数異常の検出
CGHアレイ法	ゲノムDNA	ゲノムコピー数異常の解析
DNAチップ法	RNA	既知遺伝子の網羅的発現解析

表2 癌の多段階発癌

APC（adenomatous polyposis coli）：癌抑制遺伝子（不活化）	腺腫
⇩	
RAS（rat sarcoma gene，ラット肉腫遺伝子）：癌遺伝子（発現）	上皮内癌
⇩	
p53：癌抑制遺伝子（不活化）	浸潤性癌
⇩	
DCC（deletion colorectal cancer）：癌抑制遺伝子（不活化）	局所転移
⇩	
第13，14染色体（癌抑制遺伝子局在）：（欠失）	遠隔転移

表3 B-ALL（L3）（Burkittリンパ腫）

t(8;14)(q24;q32)	MYC	IgH	
t(2;8)(p12;q24)	Igκ	MYC	
t(8;22)(q24;q11)	MYC	Igλ	

表4 MDSの染色体異常

治療関連MDS	95%
−5/del（5q）あるいは−7/del（7q）	90%
+8	10%
複雑核型異常	90%

くのヒト腫瘍で明らかにされた．次いで，増殖，分化にかかわる多くの癌遺伝子や癌抑制遺伝子が同定され，その変異と腫瘍の成立における役割が明らかになった．最近は，マイクロアレイ遺伝子発現研究により，癌は究極的に遺伝子発現異常であることが判明している．

遺伝子，染色体異常による腫瘍の発症は以下の4つに分類される．

a. 相互転座によるキメラ遺伝子形成

慢性骨髄性白血病（CML），急性リンパ性白血病（ALL）のPh染色体をはじめとする多くの白血病の染色体異常がこれに属する．RT-PCR法による融合遺伝子発現確認が最適である．急性骨髄性白血病（AML），M2のt（8;21）(q22;q22)，M3のt（15;17）(q22;q12)，M4Eoのt/inv（16;16）(p13;q22)により，それぞれAML1-ETO，PML-RARα，CBFβ-MYH11キメラ遺伝子産物が産生され，造血細胞にドミナントネガティブに作用して分化制御が破綻する．さらに付加的な（増殖促進）異常により白血病が発症する．

b. 近傍型染色体転座

多くの悪性リンパ腫では，免疫グロブリン（Ig）遺伝子（B細胞腫瘍），T細胞受容体（TCR）遺伝子（T細胞腫瘍）が標的遺伝子の近傍に位置して遺伝子発現を亢進する（表3）．100kbp以上離れているので検出にはFISH法やサザンブロット法が適している．DNA検体を用いたPCR法も可能である．

c. 癌抑制遺伝子欠失

骨髄異形成症候群（MDS）（表4），網膜芽細胞腫（RB），大腸癌（表2）が代表的である．MDSの染色体異常では+8を除き欠失が多く，相互転座は少ない．癌抑制遺伝子の関与が大きいことが推測される．

d. 点突然変異

AMLの正常染色体例でAML1，PU.1，GATA-1，C/EBPαの点突然変異により分化の阻害が生じることが原因である．癌変異に必要な遺伝子異常は6〜8個以上であり，増殖と分化の両方の異常が必要であるとされる．AMLの発症には，増殖促進（クラスⅠ変異）と分化・成熟停止（クラスⅡ変異）の2群の遺伝子異常が必要である（two-hit theory）（図1，2）．しかし，腫瘍は変異を起こしやすく，変異は集積しやすいために，1個の細胞は平均数千個の突然変異を有している．

C. 癌細胞は突然変異を起こしやすい

癌細胞は，腫瘍化の開始から発症まで多くの遺

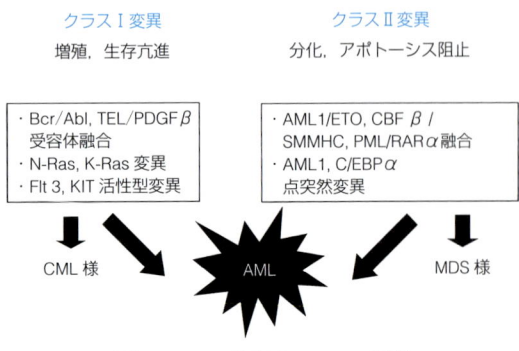

図1 AML発症のtwo-hit仮説

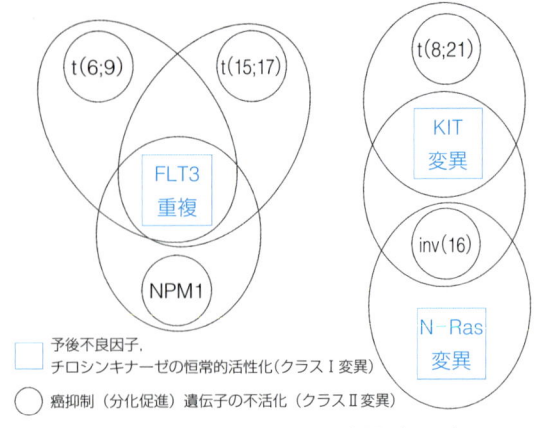

図2 クラスⅠ＋クラスⅡ変異（AML）

伝子異常を集積する．内因性突然変異率はきわめて低率であり，腫瘍細胞の多数の遺伝子異常を説明できない．腫瘍化の最初の段階（必須段階）は，突然変異の好発現性，遺伝子不安定性を引き起こす異常であるとの指摘がある．まず，外因性の突然変異因子が作用し，次いでDNA損傷の認識，修復能が減弱して偶発突然変異率や突然変異感受性が亢進する．逆に，増殖優位性遺伝子の選択的獲得のみが腫瘍化に重要だとする説もある．

a. 正常細胞の偶発突然変異率

ヒトの変異のない細胞の1細胞周期，1塩基あたりの突然変異率は，$2.7 \times 10^{-10} \sim 1 \times 10^{-9}$ と推測される．細胞1個あたりの全生涯の突然変異総数は約3個となり，発癌に至ることはない．このことから，多段階発癌経路を経て進行する腫瘍性変異の第一歩は，偶発突然変異率の増加に関連する変異であるとする仮説が立てられた．このような突然変異向性細胞では，急速に突然変異が集積して，増殖促進と腫瘍化に必要な遺伝子異常を獲得する頻度が高まる．

b. 癌細胞の突然変異率

悪性腫瘍細胞の突然変異率は非変異細胞の100倍である．腫瘍細胞株で，DNA修復欠損株では修復能を有する細胞株より突然変異率は750倍高い．

D. ヒト癌におけるゲノム不安定性

大部分の癌では染色体や塩基配列の異常を認める．このことは，すべての腫瘍細胞は，持続的な遺伝子損傷を受け，種々の程度のゲノム不安定性を獲得したことを推測させる．一方，DNAを高度・正確に複製し，損傷を認識・修復する2つの機構が機能する正常細胞のゲノムは顕著な完全・無欠を維持する．それでも，これらの細胞にまれに散発的な突然変異が起こりうる．

ゲノム不安定性には2つの機序がある．累積的機序では，細胞分裂のたびに新たな突然変異が生じてゲノムの維持・安定ができなくなる．そして，この特質は遺伝する．例として，遺伝性非ポリポーシス大腸癌がある．もう一方の偶発的機序では，恒常性を維持する細胞に散発的遺伝子損傷が生じる．ゲノムの広範な損傷を伴うことなく，特異的な突然変異や染色体異常が発生する．酸化的ストレスなどにさらされた細胞が生存するための適応突然変異の大部分がこれに相当し，増殖亢進ではなく，変異クローンの拡大が生ずる．多数の散発性腫瘍がこれに相当し，癌抑制遺伝子不活化を介する散発性大腸癌などがある．小児癌では，成人と比較して，遺伝子損傷の早期の開始と急速な進行により，遺伝子異常の集積がより急激に腫瘍発生レベルに到達する．

E. 癌の染色体異常

染色体異常には，数の異常（異数性）と構造異常がある．その成因は，それぞれ染色体の数と構造の不安定性に由来する．

a. 染色体の数の不安定性

同一組織から樹立した大腸癌細胞株で，異数性を認める細胞株では二倍体株と比較して染色体の獲得あるいは喪失頻度が10〜100倍高い．ミスマッチ修復遺伝子異常を有する大腸癌細胞株では正常株と比較してloss of heterozygosity（LOH）の頻度が10倍高頻度である．

1）*p53*不活化が染色体数の異常の原因となりうる

*p53*癌抑制蛋白は，DNA損傷時の細胞周期の進行とチェックポイントに重要な役割を果たす．ヒトの癌で，*p53*はしばしば変異し，その変異癌で染色体の数の異常頻度が高いことが報告されている．しかし，染色体不安定性の直接的な原因ではないとする考えもある．

2）中心体の機能異常による染色体異常

ヒトの癌で，中心体の数，形状の異常，紡錘体の多極性が報告され，細胞分裂時の染色体分離の異常の原因であるとされ，SATI15キナーゼの高発現が一因とされる．

3）紡錘糸チェックポイント機能異常により異数性を生ずる

すべての染色体が紡錘糸と動原体で結合して赤道面で整列するまで両極に分離しないことから，紡錘糸チェックポイント機能の重要性が理解される．乳癌での*MAD2*遺伝子発現低下，大腸癌の*BUB1*突然変異，*ATM*の突然変異などが原因である．

4）DNA損傷チェックポイント機能異常により異数性を生ずる

p53，*ATM*，*BRCA1*，*BRCA2*の異常が原因としてあげられる．

b. 染色体構造の不安定性

遺伝子の増幅，再構成と転座，大規模欠失の3種類に分類される．癌の増殖の優位性につながる．

1）遺伝子増幅

増幅遺伝子が癌原遺伝子を含めば増殖優位性を獲得する．一般的には，腫瘍の進行期，末期に生じる異常で，化学療法に抵抗性となる．したがって，前癌病変の遺伝子異常に関与する可能性は低い．*p53*の不活化が原因とする説もあるが，アポトーシスを逃れて異常が集積することによる間接的な関与の可能性もある．

2）染色体の再構成と転座

再構成のうち，転座が最も高頻度である．複雑転座では異常に一定の傾向がみられず，ランダムで複雑な転座となる．単純転座では，特定の疾患に共通した異常を認め，疾患特異的で原因遺伝子と考えられる．例としてPh染色体があげられる．転座により，癌原遺伝子の活性化や癌抑制遺伝子の不活化が生ずることで発癌につながると推測される．

3）大規模染色体欠失

多くの例では，これらの欠失染色体に含まれる癌抑制遺伝子が原因と考えられる．大腸癌では5q（*APC*），17p（*p53*），18q（*DCC*）の欠失がある．

F. ヒト癌のマイクロサテライト不安定性

マイクロサテライト不安定性（microsatellite instability：MSI）は単純反復配列の変化であり，拡張（挿入）と短縮（欠失）があり，多くはフレームシフト変異となる．マイクロサテライトは1〜4個（あるいはそれ以上）のヌクレオチドの様々な回数の繰り返しからなる配列である．このような配列は無数に存在し，ヒトゲノムにランダムに分布する．MSIは遺伝性大腸癌や散発性腫瘍で高頻度に認められる．

a. ヒト腫瘍のマイクロサテライト不安定性の決定

MSIを有する腫瘍には多数のマイクロサテライト配列の変異があるが，これらの腫瘍ですべてのマイクロサテライト配列が変異しているわけではない．①繰り返し配列の種類（モノヌクレオチド，ジヌクレオチド，その他），②繰り返し配列の長さ（繰り返し配列数），③ゲノム中の繰り返し配列の局在，④基盤となる分子病変などが特異的マイクロサテライト座の変異率に影響する．

癌のMSI成立には，ミスマッチ修復遺伝子変異の数と特性が直接的な影響を及ぼす．例えば，*PMS2*異常を有する癌細胞はトリヌクレオチド反復配列の，*MSH3*あるいは*MSH6*変異はジヌクレオチド反復配列の不安定性を示す．

b. ヒト癌のマイクロサテライト不安定性の頻度

遺伝性非ポリポーシス大腸癌では高く（89％），散発性大腸癌では低い（15％）．散発性胃癌では低く，多発性腫瘍の合併や遺伝傾向があると高い（それぞれ61％と32％）．散発性乳癌，卵巣癌，食道癌，肝臓癌，肺小細胞癌，前立腺癌ではそれぞれ17％，13％，27％，28％，29％，32％である．グリオーマ，神経膠芽腫，睾丸，甲状腺，子宮頸部の癌では低い（<10％）．

c. ミスマッチ修復欠損によりマイクロサテライト不安定性を生ずる

MSH2, *MSH3*, *MSH6/GTBP*, *MLH1*, *MLH3*, *PMS1*, *PMS2* の欠損が関与している．MSIを有する遺伝性非ポリポーシス大腸癌患者の生殖細胞や，散発性大腸癌患者の体細胞でこれらの遺伝子の1つあるいは複数の変異を認める．

d. DNA修復能が正常な細胞と障害された細胞のマイクロサテライト突然変異率

正常線維芽細胞では 12.7×10^{-8} 変異数/細胞/世代である．癌細胞のうち，ミスマッチ修復が維持された場合は 9.8×10^{-6} 変異数/細胞/世代で，欠損した場合は $1.6 \times 10^{-4} \sim 3.3 \times 10^{-3}$ 変異数/細胞/世代である．

e. ミスマッチ修復遺伝子異常がマイクロサテライト不安定性の原因となる

MSIを認めるミスマッチ修復遺伝子欠損腫瘍では，ミスマッチ修復遺伝子のgenetic complementation（遺伝子相補実験）により，特異的遺伝子座あるいは特異的遺伝子がMSIの原因であることを明らかにした．例えば*MSH2*変異腫瘍細胞株への*MSH2*, *MSH6*を有する2番染色体の導入により，遺伝子の安定性とミスマッチ修復の改善がみられた．

f. ミスマッチ修復遺伝子のエピジェネティック抑制がマイクロサテライト不安定性の原因となる

ミスマッチ修復遺伝子の発現にエピジェネティック調節が関与することを複数の研究者が明らかにした．*MLH1* の発現，*MLH1* のプロモーター領域のメチル化，MSIの相互の関連が散発性大腸癌で明らかになった．

g. 酸化ストレスとミスマッチ修復機能の喪失

慢性炎症では，フリーラジカルの過剰によりDNA損傷が誘発されることが知られている．ミスマッチ修復能が維持された細胞では，低レベルの活性酸素暴露でもマイクロサテライト配列の突然変異性変化が生じない．しかし，ミスマッチ修復能欠損細胞では，活性酸素ストレスにより多数のマイクロサテライト変異を認め，活性酸素補足剤投与で損傷が防御される．多くの癌は慢性炎症と密接に関係し，酸化ストレスによるDNA損傷が腫瘍性変異リスクを高めると考えられる．DNAメチル化や酸化ストレスの直接作用によりミスマッチ修復能が傷害される．酸化ストレスは，*MutSα*, *MutSβ*, *MutLα* などのミスマッチ修復複合体の損傷を介してミスマッチ修復を不活化する．

h. マイクロサテライト不安定性の分子標的

いくつかの反復配列は構造遺伝子のコード領域内に存在する．これらの遺伝子はマイクロサテライト不安定性の標的になりうる．*TGFβII*遺伝子は2つの単純反復領域を有し，マイクロサテライト突然変異で不活化されることが確認された最初の遺伝子である．現在，このような異常を示すマイクロサテライト不安定性腫瘍が多数認められている．増殖制御，DNA修復に関与する*APC*, *BAX*, *E2F-4*, *IGFIIR*, *MSH3*, *MSH6*, *TCF-4*, *BLM* その他の遺伝子はマイクロサテライト座の突然変異によりフレームシフトをきたす．

2. 細胞遺伝学的解析

染色体解析が代表的である．癌は，増殖を促進する遺伝子変化の蓄積した結果として生じる．こうした変化には，染色体異常や特定の遺伝子変異が存在する．このような変異，異常は通常は体細胞に起こるが，生殖細胞に起こることもあり，その場合には癌の遺伝的素因となる．細胞遺伝学的手法により染色体の数（異数性異常，倍数性異常など）と構造異常（転座，欠失，重複，逆位など）についての全体的な把握を可能にしてくれる．病型特異的な染色体転座では，その転座切断点から癌遺伝子がみつかる．染色体欠失領域は共

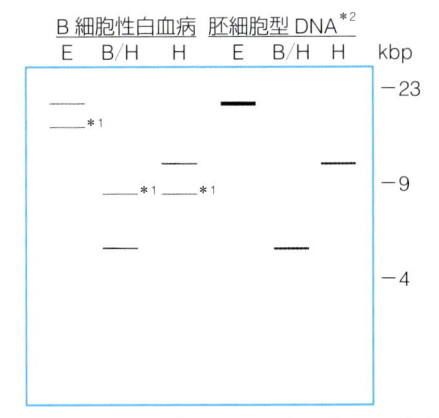

図3 JHプローブによるサザンブロット解析
*¹：再構成バンドを認める
*²：顆粒球，胎盤 DNA
E（EcoRI），B（BamHI），H（HindIII）

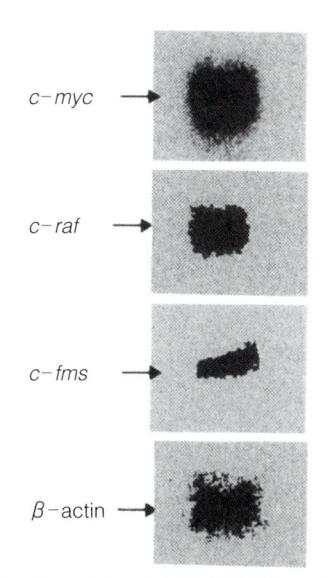

図4 ノーザンブロット解析を用いた mRNA 発現
単球様分化を示した形質細胞白血病で c-myc, c-raf, c-fms 遺伝子発現を認めた． β-actin はインターナルコントロール．分子量マーカーを同時に泳動し目的遺伝子を確認した．発現遺伝子を切り出して並べて示した

通することが多く癌抑制遺伝子座を含んでいることが多い．

染色体解析は通常，染色体が凝集して顕微鏡下ではっきりと再現性よく特定できる分裂中期の細胞で行われる．DNA 複製（S 期）は体細胞分裂（M 期）の前に起こるので，各染色体は 2 つの等しい姉妹染色分体がセントロメアで束ねられた状態にあり，それぞれ父母から由来する一対の相同染色体として観察される．細胞にコルセミドまたは類似の試薬を添加すると，染色分体を両極に引き離す紡錘体形成が阻害され，細胞分裂は分裂中期で中断・同調・蓄積する．その細胞を低張液で膨潤させ，カルノア液（メタノール酢酸）で固定し，スライドグラス上に展開して標本を作製する．標本をトリプシンで消化した後にギムザ染色を行うと染色体に特徴的な濃染されたバンドが認められる（G バンド法）．通常 550 個のバンドが観察される．最近ではデジタルカメラを用いて，顕微鏡に装備されたコンピュータで染色体解析を行う．細胞遺伝学的解析によって得られた結果は核型と呼ばれる．

3. 分子生物学的解析

技術の進歩によって特定の遺伝子の同定と単離が可能となった．単離した遺伝子の塩基配列を決定すれば，その産物のアミノ酸配列が推定できる．予想されるアミノ酸配列に対応する小さなペプチドを合成し，そのアミノ酸配列に対する抗体を作る．多くの場合，こうした抗体は素の完全な蛋白質と反応し，遺伝子産物の単離精製を可能とする．腫瘍の遺伝子解析によく用いられる技術の応用例を示す．

A. サザンブロット法の応用（88 頁参照）

既知の腫瘍関連遺伝子，特にリンパ系腫瘍における Ig 遺伝子，TCR 遺伝子の再構成の検出，クローナリティーの同定，ウイルスゲノムの検索などに用いられる（図3）．未知の遺伝子でも疾患と強い連鎖を示す DNA マーカー（VNTR やマイクロサテライトマーカーなど）が見出されている場合，RFLPs を用いたリンケージ解析で診断が可能である．また，その応用である DNA フィンガープリント法は親子鑑定，個人識別などの法医学分野に変革をもたらした．

143

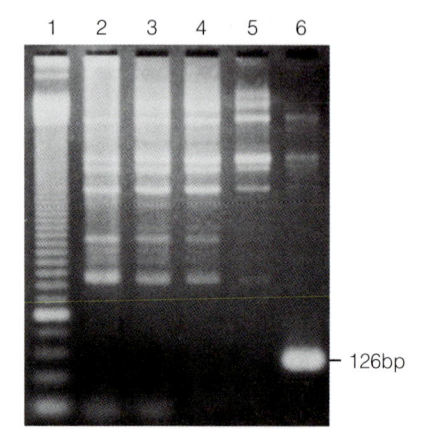

図5　PCR法によるEBVゲノムの増幅
レーン1は50bp分子量マーカー，レーン2〜6は白血病細胞株．レーン6（Raji細胞）でのみ126bpのEBVゲノムが検出された

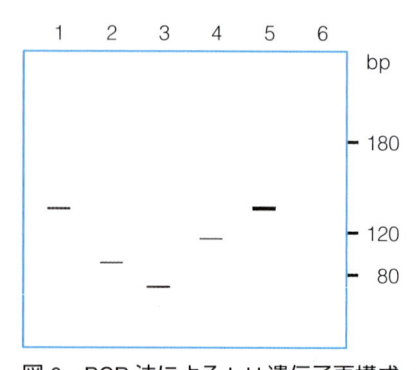

図6　PCR法によるIgH遺伝子再構成
1〜5：B細胞性白血病
6：胚細胞型DNA

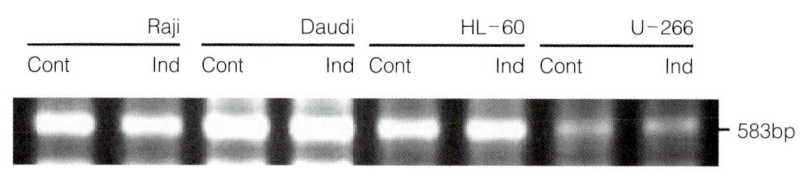

図7　RT-PCR法によるVEGF遺伝子発現
4種類の白血病細胞株にインドメタシンを非添加（Cont），添加（Ind）でVEGFの発現（583bp）を比較した．GAPDHのインターナルコントロールと比較した結果は影響なしという結果であった

B. ノーザンブロット法の応用（99頁参照）

ノーザンブロット法は遺伝子の発現を解析する最も基本的な方法であり，その応用例は多数ある（図4）．RNaseプロテクションアッセイ法，S1マッピング法は，すでにサイズや出現するmRNAの種類が既知である場合に用いられ，発現量が比較的少ない場合は有用な方法である．ノーザンブロット法に勝るサイズに関する情報は得られない．

C. PCRの応用（97頁参照）

検体中の目的のDNA断片の有無の検出（染色体転座による融合遺伝子，ウイルスなど），リンパ系腫瘍におけるIg遺伝子，TCR遺伝子の再構成の検出，クローナリティーの同定，腫瘍の微小残存の検出に有用である（図5，6）．10^5〜10^6の正常細胞に混ざった1つの白血病細胞を検出可能である．また，PCR-SSCP法による変異のスクリーニング，DNA断片のサブクローニングなどに応用できる．

D. RT-PCRの応用（100頁参照）

目的遺伝子mRNA発現の検出，半定量，cDNAのクローニングなどに用いられる（図7）．染色体の相互転座によって生ずる融合遺伝子産物は腫瘍細胞にのみ存在するので，その検出は理想的な手法となっている．

E. 定量的リアルタイムPCRの応用（105頁参照）

既知遺伝子のmRNA発現量，残存ウイルスの

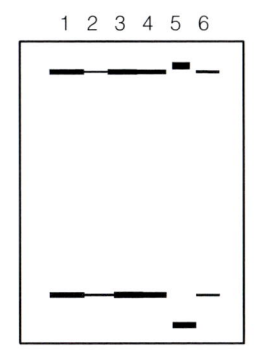

図8 SSCPアッセイ

6例の乳癌患者の腫瘍細胞由来DNAを用いて，*p53*遺伝子エクソン9をPCR増幅しSSCPアッセイを行った．患者5で*p53*遺伝子エクソン9の塩基配列に変異があることがわかる

コピー数，微小残存病変，染色体コピー数異常の検出などに広く用いられている．

F. 一塩基多型の応用 （109頁参照）

例えば，シトクロムP450代謝酵素に影響を与えるSNPは，薬物代謝を変える可能性がある．また，疾患（例えばミスセンス変異を起こすSNP）や疾患の素因となる可能性がある．

ゲノムあたり3000万個のSNPが存在し，公共データベースがある．マイクロアレイ（SNPチップ）により，1サンプルあたり100万個までのSNP解析が可能となり，疾患の連鎖解析から全ゲノム関連解析に移行してきた．癌で一般にみられる対立遺伝子不均衡，コピー数異常，LOHのスクリーニングに用いられ，癌の罹患リスク，予後，生存，治療反応性，進行と転移など癌の様々な評価に広く用いられる．

G. DNA塩基配列決定の応用

DNA鎖の塩基配列を公共データベースのデータ（www.ncbi.nlm.nib.gov など）と比較し，配列が類似する領域を検出したり，Ig遺伝子スーパーファミリーのような多数の遺伝子や，遺伝子中の小さな機能部分をファミリーに分類することも可能である．このような遺伝子は高いホモロジーがあり，共通の先祖遺伝子から進化したと考えられる．特徴あるゲノム配列データから，遺伝子の染色体上の位置を正確に同定し，腫瘍の染色体異常との関連性を判断できる．

Roche, Life Technologies, Illuminaの3社は大量高速塩基配列決定法（115頁参照）を開発し，一度に数百万個の配列を比較的廉価で解析可能である．新規突然変異，再構成，その他のゲノム異常の同定が可能となり，AML，CMLその他の癌の発症機構の解明がなされている．

H. 1本鎖DNA高次構造多型（SSCP）の応用

一塩基置換を含めた各種DNA変異を迅速かつ容易に検出できる（図8）．SSCPでは塩基の変異の性質を明らかにできないので，DNAの当該領域の塩基配列決定が必要である．

4. 分子細胞遺伝学解析
A. FISH法の応用 （77頁参照）

遺伝子，染色体断片，染色体全体の特異的プローブをビオチンやジゴキシゲニンで標識し，染色体にハイブリダイズさせる．分裂中期染色体のみでなく生検腫瘍や採取血液細胞の分裂間期核の解析も可能である．

染色体異常が複雑な場合，24種類のヒト染色体に特異的な染色体ペインティングDNAプローブを用いたM-FISH（multiplex-FISH）法やSKY（spectral karyotyping）法により個々の染色体を着色することで由来染色体を明らかにすることができる．染色体の数的異常，欠失，転座切断点，テロメア長の算出が可能である（図9）．

B. CGH法の応用 （81頁参照）

細胞遺伝学的異常が未知の場合，FISH検出の適切なプローブを用いることができない．このような場合，CGH法により異なる細胞間の染色体間に認められる違いの詳細なマップを作製する．

線維芽細胞などの正常細胞と目的とする腫瘍細胞DNAを異なる色素で標識し，分裂中期の正常染色体に同時にハイブリダイズさせる．腫瘍のDNA配列の増幅，欠失はそれぞれ腫瘍の蛍光の増強，正常の蛍光の増強として観察される．逆位

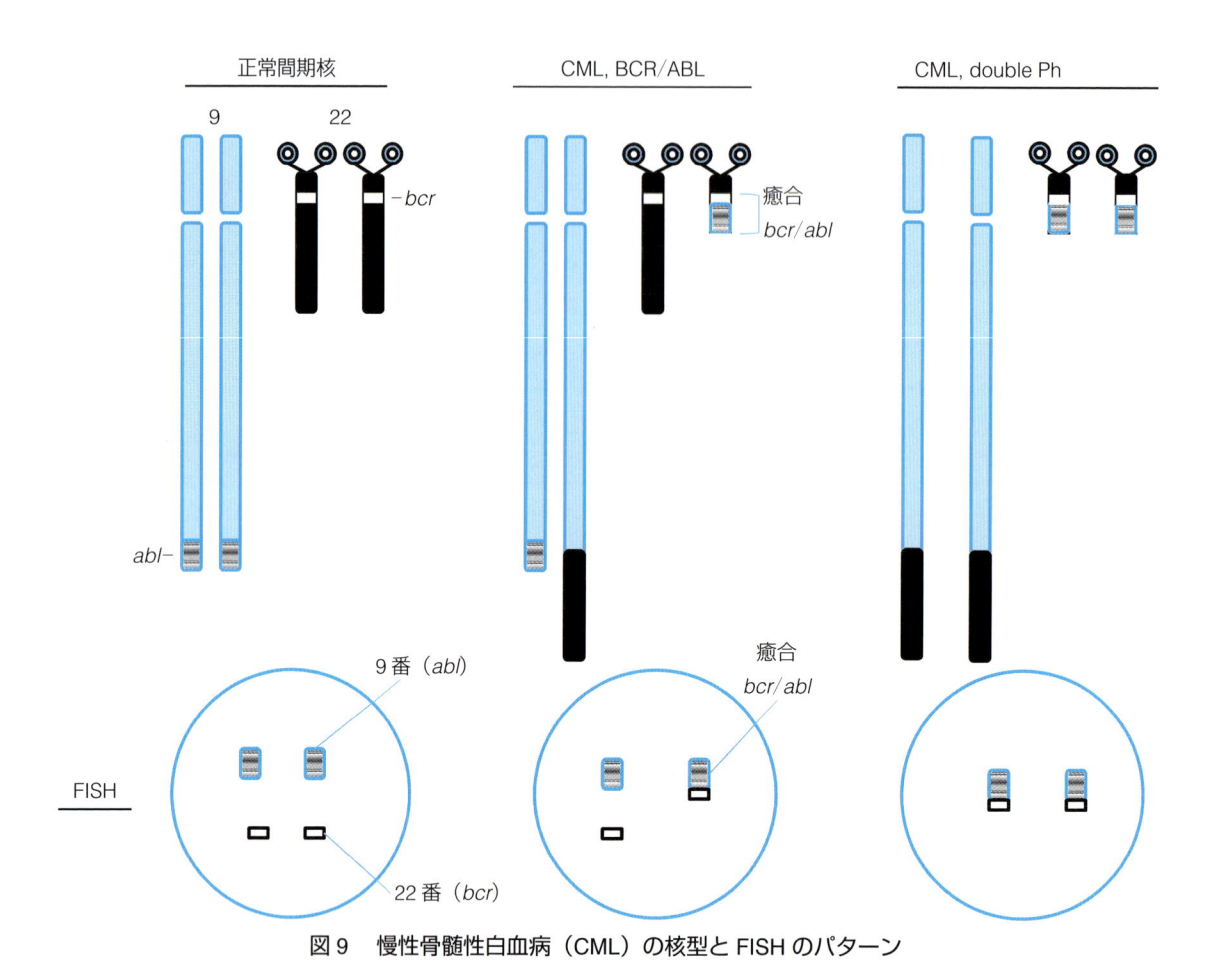

図9 慢性骨髄性白血病（CML）の核型とFISHのパターン

や転座などの増減のない再編成は検出されない．

C. マイクロアレイ解析の応用（108頁参照）

　変異，多型，大規模な遺伝子検出，発現，マッピング，配列決定が可能である．癌細胞から得られたmRNAを鋳型として逆転写酵素を用いてcDNAを作成し，蛍光標識する．アレイ上で反応させ，ハイブリダイズした各蛍光強度をスキャナーで読み取りデジタルイメージ解析ソフトウェアにより各標的遺伝子発現を数値化できる．さらに遺伝子発現を類似性に基づいて分類し，樹状図と呼ばれるツリー構造で表示する．

D. マイクロダイセクション（microdissection）法（図10）

a. 原理の概要

　膵癌やスキルス腫瘍などの間質に富んだ標本から腫瘍細胞を高比率で採取するには，試料調整にマイクロダイセクション法を用いる．細胞1,000個あたり10ng程度の全RNAが得られる．Laser captured microdissection（LCM, Arcturus）やPALM（Zeiss）が代表的な方法である．

b. 応用例

　腫瘍細胞が全体にわたって散在する場合は，レーザー補足マイクロダイセクション（LCM）が有用である．標本を透明なエチレンビニルアセテートポリマーで覆い，目的の領域に赤外線レーザーをわずかに照射する．ポリマーフィルムが粘着

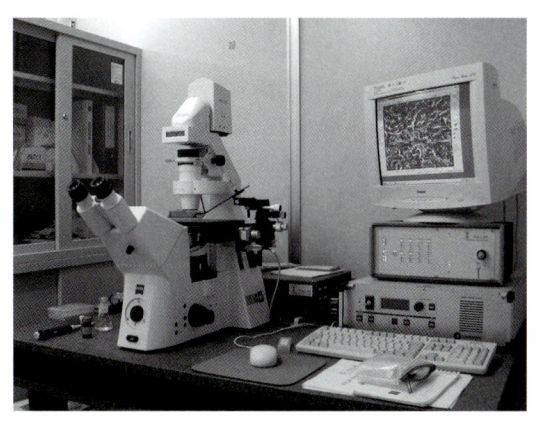

図10　マイクロダイセクション

となり照射部位の腫瘍細胞のみがフィルムに吸着する．フィルムを核酸抽出液に移し，核酸を採取する．

5. おわりに

　血液系悪性腫瘍の正確な診断には，形態，免疫染色，フローサイトメトリー，分子遺伝学的解析（転座，遺伝子再構成のためのPCRやqRT-PCR），分子細胞遺伝学解析（染色体，FISH）などが必要である．リアルタイムPCRを用いて経時的に，グリベック治療中の慢性骨髄性白血病でのBCR-ABLやカクテル療法中のAIDS患者でのHIVウイルスのコピー数の算出が必要である．皮膚へのT細胞浸潤が反応性か腫瘍性かを判定することは困難であり，TCR遺伝子再構成の検索が必要である．血液専門と非専門の病理医の診断不一致率は10～30％とされており，診断は血液，腫瘍の多職種連携チームによる検査室で行われることが望ましい．

（室橋郁生）

チェックリスト
☐マイクロサテライトの不安定性について述べよ．
☐遺伝子診断が診断，治療に有効な遺伝性の癌を述べよ．
☐癌の多段階発癌に関係する遺伝子を述べよ．
☐癌の遺伝子診断で用いられる方法を述べよ．

VI 遺伝子検査の実際

3 移植の遺伝子検査学

1. 移植における遺伝子検査の必要性

従来，移植検査の多くは免疫学的手法を用いてリンパ球や抗体の反応性を指標に行ってきた．これらの反応は蛋白質と蛋白質の反応であり，患者細胞表面の蛋白質抗原が治療等により損傷している場合などは正確な結果が得られないことも多かった．その点遺伝子検査は，治療等による影響が細胞内の核酸に及んでいないため，正確な型判定（タイピング）が可能となる．これによりドナーとレシピエント間の適合性が正確に把握でき，移植医療の向上に寄与している．

2. ヒト白血球抗原（human leukocyte antigen : HLA）

HLAはヒトの主要組織適合性複合体（major histocompatibility complex : MHC）ともいわれ，マウスのhistocompatibility-2（H-2）に相当する．HLAは第6染色体短腕部の3,400kbpに及ぶ長大な領域に展開されており，多数の相同遺伝子群によってコードされている遺伝子産物である．この領域にはほとんどの真核細胞膜の表面上に表現されているクラスI抗原（HLA-A，-B，-C）をコードしている遺伝子群と，B細胞，マクロファージ，精子などの限られた細胞にしか表現されていないクラスII抗原（HLA-DP，-DQ，-DR）をコードしている遺伝子群，さらにC2, C4, B因子などの補体成分（クラスIII抗原）をコードしている遺伝子群が密集している．これらHLA抗原の特徴の一つはその著しい多型性にあり，100以上にも及ぶ対立抗原が分類されている．

HLAの生物学的および臨床的意義は，必ずしも十分明らかにされてはいないが，移植の成否にかかわる決定的要因の1つであることは広く知られている．すなわち移植後の臓器等の定着度は，ドナーとレシピエント間のHLAの適合度によって大きく左右される．また，血小板などの成分輸血の際にもHLAの適合度が輸血効果に大きくかかわってくる．

3. HLAタイピングの原理

ドナーとレシピエント間のHLAの適合度を知るためのHLAタイピングは，移植前検査として必須の検査である．従来のHLAタイピングは，リンパ球表面のHLAと特異性既知の抗血清との反応を指標として行われてきた．しかし，多くの白血病や自己免疫性疾患患者のリンパ球のHLAは，物理的にまた化学的療法によって障害を受けていることが多く，従来の抗原抗体反応を用いた方法では判定不能となる場合がある．一方，HLA遺伝子の塩基配列を識別することを指標とするDNAタイピングでは，リンパ球表面のHLAの損傷は問題とならず，その判定に影響を及ぼすことはない．そのため，近年ではHLAのDNAタイピングが普及し，抗血清ではみつからなかった多くの新たなアレル（allele）が毎年発見されている．

4. HLAの検査方法

DNAタイピングによるHLAタイピングには表1に示すように種々のものがある．ここではその中からPCR-rSSO（reverse sequence specific oligonucleotide）法（蛍光マイクロビーズアレイ

表1　HLA検査法における各種DNAタイピング法の特徴

方 法	PCR産物の有無から分類する方法			標準DNAとの違いを検出する方法	直接塩基配列を解析する方法
	PCR-rSSO法（蛍光ビーズアレイ法）	PCR-RFLP法	PCR-SSP法	PCR-SSCP法	PCR-SBT法
原 理	色分けされたビーズごとに異なるプローブを結合させ，これにビオチン標識プライマーで増幅したPCR産物をハイブリダイズさせ，さらに蛍光標識ストレプトアビジンでラベリングし，各ビーズの発する蛍光シグナルを測定し型を判定する	PCRで増幅後，制限酵素によりPCR産物を処理する．ゲル電気泳動により酵素切断の有無を確認し型を判定する	アレルに特異的な多種のプライマーでPCR増幅後，ゲル電気泳動によりPCR産物の有無を確認し型を判定する	PCRで増幅後，熱やアルカリ処理により1本鎖DNAにし，塩基配列特異的な立体構造を形成させ，ゲル電気泳動の泳動パターンを標準DNAとの比較により型を判定する	シークエンス反応によりHLA遺伝子領域のPCR産物から直接塩基配列を決定し，既存アレルの塩基配列と照合して型を判定する
精 度	低〜高精度	低〜高精度	低〜高精度	中〜高精度	高精度
検査技術	やや煩雑	簡便	簡便	やや煩雑	煩雑
検体処理数	多い	少ない	少ない	少ない	少ない

PCR-RFLP法：PCR-restriction fragment length polymorphism
PCR-SSP法：PCR-sequence specific primer
PCR-SSCP法：PCR-single strand conformation polymorphism

法）について概説する．

フローサイトメトリー技術を利用した蛍光マイクロビーズアレイ法によるHLAタイピングは，その検査精度からHLAタイプが確定できないこともあり，その場合には高精度法のPCR-SBT（sequence based typing）法に移行して，PCR産物を直接シークエンスし塩基配列を決定している施設も多い（この方法によっても型決定されないこともある）．しかしながら，多検体処理が可能であるという利点が好まれ，近年多くの施設で導入されている．以下に蛍光マイクロビーズアレイ法の原理と検査の流れを示す（図1）．

A. 検査の流れ

a. PCR

5'末端をビオチンで標識したプライマーにより検体DNAのHLA遺伝子のエクソン領域をPCRで増幅させ，ビオチンで標識された増幅DNAを得る．

b. ハイブリダイゼーション

ビオチン標識増幅DNAをアルカリ変性処理により1本鎖DNAとし，HLAタイプに特異的な配列をもつプローブを固定したマイクロビーズにビオチン標識増幅DNAが結合する．

c. 蛍光ストレプトアビジン標識および検出

蛍光色素で色分けされている各マイクロビーズに結合している増幅DNA産物に，ビオチンを介

した蛍光標識ストレプトアビジンが結合する．この複合物を蛍光ビーズの種類（色分け）と増幅 DNA 産物の結合による蛍光を同時に識別する．増幅 DNA が結合したビーズの種類から型を判定する．

5. そのほかの移植に関係する遺伝子検査法

A. PCR キメリズム解析（short tandem repeat : STR-PCR 法）

ヒト DNA には塩基の繰り返し配列の部分が存在し，その塩基数が短い配列をマイクロサテライト（short tandem repeat : STR）と呼ぶ．繰り返し数は個人によって異なり（遺伝子多型），この多型性に富む数種類の STR の繰り返し数を検出することによって個人識別が可能となる．造血幹細胞移植後には，レシピエントとドナー由来の造血系細胞が混在するキメラ状態が形成され，このキメリズムを定量することは，移植片の生着の成否を推測する方法として有用である．

B. ヒト血小板抗原遺伝子タイピング

ヒト血小板抗原（human platelet antigen : HPA）は，血小板輸血不適合，輸血後紫斑病，新生児同種免疫性血小板減少性紫斑病等の原因となる．日本人では抗 HPA-2b 抗体が血小板輸血不適合に，抗 HPA-4b 抗体が新生児同種免疫性血小板減少性紫斑病に関与しているといわれている．

C. ヒト好中球抗原-1 遺伝子タイピング

ヒト好中球抗原-1（human neutrophil antigen-1 : HNA-1）は，輸血関連急性肺障害に関連していると考えられている．

D. 移植前後における感染症の遺伝子検査

移植前後にはサイトメガロウイルス（CMV），Epstein-Barr ウイルス（EBV），単純ヘルペスウイルス（HSV），ヒトパルボウイルス B19（HPV-B19）などの遺伝子検査が実施される．詳細は 155 頁参照．

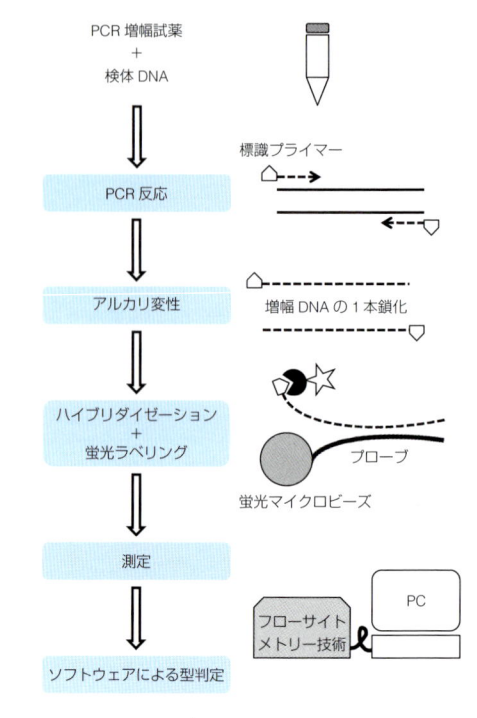

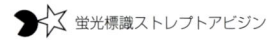

図 1　PCR-rSSO 法（蛍光マイクロビーズアレイ法）

6. HLA タイピングにおける注意点

DNA の濃度や純度は，タイピング精度の上で重要な要因のひとつである．不純物の混入や DNA の濃度が極度に薄い，あるいは濃い場合は PCR の増幅が不良であることが多く，タイピングの結果に大きく影響する．

移植医療には，通常の医療としての諸問題以外に，臓器，組織または細胞の提供者（ドナー）を必要とするという特殊性があり，それに随伴する倫理的な配慮が不可欠である（165 頁参照）．

（小松博義）

チェックリスト
□ヒト白血球抗原とは何か説明せよ．
□HLA タイピングについて説明せよ．
□PCR キメリズム解析について説明せよ．
□HLA タイピングにおける注意点を述べよ．
□PCR-rSSO 法の原理を説明せよ．

VI 遺伝子検査の実際

4　個人識別遺伝子検査（DNA 鑑定）

　個人識別のための遺伝子検査は，多型部位と呼ばれている正常個体がもつ遺伝子変異に富む部位が応用されている．ヒトのみならず動植物でも広く行われるようになってきた．なかでも検査法が簡便かつ高感度で，その方法が確立し，また当該部位の遺伝子頻度分布が明らかにされ，多型の種類が多く，分布に偏りがなく，識別力が強い部位が選択されている．特にヒトの遺伝子多型については多くの研究が進み，現在までに数百を超える多型部位の応用が可能となった．単純反復配列の反復数の違いに着目した方法が最も安定性が高く，かつ短い反復単位を有するマイクロサテライト（STR）を検出する方法が増幅感度も高いことから，一般に利用されている．本項ではほかの項と重複する一般的な検査方法については省略し，ほかの文献ではあまり触れられていない，個人識別遺伝子検査に特有の問題について解説を加えたい．

1. 歴史的背景

　ヒトの個人識別が遺伝子検査によって可能であることが初めて明らかにされたのは，1985 年，Jeffreys がミニサテライト領域の DNA 部位を発見したことによるものである．Jeffreys はミオグロビン遺伝子の近傍に 20 塩基前後の比較的短い反復単位を有する単純配列が染色体上に散在し，しかも，その反復回数が個人によって異なることも発見した．この部位の検出は，一度の検査で多数のバンドパターンが得られ，指紋に匹敵するレベルの個人特異性を検出できることが期待されたが，再現性の高い実験条件の設定が難しく，DNA 試料の変性や変質により検査結果に変動がみられることがわかってから次第に用いられなくなった．また検出されたバンドの遺伝子部位が不明であるので，解釈が難しいという問題もあった．

　現在では，遺伝子部位が明らかにされ，かつ検出感度の高い 2 ～ 6 塩基（4 塩基単位が主流）を単位とする PCR 法をマルチプレックス法として用いて多数バンドを検出する方法へと発展している．

2. 検査対象

　個人識別のための遺伝子検査は，いかなる細胞でも可能であり，いかなる細胞の部位であっても個人内における遺伝子型は同一性があることは確認されている．核の DNA 検査では，細胞核を有する細胞であれば，すべての細胞で検査が可能であることはいうまでもないが，実験によると，核構造がすでに消失した細胞，例えば皮膚の角質層や赤血球，毛幹部などでも核 DNA 検査が可能な例は存在する．これは核の構造が消失した細胞でも，化学分子としての DNA は何らかの形で細胞内に存続している可能性を示している．

　また，精液は精子を含んでいるから当然検査可能であるが，唾液や汗，尿，便などにも上皮細胞が含まれているため，検査は可能である．

　ただし，体外へと放出された細胞内の DNA は，それぞれの細胞種と環境要因との関係によって保存性が異なり，高湿度の条件や水中，細菌や汚染の強いところ，化学物質の汚染のあるところでは容易に変性してしまうことがある．DNA は

存在するが検査は不可能であったり，あるいは異なって判定されてしまう場合があることに注意する必要がある．

保存性の高い細胞としては精子や乾燥させた血痕があり，晴山事件[*1]においては放置後35年を経た精液斑からも鑑定が可能であった例がある．また，足利事件[*2]では，19年経過した精液斑でも鑑定が可能であったことから，精子はきわめて保存性の高い細胞であるといえる．

そのほか，最近の検査はきわめて高感度であることから，パラフィンブロック化した臓器片や，凍結保存された卵子や精子，移植臓器片など臨床的な応用も可能な部位は多く存在する．

[*1]：1972年，北海道で起こった連続女性暴行殺害事件．日本の再審請求裁判史上初のDNA鑑定が実施された．

[*2]：1990年，足利市で起こった幼女殺害事件．DNA再鑑定の結果，再審で無罪判決が確定した．

3. 検査方法

個人識別のための検査方法としては，現在では核DNAのSTR部位を利用した個人識別用の検査キットがライフテクノロジーズのAmpFℓSTRキットやプロメガのPowerPlex Systemとして市販されており，検査マニュアルが添付されている．この方法は16部位以上の遺伝子部位を一挙に検出できるため，すべての判定結果が得られれば，偶然の一致率を地球の全人口以下（全人口でたった1人しか存在しない）にできるとされている．

その検出器としては，従来まではポリアクリルアミドなどのゲル板を用いる方法がとられていたが，泳動されたDNAバンドの塩基配列の構造によって泳動速度が変動することが発見され，サイズ決定の誤差が生じうることが判明した（ポリアクリルアミドゲルの電気泳動法により誤判定され冤罪を生んでしまったのが，いわゆる足利事件であった）．現在では，泳動誤差を最小限にするためにキャピラリー（毛細管）電気泳動装置が組み込まれたジェネティックアナライザ等の解析装置が用いられるようになってきており，判定精度は大きく改善されている．この装置には，増幅バンドのサイズ決定から遺伝子型まで決定できるソフトウェアが組み込まれているので，わずかな誤差範囲でなら正確な判定は可能である．しかし，この装置によってもPCR増幅が不十分な試料では，不整な泳動やスタッターバンドと呼ばれる増幅エラーによる撹乱がなお生じうることは念頭においておかなければならない．

一方，上記のような核DNAではなく，PCR増幅効率の高さからミトコンドリアDNAを個人識別に用いるという方法の選択も可能である．ヒトミトコンドリアDNAではDループと呼ばれる，遺伝情報読み取り開始点前後のおよそ1,200塩基内に100カ所以上の点突然変異による多型領域が存在していることが知られており，ダイレクトシークエンス法などで検出可能である．ただし，ミトコンドリアDNAは突然変異率が核のそれより数十倍高いという報告もあり，またヘテロプラスミー（異型接合体）といって，細胞内あるいは細胞間で異なった型を有する混合体が存在することも指摘されていることから，個人識別に用いるためには現段階では，なお問題があると思われる．

4. 個人識別検査における結果の評価（DNA鑑定）

DNA検査において，型が同一という結果が得られた場合には，鑑定として検査の型の一致率を数値で表現することが求められることが多い．これについては，検査に用いた部位の遺伝子型の出現頻度をあらかじめ調べておく必要がある．これを用いれば，おのおのの遺伝子部位が独立であるという仮定の下に，複数の部位における遺伝子頻度をすべてかけ合わせることによって出現頻度を算出することができる．

A. 識別率（power of discrimination：PD）

個人識別に用いる遺伝子マーカーの精度を評価する指標．互いに血縁のない集団の中で任意の2人を選んだとき，その2人が異なった型として判定される確率のことである．この算出には，判定された型のそれぞれの遺伝子頻度をあらかじめ調

表1 父娘鑑定において，X-STR検査が合致した結果についてエッセン-メラーの式により父権肯定確率を算出した事例

	娘	父	遺伝子頻度（1）	遺伝子頻（2）	X	Y	Y/X
GATA172D	10-11	10	10=0.33	11=0.22	0.6	0.33	0.55
DXS7423	15-15	15	15=0.44	—	1.0	0.44	0.44
DXS6809	31-34	34	31=0.19	34=0.18	0.49	0.18	0.37
DXS10134	37-38	38	37=0.16	38=0.06	0.27	0.06	0.22
DXS9902	12-12	12	12=0.23	—	1.0	0.23	0.23
DXS6789	15-16	15	15=0.09	16=0.01	0.9	0.09	0.10
DXS10074	17-18	17	17=0.24	18=0.14	0.63	0.24	0.38
DXS8378	10-10	10	10=0.34	—	1.0	0.34	0.34
DXS9898	12-15	12	12=0.56	15=0.01	0.98	0.56	0.57
DXS10147	5-6	6	5=0.01	6=0.25	0.96	0.25	0.26
GATA31E	11-13	11	11=0.24	13=0.02	0.92	0.24	0.26
総合Y/X	—	—	—	—	—	—	2.2×10^{-6}
総合父権肯定確率（ω）	—	—	—	—	—	—	0.999998 (99.999%)

GATA172Dの場合には，娘からみて父親の型として矛盾しないものは10型か11型であるが，実際は10型で合致しているので，Xは0.33/(0.33+0.22)=0.6となる．一方，Yは父娘で合致した10型の遺伝子頻度なので0.33となり，Y/Xは0.55である．総合確率ではこれらすべての検査でY/Xを計算し，掛け合わせた結果に1を加え逆数をとれば父権肯定確率となる

査しておくことが必要である．

　計算方法としては，2人を検査したとき，ホモ接合体で偶然に一致する確率を足し合わせた値と，ヘテロ接合体で偶然に一致する確率を足し合わせた値を1から引いたものとなる．

$$PD = 1 - \sum_{i=1}^{n} P_i^2 - \sum_{j>i}^{n} 2(P_i P_j)^2$$

〔p_iは多型（i～j）のうちi番目のアレル頻度，nはアレル数〕

B. 父権肯定確率

　Essen-Möllerは，ある母子の組合せにおいて，父親として矛盾しない型が得られたとき，父親として肯定される確率の計算方法を1938年に考案した．その式をエッセン-メラーの式と呼ぶ．ちなみに，小松勇作が1939年に犯罪学雑誌に掲載した数式は小松の式と呼ばれてきたが，エッセン-メラーの式と全く同一で，この式を日本語で紹介したにすぎない．

　この式は母子の組合せにおける父親の型の出現頻度と，一般的な父親の型の出現頻度を比較することに着目した計算方法で，

X：問題の母子と同じ型の組合せにおいて（母子結合の確率），真の父親として矛盾しない型を有する父の集団における，父として疑われている者の型の出現頻度．

Y：一般集団における父として疑われている者の型の出現頻度．

　父権肯定確率（ω）= $X/(X+Y) = 1/(1+Y/X)$

　多くの型を組み合わせる場合には，$\omega = X_{(1\sim n)} / (X_{(1\sim n)} + Y_{(1\sim n)}) = 1/(1+Y_{(1\sim n)}/X_{(1\sim n)}) = 1/(1+X1/Y1 \times X2/Y2 \cdots X_n/Y_n)$として計算する．

　このエッセン-メラーの式は，ベイスの定理がXの計算過程に応用されているが，それとYを比較するということに着目した点に独創性があるといえる．表1に，父娘鑑定において，父権肯定確率を算出した事例を示す．

C. 両親との照合における個人識別率

親子鑑定においては，通常，母子関係は前提された上での父子鑑定が一般的であることからエッセン-メラーの式が適用できる．しかし，DNA鑑定においては検査したい対照試料が誰のものかについて対照しうる試料があらかじめ存在しないことが多く，DNA型の一致をどれほど評価すべきかについての指標を得ることが難しい場合が多い．このとき，通常使うことができるのは親子関係である．

その計算方法については，両親と子どもの型が矛盾しない組合せになったとき，両親の型はそれと矛盾しない型の一つとして子どもの遺伝子型を生みうる組合せが選択されたのであるから，その子の親として矛盾しない型を有する親が選ばれる確率はどのくらいかを考えればよい．

すなわち，両親との照合における出現確率（X）は，その子の型が真の子どもとして矛盾しない型を生みうる，両親のすべての組合せの出現頻度として算出できる．

問題となっている父親のDNA型頻度をP_{f1}－P_{f2}，母親のDNA型頻度をP_{m1}－P_{m2}，子どものDNA型頻度をP_{f1}－P_{m1}とすると，上記式は子どものDNA型がヘテロ接合体であった場合には，両親の型の入れ替えも成立することを考慮して，以下のようになる．

$$X = 2 \times \{2 \times [P_{f1} \cdot (1 - P_{f1})] + P_{f1}^2\} \times \{2 \times [P_{m1} \cdot (1 - P_{m1})] + P_{m1}^2\}$$
$$= 2 \times [2 \times P_{f1} - (P_{f1})^2] \times [2 \times P_{m1} - (P_{m1})^2]$$

また，複数の部位を検査する場合には数値をかけ合わせていけばよい．具体的な計算例をあげてみよう．

THO1という遺伝子座において，父親が7-8型，母親が6-8型で，照合したい子どもの型が6-7であったとしよう．このとき，両親と子の型は，母親から子に6型が，父親から子に7型が遺伝したとすると親子として矛盾しないことになるが，その一致率をどう評価したらいいかが問題になる．

ここで，それぞれの遺伝子頻度が$P_6 = 0.22$，$P_7 = 0.27$，$P_8 = 0.06$だったとすると計算式は以下のようになる．

P_{f1}（$P_7 = 0.27$）
P_{m1}（$P_6 = 0.22$）
P_{f2}（$P_8 = 0.06$）
P_{m2}（$P_8 = 0.06$）
$X = 2 \times [2 \times P_{f1} - (P_{f1})^2] \times [2 \times P_{m1} - (P_{m1})^2]$
$2 \times (0.47 \times 0.39) = 0.36$

このとき，子どもの遺伝子頻度6-7は$2 \times (0.22 \times 0.27) = 0.12$なので，親子照合の場合の出現頻度は，この値より大きくなり合理的であるといえる．

また，子どもがホモ接合体であった場合には，両親の型が同一である確率を引いた値で補正するほかは，同様の計算で算出できる．また，この計算方法は母と子の組合せから父親を推定する場合にも，また父と子の組合せから母親を推定する場合にも応用することができる．

（本田克也）

チェックリスト

□個人識別のための遺伝子検査の特徴について説明せよ．
□個人識別のための遺伝子検査対象物について説明せよ．
□識別率の求め方について述べよ．
□父権肯定確率について説明せよ．
□両親との照合における個人識別率の求め方を説明せよ．

VI 遺伝子検査の実際

5 細菌・ウイルスの遺伝子検査

臨床検査部門における微生物検査の目的は，感染症の原因となった微生物を検出・同定して診断の確定に必要な情報を提供するとともに，治療に有効な薬剤選択のための薬剤感受性試験を行うことである．そのため，従来から細菌感染症や真菌感染症では，血液や喀痰，尿，髄液などの検査材料（検体）を人工培地上で培養することにより，病原体を検出し，同定することが行われた．現在の培養技術では細菌や真菌のすべての病原菌が人工培養可能ではなく，検出できないものもあり，その場合には，血清学的診断法などに頼るしかなかった．ウイルスの場合には検査室レベルでのウイルスの培養は困難なため，ウイルス抗原やウイルスに対する抗体を検出することによって感染症の診断を行っていた．

しかし近年，分子生物学や遺伝子工学が急速に進歩し，特定の微生物の，その微生物にしか存在しない特異的な塩基配列や染色体DNAやRNA

表1 感染症での遺伝子検査の目的と対象病原微生物

遺伝子検査の目的	対象となる病原微生物
培養不能，培養困難な病原体の検出	らい菌，ヒト免疫不全ウイルス（HIV），ヒトパルボウイルスB19ほか
分離培養に長時間かかる病原体の迅速検出	結核菌，レジオネラ，マイコプラズマ，リケッチア，クラミジアほか
ウイルス型の判定，感染モニタリング	B型肝炎ウイルス（HBV），C型肝炎ウイルス（HCV），ヒトパピローマウイルスほか
致死的感染症のウインドウ期間[*]の経過観察，血中微生物の検出	HIV，HBV，HCVほか
臓器移植後の微生物モニタリング	サイトメガロウイルス（CMV），EBウイルスほか
病原遺伝子，薬剤耐性遺伝子の検出	腸管出血性大腸菌の志賀毒素遺伝子，腸炎ビブリオの耐熱性腸管毒素遺伝子，MRSAの*mecA*遺伝子，腸内細菌科のNDM-1遺伝子ほか
感染源や感染経路を探索するための分子疫学的調査	MRSA，緑膿菌，ロタウイルス，単純ヘルペスウイルス，インフルエンザウイルスほか
菌叢解析	腸内細菌叢，皮膚常在菌叢ほか

[*]：ウイルスに感染してから日が浅く，体内でウイルスが十分増殖していない，あるいはまだウイルスに対する抗体ができていないため，ウイルスに感染していても検査で陰性と判定される期間

の検出が可能となり，感染症の診断に広く導入されてきている．

1. 病原微生物の遺伝子検査

細菌やウイルス感染症での病原微生物遺伝子検査は，様々な目的で行われている（表1）．実際に遺伝子を検出する方法は，標識プローブ（probe）で遺伝子そのものを検出するハイブリッド形成法（hybridization），遺伝子を増幅して検出する核酸増幅法，16S rRNA遺伝子の多型を利用して菌種を同定する方法，さらに，パルスフィールドゲル電気泳動法（PFGE）を用いて疫学における菌株のタイピング解析が行われている．

A. ハイブリッド形成法（hybridization）

ハイブリダイゼーション法ともいい，配列の類似したDNAやRNAを1本鎖に変性した後，再会合させ，類似性の定量や検出を行う手法である．比較する2つの種から抽出したDNAを加熱またはアルカリ処理することで1本鎖にする．これを冷却または中性にすると相補的な1本鎖の間でA-T，G-C結合が再生する．このとき，2つの種から由来した相補的なDNA同士が結合し，ハイブリッドを作る．ハイブリッドは，双方の類似性が高いほど結合に寄与する塩基対が多いため，強固に結合している．そこで，ハイブリッドを再度加熱し，1本鎖に戻る温度を評価することで，双方のDNAの類似性を定量的に評価することができる．

B. 核酸増幅法（nucleic acid amplification test：NAT）

臨床材料に含まれる病原体の微量なDNAやRNAを検索し，検出可能な量に増やす方法である．これには，標的の核酸そのものを増幅するターゲット核酸増幅法，目的の核酸を探索するためのプローブを増殖する方法，プローブの目印として標識したシグナルを増幅する方法の3つの増幅法がある．PCR法はサーマルサイクラーを用いて高温での処理を行うが，最近，NASBA法，TMA法，LAMP法など，常温や等温で核酸を増幅する方法が開発され，実用化されている．これら等温核酸増幅法は，増幅効率がより高く測定時間が短縮され，特別な試薬や機器を必要としない．遺伝子検査を臨床検査室に導入する上での問題点であった，測定時間，操作性，特殊機器の必要性などが改善され実用化された．以下にそれら原理を示す．

a. LAMP（loop-mediated isothermal amplification）法

サーマルサイクラーを使わずに一定温度でDNAを増幅する方法である．標的遺伝子の6領域に対して4種類のプライマーを設定し，鎖置換型DNA合成酵素を利用して65℃付近の温度で反応させる．増幅産物の有無で標的遺伝子配列の有無を判定する．RNAを鋳型とする場合はあらかじめ逆転写酵素を加えてDNAと同様に反応させる．原理の詳細は，栄研化学のホームページ（http://loopamp.eiken.co.jp/）を参照．

b. TMA（transcription-mediated amplification）法

TMA法は，標的DNAの検出感度を向上させるために行う核酸増幅法の一つで，反応系に含まれるRNA合成酵素により，目的とするDNAの特異的塩基配列をRNAとして増幅する核酸増幅法である．増幅したRNA鎖に相補的な化学発光物質標識DNAプローブを用いたハイブリダイゼーション法を利用した高感度な特異的DNAの定量測定系である．臨床尿検体から淋菌やクラミジアを同時に夾雑物の影響なく高感度で検出できる．

c. NASBA（nucleic acid sequence-based amplification）法

NASBA法は，逆転写酵素，RNA分解酵素，T_7RNA合成酵素の3種の酵素を含んだ反応液に標的遺伝子に特異的なプライマーを加え，RNAを鋳型にして41℃の等温で増幅反応を行う方法である．DNA存在下でも選択的に1本鎖RNAの増幅が可能である．直接RNAを合成するため，検出感度はRT-PCR法より優れている．

C. 16S rRNA遺伝子の多型解析

細菌のrRNAは16Sと23Sの大きさの蛋白質

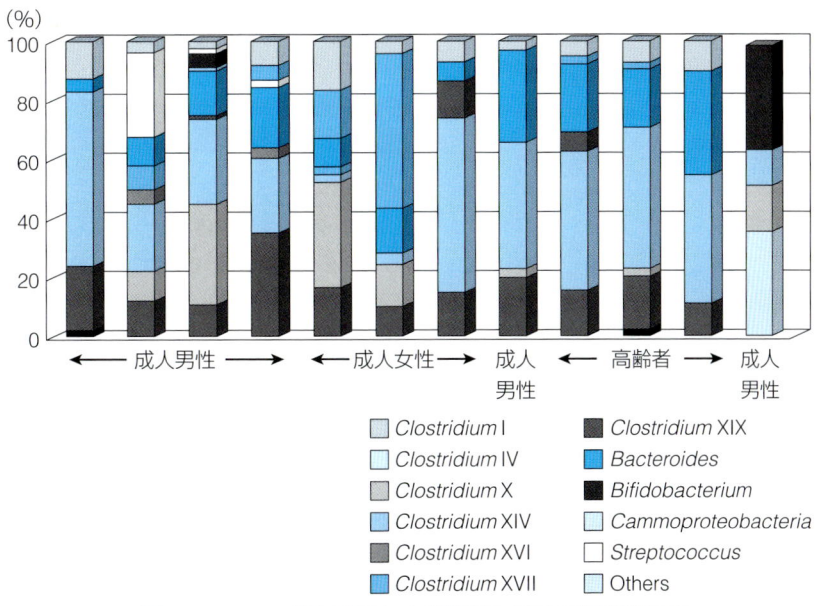

図1 T-RFLP法によるヒト糞便サンプルの細菌叢解析
(林秀謙：腸内細菌学雑誌 20：3, 2006より引用)

で構成されており，真核生物のrRNAの18Sと28Sと比べると少し小さく，抽出DNAがあれば細菌の存在を検出することができる．リボソームの小サブユニット16S rRNA遺伝子配列には保存領域と可変領域があり，可変領域は菌種に特異的な配列であるため，この領域を増幅して塩基配列を比べることにより菌種を同定することができる（クローン配列解析）．ユニバーサルプライマーを用いてPCR増幅した産物のシークエンス反応を行うのが一般的である．最近は，シークエンスを行わなくても群集解析ができる方法のDGGE法，T-RFLP法などが使われている．唾液，糞便などの臨床検体から抽出したDNA中の菌種組成を調べるとき使う方法である．

a. クローン配列解析

16S rRNA遺伝子のユニバーサルプライマーを用いてPCRにより遺伝子を増幅してクローニング後，塩基配列を決定する．この塩基配列を基に既存の16S rRNA遺伝子のデータベースから菌種を同定する．

b. DGGE（denaturing gradient gel electrophoresis）法

16S rRNA遺伝子配列の部分的な菌種による違いを濃度勾配変性アクリルアミドゲル電気泳動で検出し，既知菌種のものと比較して菌種を同定する．本法では，尿素とホルムアミドを変性剤として用いる．しかし，ゲルの作成にテクニックを要するのが難点である．

c. T-RFLP（terminal restriction fragment length polymorphysm）法

16S rRNA遺伝子配列の部分的な違いから，菌種により制限酵素の切断部位が変わることを利用する．増幅した16S遺伝子DNA断片を制限酵素で切断して電気泳動し，検出ピークの強度，位置，数などの泳動パターンを既知菌種のパターンと比較することにより菌種を同定する簡便法である．T-RFLP法およびDGGE法は，検体中の優勢種の相対的な構成比に限られるものの，検体の全体像を迅速に把握できる（図1）．

d. メタゲノム解析法

次世代型高速シークエンサーを用いて菌叢の全DNAより単一断片のライブラリーを作成し，特

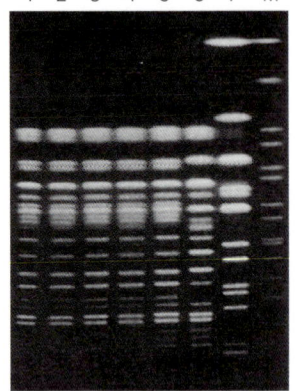

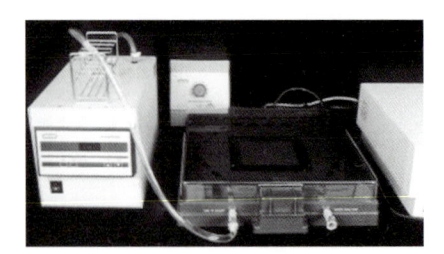

図2　出血性病原大腸菌O157のパルスフィールドゲル電気泳動パターン
大腸菌O157ゲノムを *Xba* I 制限酵素処理した後，泳動してエチジウムブロマイド染色し検出した．M：マーカー
（小笠原準ほか：病原微生物検出情報29：123-124，2008より）

異なエマルジョンPCRにより全遺伝子DNAを増幅した後，200～800bpの塩基配列を決定する．決定した高精度の大量配列について，大型コンピュータを用いて（バイオインフォマティクス，bioinformatics）16S rRNA遺伝子配列のデータ解析を行い，菌種組成を解析する．今後，個別医療の解析のオンライン化が進めば，さらに需要が高まる．

D. パルスフィールドゲル電気泳動法（PFGE）

ゲノムDNAの多型による制限酵素切断パターンの違いを利用した解析法に用いる．パルスフィールドゲル電気泳動法は，アガロースゲルの電場方向や強度を一定時間ごとに変化させ，これを繰り返すことにより，DNA分子の形態を変えて巨大な数Mb以上のDNA分子がアガロースの網目の中をすり抜けて移動し，分離する方法である（図2）．従来のアガロースゲル電気泳動法は一方向からの電場なので，大きなDNAは網目に引っかかり分離することができなかった．DNAを含む試料は，低沸点アガロースに菌細胞を包埋したプラグを作製し，そのままの状態で制限酵素処理を行ってPFGEにかける．泳動後，エチジウムブロマイド染色し紫外線ランプ下で切断パターンを検出．既知株のパターンと比較して菌株の類似性を検証する．食中毒や院内感染の菌株の特定に保健所などで広く使われている．

2. 遺伝子検査の対象となる遺伝子

細菌はその細胞内に様々な遺伝子を保有している．そのなかでもハウスキーピング遺伝子と呼ばれる菌にとって代謝に必須の遺伝子である16S rRNA，*rpoB*，*hsp65*，*dnaJ* などの遺伝子，あるいは特定の細菌のみがもつ特徴的な遺伝子領域や病原性に関与する遺伝子が検査の対象になる．表2に対象となる細菌の標的遺伝子と解析法を示す．院内感染菌のMRSA（メチシリン耐性黄色ブドウ球菌）の遺伝子 *mecA* やMDRP（多剤耐性緑膿菌）の遺伝子 *mdr* を検出し，菌種を同定する．また，培養しにくいレジオネラ菌（16S rRNA遺伝子），培養に時間がかかる結核菌（16S rRNA遺伝子），検体中に菌数がきわめて少ない出血性病原性大腸菌O157（ベロ毒素遺伝子）などの菌株の検出や感染経路の特定にも利用されている．これらの遺伝子を検出し，塩基配列等を比較すると菌種の同定や，病原菌相互の遺伝子レベルでの相関，さらには感染ルートの解明等の疫学解析が可能となる．

表2 遺伝子検査の対象となる遺伝子

解析目的	標的遺伝子	解析法
菌種の同定・診断	ハウスキーピング遺伝子（16S rRNA, 23S rRNA, rpoB, hsp70, hsp60, dnaJ） 菌種特異的遺伝子（大腸菌O157のST毒素遺伝子 stx, 薬剤耐性黄色ブドウ球菌の mecA, 多剤耐性緑膿菌の mdr, 結核菌の 16S rRNA など）	PCR法，LAMP法，TMA法，ハイブリッド形成法，16S rRNAの多型解析など
疫学的解析	細菌ゲノムDNA，ウイルスDNA，またはRNA，食中毒菌や院内感染菌の特定遺伝子，16S rRNA，rRNAオペロンのスペーサー配列，タンデムリピート配列，反復配列など	ゲノムDNAの多型解析（パルスフィールドゲル電気泳動法），遺伝子タイピング解析，菌叢解析，ハイブリッド形成法，PCR法など

3. 遺伝子検出における注意

細菌やウイルス検出の遺伝子検査では，検体として喀痰，血液，髄液など，様々な材料が用いられる．RNAはDNAに比べて非常に不安定なので，DNAとRNAのどちらを検出するかで，検体の処理が異なる．RNAを検出する場合には，以下のように検体採取からRNAの測定までを十分に注意する必要がある．

①検体採取後，できるだけ迅速に核酸の抽出を行う．
②検体を迅速に処理できない場合には，核酸の分解などを防ぐため，適切な保存液を加え，凍結保存（-20または-80℃）しておく．
③凍結保存した検体は，速やかに検査に用いるか，検査できるところへ輸送する．

遺伝子検査は非常に高感度であるので，どのような検体を用いるべきか，検体採取は適切に行われたか，などについて常に検討する必要がある．特に，核酸の汚染は，偽陽性の結果となる大きな原因である．

遺伝子検査では，あくまでも検体に目的とする遺伝子が含まれているかどうかを判断するもので，その部位に細菌やウイルスが存在していたという証明であって，生死は不明である．そのため，遺伝子が検出されても，そのまま細菌やウイルスがその感染症の原因であるとは判断できない．臨床所見や臨床経過などの多くの因子の分析等により，総合的にかつ慎重に行う必要がある．

（滝　龍雄／太田敏子）

チェックリスト
□感染症での遺伝子検査の目的と対象微生物の関係を説明せよ．
□病原微生物の遺伝子を検出する方法を3つ述べよ．
□パルスフィールドゲル電気泳動法について説明せよ．
□細菌・ウイルスの遺伝子検査の注意点を述べよ．

VI 遺伝子検査の実際

6 遺伝子データベース検索システム

　近年, ヒトやチンパンジー, 多くのモデル生物（大腸菌, 酵母, シロイヌナズナ, 線虫, ショウジョウバエ, メダカ, マウスなど）のゲノムDNAの塩基配列が決定され大量なデータが蓄積されている. これらの膨大な情報をデータベース化し, コンピュータ解析ツールを活用して, 統合的に解析することによって生物学的意義を推定し, 種々の新発見を目指すことが可能になった. バイオインフォマティクス（bioinformatics）の登場である. 本項では, 分子生物学的情報と遺伝学的情報の2つに分けて, 遺伝子配列データベースと解析ツールについて紹介する.

　まず, 表1に複数のデータベースを統合するデータベースをあげる. 初心者のための教育コースとしてNCBI minicoursesにはデータベースや解析ツールの実践的な使用方法が紹介されている. 詳細な情報, すなわち塩基配列やアミノ酸配列, 遺伝子のマップ情報, 蛋白質立体構造, 配列モチーフ, 文献情報, パスウェイマップ等はEntrez, DBGET, Ensembl, genomeUCSCなどで統合的に参照できる. 京都大学化学研究所のGenomeNetから入って, リンクされている種々のデータベースをみることができる.

1. 分子生物学的情報

A. 塩基配列

　ゲノムDNA塩基配列は米国NCBIのGenBank, 欧州EBIのEMBL, 日本のDDBJが協力してデータ収集し全世界に提供している. GenBank, EMBL, DDBJはNCBIのEntrezからもアクセスできる. UnigeneはNCBIが提供する遺伝子配列データから重複を削除したデータベースである（表2）.

B. 相同性検索（ホモロジー検索）

　塩基配列の相同性（ホモロジー）を見出すためには, BLAST, FASTA/SSEARCH, PSI-BLASTなどのツールを利用する. これらのツールはDDBJなどからダウンロードできる. BLASTで統計的に意味のある配列がみつかれば, その生物学的特徴を推定できる. PSI-BLASTで繰り返し検索し, BLAST, FASTAでは検出できなかった類似配列を検出できることがある. アラインメントのプログラムとしてClustal W, MAFFTなどはGenomeNetから利用できる.

表1　統合データベース（DB）

教育コース	NCBI minicourses	http://www-bird.jst.go.jp/minicourses/
Entrez	NCBI	http://www.ncbi.nlm.nih.gov/
DBGET/LinkDB	Genome Net	http://www.genome.jp/Japanese/
Ensembl	サンガーセンター	http://www.ensembl.org/index.html
genomeUCSC	カリフォルニア大学サンタクルツ分校	http://genome.ucsc.edu/

表2 分子生物学的情報

DNA塩基配列DB	GenBank（NCBI）	http://www.ncbi.nlm.nih.gov/
	EMBL（EBI）	http://www.ebi.ac.uk
	DDBJ（日本DNAデータバンク）	http://www.ddbj.nig.ac.jp/
蛋白質アミノ酸配列DB	UniProt	http://www.ebi.ac.uk/uniprot
ドメイン／モチーフDB	PROSITE	http://expasy.org/prosite/
	SMART（Simple Modular Architecture Research Tool）	http://smart.embl-heidelberg.de/
	Pfam	http://pfam.sanger.ac.uk/
	InterPro	http://www.ebi.ac.uk/Tools/InterProScan/
	MnM（Minimotif Miner）	http://mnm.engr.uconn.edu/
	PIR（Protein Information Resource）	http://pir.georgetown.edu
立体構造DB	PDB（Protein Data Bank）	http://www.rcsb.org/pdb/
ホモロジー検索	BLAST/PSI-BLAST	http://blast.ncbi.nlm.nih.gov/Blast.cgi
	FASTA	http://www.genome.jp/tools/fasta
	SSEARCH	http://www.ebi.ac.uk/Tools/sss/fasta/
モチーフ予測	MOTIF	http://www.genome.jp/tools/motif/
分子系統樹作成	Clustal W	http://www.ebi.ac.uk/Tools/msa/clustalw2/
マルチプルアラインメント	MAFFT（Multiple Alignment using Fast Fourier Tranform）	http://www.ebi.ac.uk/Tools/msa/mafft/
	MatrixPlot	http://www.cbs.dtu.dk/services/MatrixPlot/
	MultiDisp	http://bioinf.uta.fi/cgi-bin/MultiDisp.cgi
	MISTRAL（Multiple Structural Alignment）	http://ipht.cea.fr/protein.php
	MUSCLE（Multiple Sequence Comparison by Log-Expectation	http://www.ebi.ac.uk/Tools/muscle/index.html

C. モチーフ予測

遺伝子が作る蛋白質のアミノ酸配列は塩基配列から推定できる．通常蛋白質は複数の構造/機能に関するモチーフ/ドメインをもつ．UniProtやDDBJなどが提供するモチーフのデータベースとしてPROSITEがある．さらにPROSITE，Prints，Pfamなどを統合したInterProというモチーフ検索データベースも利用できる（表2）．モチーフ検索からは蛋白質の構造/機能の推定だけでなく，進化的考察に重要な情報を得ることもできる．

D. 分子系統樹

まず，日本の「遺伝子系統樹入門講座」を参考にするとよい．Clustal Wを用いれば，共通祖先から長い年月の間に起こった塩基置換あるいはアミノ酸置換の数を「進化距離」として算定し，それらを系統樹として表示できる．

E. 蛋白質立体構造

蛋白質の立体構造のデータは，米国RCSB，欧州EBI，大阪大学蛋白質研究所が協力して収集し，PDBとして国際的に公開している．

F. 新規遺伝子発見

原核生物のゲノムDNAシーケンスからの場合，ORF Finder（表3）を用いて，DNAの両鎖から3種ずつ計6種のORFを抽出し，BLAST検索を行って遺伝子の存在を確認する．あるいは，GeneMarkを用いて遺伝子探索をする．

真核生物のゲノムDNAシーケンスからの場合，RepeatMaskerなどを用いて反復配列をマスクし，EnsemblのGENSCANを利用し，候補遺伝子の配列を得，次にBLAST検索にかけ，遺伝子を見出す．特に，ヒトに関して詳細な解析手順は38頁参照．

G. mRNA解析

転写における選択的スプライシングのドナー，アクセプター部位の解析は，MaxEntScan，Spliceview，Spliceport，Human Splicing Finder，GeneSplicerなどで行う（表3）．mRNA

表3　遺伝子／mRNA 解析ツール

ORF 発見	ORF Finder	http://www.ncbi.nlm.nih.gov/gorf/gorf.html
遺伝子予測	GeneMark	http://opal.biology.gatech.edu/GeneMark/
反復配列マスキング	RepeatMasker	http://www.repeatmasker.org
遺伝子発見・遺伝子構造	Ensembl	http://www.ensembl.org/
EST-DB	dbEST（expressed sequence tag）	http://www.ncbi.nlm.nih.gov/dbEST
スプライシング部位	MaxEntScan	http://genes.mit.edu/burgelab/maxent/l
	Spliceview	http://zeus2.itb.cnr.it/~webgene/wwwspliceview_ex.html
	Spliceport	http://spliceport.cs.umd.edu/
	Human Splicing Finder	http://www.umd.be/HSF/
	GeneSplicer	http://cbcb.umd.edu/software/GeneSplicer/
mRNA 二次構造	mfold	http://mfold.bioinfo.rpi.edu/cgi-bin/rna-form1.cgi
	Pfold/PPfold	http://www.daimi.au.dk/~compbio/pfold
マイクロ RNADB	miRBase	http://www.mirbase.org

表4　蛋白質機能解析ツール

代謝パスウェイ	KEGG（Kyoto Encyclopedia of Genes and Genomes）	http://www.genome.ad.jp/kegg/
	BioCyc	http://www.biocyc.org/
シグナル伝達	STKE（Signal Transduction Knowledge Environment）	http://stke.sciencemag.org/cm/
	AfCS	http://www.signaling-gateway.org/molecule/maps
細胞内局在	SignalP	http://www.cbs.dtu.dk/services/SignalP/
	PSORTII	http://psort.hgc.jp/
	TargetP	http://www.cbs.dtu.dk/services/TargetP/
膜貫通ドメイン	SOSUI	http://bp.nuap.nagoya-u.ac.jp/sosui/
	HMMTOP	http://www.enzim.hu/hmmtop/
	TMpred	http://www.ch.embnet.org/software/TMPRED_form.html
蛋白質凝集	Aggrescan	http://bioinf.uab.es/aggrescan
	PASTA（prediction of amyloid structure aggeregation）	http://protein.cribi.unipd.it/pasta
	TANGO	http://tango.embl.de/
蛋白質相互作用	DIP（Database of Interacting Proteins）	http://dip.doe-mbi.ucla.edu/
	BIND	http://bind.ca/

の安定性や発現効率に影響する二次構造の予測は mfold, Pfold を用いて行う. ゲノム中には 21〜23nt ほどの短い microRNA が多数存在し, 遺伝子制御との関連で注目されているが, それらは miRBase で検索できる.

H. 蛋白質の機能

蛋白質の機能を予測するために, 代謝系, シグナル伝達, 細胞内局在, 膜貫通ドメイン, 蛋白質凝集, 蛋白質相互作用などに特化したデータベースが利用できる（表4）.

2. 遺伝学的情報
A. 遺伝性疾患

メンデル遺伝疾患は約 4,000 種類知られているが, 現在その半数の原因遺伝子が解明されている. このような疾患に関して個別に作成されている LSDB（locus-specific mutation database）は約 1,400 存在し, HGVS のウエブサイトから検索できる（表8）. これらを統合した真の CMDB（central mutation database）はいまだ存在しないが, ほとんどの疾患遺伝子を記述している OMIM や遺伝子変異を網羅した HGMD がある（表5）. 遺伝性疾患は PubMed からもキーワード

表5 疾患遺伝子変異情報

遺伝病	OMIM (Online Mendelian Inheritance in Man)	http://ncbi.nlm.nih.gov/omim http://www.omim.org
遺伝子変異	HGMD (HumanGenome Mutation Database)	htto://www.hgmd.org/
文献検索	PubMed	http://www.ncbi.nlm.nih.gov/pubmed/
統合型 LSDB	LOVD (Leiden Open Variation Database)	http://www.lovd.nl/2.0/
	UMD (Universal Mutation Database)	http://www.umd.be/
	Mutation View	http://mutview.dmb.med.keio.ac.jp/
癌関連変異	CanPredict (predicting cancer-associated mutations)	http://www.cgl.ucsf.edu/Research/genentech/canpredict/index.html

表6 遺伝子検査情報／解析ツール

臨床遺伝医学情報	いでんネット	http://www.kuhp.kyoto-u.ac.jp/idennet/
	遺伝子診断臨床応用支援機構	http://www.dhplc.jp/genetics/frame.html
	オーファンネットジャパン (Orphan Net Japan)	http://onj.jp/
遺伝子検査	GENDIA (Genetic Diagnosis Network)	http://www.gendia.net/
遺伝カウンセリング	GENETOPIA	http://genetopia.md.shinshu-u.ac.jp/genetopia/index.htm
PCR プライマー設計ツール	Primer 3	http://frodo.wi.mit.edu/primer3
制限酵素の検索ツール	NEBcutter2	http://tools.neb.com/NEBcutter2/

表7 薬理遺伝学 DB

PharmGKB	Pharmacogenomics Knowledge Base	http://www.pharmgkb.org/
PharmaADME	drug metabolizing genetic biomarkers	http://www.pharmaadme.org
CYP-allele database	Human Cytochrome P450	http://www.cypalleles.ki.se/
TP-search database	Transporter Database	http://www.tp-search.jp/

表8 癌／生活習慣病／遺伝子多型 (SNP) DB

HGVS	Human Genome Variation Society	http://www.hgvs.org/
HVP	Human Variome Project	http://humanvariomeproject.org/
遺伝子名	HuGO Gene Nomenclature Committee	http://www.genenames.org/
遺伝子変異と症状	GeneCards Database	http://www.genecards.org/
	Genatlas	http://genatlas.medecine.univ-paris5.fr/
HOWDY	Human Organized Whole Genome Database	http://howdy.biosciencedbc.jp/HOWDY/
SNP	LS-SNP/PDB	http://ls-snp.icm.jhu.edu/ls-snp-pdb
	nsSNPAnalyzer (predict disease-associated nonsynonymous SNPs)	http://snpanalyzer.uthsc.edu/
	PhD-SNP (Predictor of Human Deleterious SNPs)	http://gpcr2.biocomp.unibo.it/cgi/predictors/PhD-SNP/PhD-SNP.cgi
	PolyPhen (Polymorphism Phenotyping)	http://genetics.bwh.harvard.edu/pph2
mutation in protein	PANTHER (protein analysis through evolutionarily relationships)	http://www.pantherdb.org/
	Parepro (Prediction of amino acid replacement probability)	http://www.mobioinfor.cn/parepro/
	PMut (prediction of the pathologic character of a punctual mutation)	http://mmb2.pcb.ub.es:8080/PMut/

検索できる．統合型 LSDB としては，ファイル中心の UMD や LOVD とグラフィクスを活用する Mutation View があげられる．癌関連遺伝子変異に特化した CanPredict がある．

a. 遺伝子検査情報

国内では，いでんネット，遺伝子診断臨床応用支援機構，オーファンネットジャパン，GENETOPIA があり，欧米では GENDIA がある（**表6**）．

b. 薬理遺伝学

薬剤の効きやすさと副作用に関するバイオマーカーを検索するためには，PharmGKB，

PharmaADME, CYP-allele, TP-search などがある. ある特定の遺伝子とその疾患の薬剤の効果について遺伝型と表現型のデータを収集している (表7).

c. SNP 情報

癌や種々の生活習慣病の遺伝子多型や遺伝子発現などに関して, single nucleotide polymorphism (SNP, 一塩基多型) 情報を中心として集積したデータベースとして, LS-SNP, nsSNPanalyzer, PhD-SNP, PolyPhen, PANTHER, Parepro, PMut などがある (表8). 一方, 有用な情報は Yahoo! や Google などでキーワード検索して得られる場合も多い.

(清水淑子)

チェックリスト

□バイオインフォマティクスについて説明せよ.
□塩基配列の相同性を見出すためのツールを述べよ.
□新規遺伝子発見の手順を述べよ.
□SNP 情報を集積したデータベースを説明せよ.

VII 遺伝子検査の役割と課題

1 遺伝子研究と遺伝子医療の倫理

　ヒトの遺伝子の研究はゲノムの全塩基配列を解読するいわゆる「ヒトゲノムプロジェクト」により新しい時代に入った．ヒトゲノムプロジェクトはあくまで研究であり，その成果自体はただちに医療に導入できる性質のものではない．しかし，ゲノムプロジェクトにより開発された自動化技術や情報工学は医療の分野にいち早く取り入れられ，ヒトゲノム解読終了から約10年経過した今，その後の蓄積を踏まえゲノム解析の成果自体の臨床医学への広範な導入が模索される時期を迎えている．すなわち，「ゲノム研究」が「医療」へ導入されつつある．

　一方，遺伝という言葉には「宿命」，また，遺伝病には「不治」や「難病」といった必ずしも正確でない負のイメージがつきまとう．また，遺伝子の総体であるゲノムには，各人の顔つきや指紋が異なるように多様性がある．ゲノム中のヒトを形造る2万数千個の遺伝子のうちのわずかに十数個の多様性を調べるだけで個人を特定できる．それゆえに「究極の個人情報」ともいわれ，取扱いに強い懸念が抱かれる．「遺伝」という言葉，また個人情報としてのゲノムを取り扱うには，医学研究者また医療提供者としてどのような倫理的配慮を行うべきか，医学研究と医療という2つの異なる次元で解説する．

1. 遺伝子解析研究の倫理
A. ヘルシンキ宣言

　「ヘルシンキ宣言」（http://www.med.or.jp/wma/helsinki02_j.html）では，「人類の健康を向上させ，守ることは，医師の責務」であり，「医師の知識と良心は，この責務達成のために捧げられる」（序言2）としている．この責務は医師のみならず，看護師や臨床検査技師を含めたすべての医療提供者（以下，医療者）に課せられている．さらに「医学の進歩は，最終的にはヒトを対象とする試験に一部依存せざるをえない研究に基づく」（序言4）とし，ヒト由来の試料や実験動物を用いた様々な基礎研究による日々に積み重ねられる新たな発見や発明が，一般的医療へと発展していく過程で，臨床研究を介することが必要であることを記している．その際に臨床研究に携わる医療者に「被験者の福利に対する配慮が科学的および社会的利益よりも優先」（序言5）させることを求めている．すなわち「ジュネーブ宣言」（http://www.med.or.jp/wma/geneva.html）の「私の患者の健康を私の第一の関心事とする」を求めている．

B. ベルモントレポート

　ヘルシンキ宣言と同様にヒトを対象とした医学研究における倫理規範を定めているのが米国の通称「ベルモントレポート」である．これはタスキーギ梅毒事件等を契機として1974年に制定された国家研究法に基づく．この法によって「生物医学・行動研究における被験者保護のための国家委員会」が組織された．委員会は「人を対象とする生物医学・行動研究の実施の基礎となる基本的倫理原則を確立し，この原則に則ってそれらの研究が実施されることを確保するための準拠すべきガイドライン」を作成した．このベルモントレポートでは医学研究において考慮すべき基本的な倫理

原則として，人格の尊重（respect for persons），善行（beneficence）と正義（justice）をあげている（Part B）．この原則は遺伝子解析研究を含めすべての医学研究に適応できる．

ベルモントレポートではPart Aで「診療と研究の境界」という項目を設けて，研究（research）とは「仮説を検証し結論を導き出せるようにし，そこから一般化できる知見（それは例えば理論，原則，関係性についての言説などによって表現される）を見出す，もしくは見出す契機となるように考案された行為」であると定義している．研究とは基本的に「知の探求」である．一方，診療（practice）とは「個々の患者または診療を受ける人の福利を高めるためにのみ考案された介入で成功への期待を伴ってしかるべきもの」であり，その目的は「特定の個々人に対して診断を与え，予防的処置や治療を加えること」としている．新しい手法を診療に導入すること自体は研究ではないとしながらも，それに先立って，安全性と有効性を確立するための「臨床研究」が実施されるべきであるとしている．両者が同時に行われる場合もあるが，概念的に区別することの重要性を強調している．さらにベルモントレポートは医学研究を倫理原則に従って実行する手段としてPart Cで，インフォームドコンセント，リスクベネフィット評価，および被験者の選択について具体的に言及している．

C. 日本におけるゲノム指針

日本でも，基本的に法律により学問や研究の内容を規制することには慎重な姿勢が維持されている．さらに法的な規制は，日進月歩の科学研究に対応するには柔軟性に欠けることから倫理的な問題に関しては文部科学省や厚生労働省の「指針」，または学会の「綱領」等という形で制限されている．ヒトゲノムプロジェクトの進展に伴い，日本でも「ヒトゲノム・遺伝子解析研究に関する倫理指針」（以下，ゲノム指針）（http://www.lifescience.mext.go.jp/bioethics/hito_genom.html）が文部科学省，厚生労働省，経済産業省により2001年3月に制定され，個人情報保護法に対応する2004年の全部改正を含め3度の改正を経て現在に至っている．この指針はそれに違反したときは公的研究費の受給資格を停止するなどの実質的な罰則がある．2～3年ごとに改正されており，柔軟性の維持に努めているといえる．

「ゲノム指針」ではヒトゲノム・遺伝子解析研究を「提供者の個体を形成する細胞に共通して存在し，その子孫に受け継がれ得るヒトゲノム及び遺伝子の構造又は機能を，試料等を用いて明らかにしようとする研究」〔指針16（3）〕と定義している．指針は，「ヒトゲノム・遺伝子解析研究を対象とし，その研究に携わる研究者等に遵守を求めるもの」とし，「診療において実施され，解析結果が提供者及びその血縁者の診療に直接生かされることが医学的に確立されている臨床検査及びそれに準ずるヒトゲノム・遺伝子解析は，医療に関する事項として，今後，慎重に検討されるべき課題であり，本指針の対象としない」としている〔指針2（1）〕．倫理審査委員会は研究者が「生命現象の解明，疾病の予防，診断及び治療の方法の改善，健康の増進等」を目的とし，「社会的有益性」を確認し，「個人の人権の保障」を優先し配慮させていることを確認する（指針5）．また，それを実効あるものにする手段が尽くされていることを確認する．

D. 研究の倫理審査

具体的な研究計画においては，先行する研究の問題点や，先行する研究間の不一致，また予備的な検討での新しい知見など，研究を新たに行うに足る根拠が十分に示され，その問題点を解明しうる計画かを審査する．基本的に研究は新しい知の探求である以上，先行する研究において十分に確立されている知に関して，それを繰り返し検証するだけでは研究の要件を満たしていない．倫理審査にあたっては，書式や手続き等の形式的問題のみに拘泥することなく，研究の目的と研究計画の科学的妥当性に重点を置くべきであろう．さらに，倫理審査にあたっては当該分野の専門家のみならず，倫理・法律を含む人文・社会科学面の有識者や一般の立場の者を含むことが求められてい

る．研究者が専門的な内容を平易な言葉で解説し，専門外や市民の理解を得ることが重要となる．審査に加わる一般の立場の委員の理解を得られない研究計画や説明文書では，試料提供者や被験者の理解を得ることは到底不可能であり，インフォームドコンセントが成立しないとの認識に立つべきである．また，これは研究成果を市民へ公開する責任にもつながる点である．

2003年に厚生労働省により制定され，2度の全部改正を経た「臨床研究に関する倫理指針」（以下，臨床指針）(http://www.mhlw.go.jp/general/seido/kousei/i-kenkyu/rinsyo/dl/shishin.pdf) では，臨床研究を「医療における疾病の予防方法，診断方法及び治療方法の改善，疾病原因及び病態の理解並びに患者の生活の質の向上を目的」とし「人を対象とするものをいう」と定義している．ヒトに由来する試料を用いて遺伝子解析する研究の場合，ゲノム指針，または臨床指針のいずれかに該当するので倫理審査が必要となる．また，ゲノム指針では研究のための試料「提供者」であるが，臨床研究においては介入を伴う可能性がある「被験者」となる．

2. 医療の倫理

医療は「疾病の治療を目的」とし，医行為（または医療行為）は医師，歯科医師，看護師，臨床検査技師，そのほかの法律に基づく有資格者が行う診療，検査，処置，手術，投薬等の行為からなる．研究は「科学的な資格のある人」の手による「知の探求」を目的とし，その内容も個別である．医療には患者は存在するが，被験者や提供者は存在しない．研究では計画書に記載された事項に対し同意承諾が与えられるが，医療ではより包括的な同意承諾が与えられる．研究は新奇な手法で行われ，その成果が公表されるのに対し，医療は専門家集団のなかで妥当と考えうる方法で行われ，その結果には守秘義務が課せられる．ゲノム指針や臨床指針は基本的には研究に関する倫理指針であり，医療は基本的にその範囲外であるが，その適用の境界は曖昧である．

A. インフォームドコンセント

医療における基本的な倫理原則として米国ケネディ倫理研究所のBeauchampとChildressは，自律尊重（respect for persons : autonomy），善行（beneficence : do good），無危害（non-maleficence : do no harm），正義（justice : fair）をあげている．これらの倫理原則自体はベルモントレポートと相違なく，「患者の自由な同意の基に（autonomy），患者の治癒を目指して（do good），危険な行為を避けて（do no harm），真摯で公正な態度で（fair）に治療にあたる」ことを求めている．

医療を実施するにあたり，臨床検査を含め適切な情報を集めて病態を正確に把握し，適切な診断を行い，最も効果的な治療法を提供することが，医療提供者としての義務である．医療行為においては，手術等の侵襲の程度が高いものではインフォームドコンセントを文書化するが，日常的な侵襲の程度が軽い医療行為では文書化を必要としない場合が多い．遺伝子検査は基本的に末梢血や口腔上皮を用いる検体検査であり，検体の採取の侵襲の程度は軽い．しかし，その結果が意味するところは重く，十分なインフォームドコンセントが必要である．

現在，実用化されている遺伝子を解析する臨床検査のなかで白血病や癌の診断や経過観察に関連するもの，感染症に関するもの等は定義上ゲノム解析にあたらず「ゲノム指針」の対象外である〔ゲノム指針16（3）細則〕．これらの遺伝子検査は従来の検査に代わるものであり，より鋭敏かつ迅速に情報を提供するものであり，遺伝子を検査することの医療としての妥当性，患者への有益性が十分に確保されている．

一方，抗癌剤感受性に関する薬物代謝酵素等の遺伝子検査は「ゲノム遺伝子」を対象とするが，通常の医療介入の前提となり従来の手法では入手しえなかった有益な情報を得るものであり，医療の一部としての妥当性を有している．

B. 先進医療

「先進医療」(http://www.mhlw.go.jp/bunya/

iryouhoken/iryouhoken12/dl/index-104.pdf）は概念的に臨床研究とは区別される．先進医療とは「個人的な研究段階ではなく，学会等で評価されている新規技術」（先進医療通知・第二2）を含め「未だ保険診療の対象に至らない先進的な医療技術」（同・第一）を，経験を有する医師が「保険診療と併用」して実施することを認めるものである．すなわち臨床研究によりその有益性が確認され，「医療」へとさらに近づいた状態といえよう．実際，先進医療に含まれるいくつかの遺伝性疾患に関する「遺伝子検査」は，いずれも確立した技術といえる．しかし，この先進医療を実施する機関の要件として「倫理委員会が設置されており，届出後当該療養を初めて実施するときは，必ず事前に開催すること」と「遺伝カウンセリングの実施体制を有していること」と制限をつけ慎重な運用を求めている．遺伝性疾患において，従来の検査により明確に診断できない場合，または類似する病態との鑑別のために遺伝子検査を行い，その結果により有効な治療方針を選択できる場合には患者への有益性と妥当性は確保できる．

　しかし，遺伝性疾患で原因となる遺伝子の変異を特定できる場合でも，有効な治療の選択肢がなく治癒の可能性がきわめて低いと判明する場合，それが患者にとって益とならずストレスとなる（善行・無危害原則に反する）可能性もある．このような場合，患者には，自律原則により検査を受けない権利があることを含め，遺伝子検査の意味と重要性について十分な理解を得るための遺伝カウンセリングが必須である．

C. 遺伝カウンセリング

　現在，医療として行われている遺伝子検査では，出生前診断が興味深い倫理的問題を提起する．様々な疾患に対して種々の遺伝子または染色体を解析する出生前診断の方法が考案され，個々に長短はある．出生前診断は遺伝カウンセリング（170頁参照）とともに行われるべきものであり，いずれも妊娠中絶を前提とするものではない．しかし，「胎児」の人権を尊重し，すべての妊娠中絶に反対する立場（プロライフ）や，「障がい児」の人権を尊重する立場からは「（障がいを理由とする）中絶を選択肢として前提する出生前診断」は受け入れられないであろう．一方，不十分な社会的支援体制のなかで苦渋の選択をすることも許容されうるであろう．また中絶を母体の選択権として優先する積極的な立場（プロチョイス）もある．母体保護法のもとで一定の要件を満たす場合，妊娠中絶をほぼ自由化してきた現状との不整合を指摘することもできる．それぞれの見解は，いずれもその立脚する背景から理解しうるものであり，倫理原則の衝突といえる．一律の解決や結論は困難で，それぞれの具体的事例にそった慎重かつ丁寧なカウンセリングが必要であろう．また非常に困難な事例では病院倫理委員会の倫理コンサルテーションも必要である．医療提供者は医療技術を改善し公正に提供する社会的使命を負っている．社会が出生前診断を含めた新しい技術を医療に導入していく過程のなかでは，各自のもつ「自由と責任の範囲」と「自己と等しく相手を尊重する姿勢」という基本に戻ること，そして，それぞれの決定に至るプロセスが重要であろう．

D. 遺伝子研究と医療

　DNAは臨床検査の検体としてみたとき，確かに有益な情報を提供しうる優れた特質をもっている．「遺伝子解析」がどのような貢献を医療のなかで果たしうるのか，そのためには何が必要なのかを今一度，考察する必要がある．市民の協力を得て遺伝子解析の基盤を充実させる基礎的な研究，また遺伝性疾患にかかわる臨床研究をさらに進めることが必要であり，そのためには少なくとも「遺伝子研究」に正しい理解を得なければならない．医療が医療提供者と患者との直接の関係性のなかで患者の直面する問題に対する利益を最優先とするのに対し，遺伝性疾患の研究を含め医学研究はより長い時間軸のなかで，より広い範囲の福利を追求する．医療と医学研究はその目的が異なっているにもかかわらず，医療の進歩は医学研究に依存しており，医学研究は医療の協力なくしては成立しない．

　人のほとんどすべての形質は，生活習慣病への

罹患や肥満等の体質，またメンタリティーや知能も含めて，先天的な要素（遺伝）と後天的な要素（環境，生活習慣や教育）の両者により決まる．人の外形は先天的な要素による部分が多いゆえに親子は似た風貌をもち，人に遺伝的な差があるがゆえに，それぞれに異なる風貌をもつ．人は遺伝子の99.9％を共有しながらも，それぞれに異なるライフスタイルを選択するので異なる人生を歩む．遺伝により一義的にその人生や将来を予知することは困難であり，知恵をもつがゆえに人生や将来を切り開くことができる．地道な教育と，医療提供者と研究者が説明責任を果たすことが必要である．医療も医学研究も，患者や資料提供者/被験者の真摯な願いを託されていることを肝に銘じることが重要であろう．

（蒲生　忍）

チェックリスト
□ヘルシンキ宣言について説明せよ．
□ベルモントレポートについて説明せよ．
□遺伝子解析研究の倫理について説明せよ．
□医療と医学研究の目的の違いについて述べよ．

VII 遺伝子検査の役割と課題

2 遺伝カウンセリング

1. 遺伝カウンセリングとは

　様々な病気において，その発症要因が遺伝性であることが明らかになり，さらにその遺伝子検査ができるようになってくると「いかに，その情報を伝えるか」についての重要性が高まってくる．カウンセリングの定義は様々であるが，そのなかの一つが「助言，情報提供を通して本人が悩みを解消する援助をすること」である．カウンセリングと名前がつくものはキャリアカウンセリング，恋愛カウンセリングなどいろいろあるが，遺伝カウンセリングは，遺伝学の知識に基づいて「助言，情報提供を通して本人が悩みを解消する援助をする」ことである．本項では遺伝カウンセリングのステップと遺伝子検査の適応について述べる．

2. 遺伝カウンセリングのステップ

　遺伝カウンセリングは他科の医師からの紹介か，患者本人や患者の親族から直接カウンセリングの依頼を受けることにより始まる．以下に，遺伝カウンセリングのステップを示す．

①臨床症状および遺伝子検査から遺伝学的な診断名を決定する

　遺伝カウンセリングには正確な診断名が必須であるが，しばしば患者本人や家族においても，はっきりしない場合がある．例えば，筋ジストロフィーと診断されているが，どのタイプの筋ジストロフィーであるかが，はっきりしない場合である．遺伝カウンセリングをする場合に，筋強直性ジストロフィー（常染色体優性）と Becker 型筋ジストロフィー（X 連鎖性劣性）や Duchenne 型筋ジストロフィー（X 連鎖性劣性）では遺伝様式が異なり，予後も異なることから正確な診断名を知ることが必要となる．可能であれば患者が受診している医療機関からの詳細な紹介状があることが望ましいが，遺伝子診断がされておらず，診断が不確かな場合も多い．

　遺伝子診断が確定していない場合，臨床症状や家系情報から最も可能性が高い遺伝子について解析することになる．家族における保因者診断や家族計画については，その家系における患者自身の遺伝学的診断名が確定しない限りは，次のステップにいくことはできない．

②詳細な家系図と臨床症状に関する情報を集める

　家系図を作成することにより遺伝様式について推測が可能となり，臨床的診断と一致するかどうかについての検討もできる．家系図を作成することにより，病名と遺伝様式が矛盾しないことを確認する．もし矛盾している場合は，診断名や家系情報が正しいかどうかについて確認する．

　図 1 に Duchenne 型筋ジストロフィー家系図の例を示す．この家系の場合は両親と子どもの 2 世代の家系図であり，1 番目の子どもは性別不明で罹患していない，2 番目 3 番目は二卵性の男性で，3 番目の男性が罹患，4 番目は女性で何らかの原因で死亡しているが罹患はしていない．5 番目は男性で罹患者，6 番目は流産，7 番目は女性であるということを指す．黒く塗りつぶす場合は現在問題としている疾患（この場合は Duchenne 型筋ジストロフィー）に罹患していることを示し，そのほかの疾患（例えば，高血圧や癌など）に罹患しているようであれば，コメントとして記載する．死亡した場合には死亡年齢や死亡理由

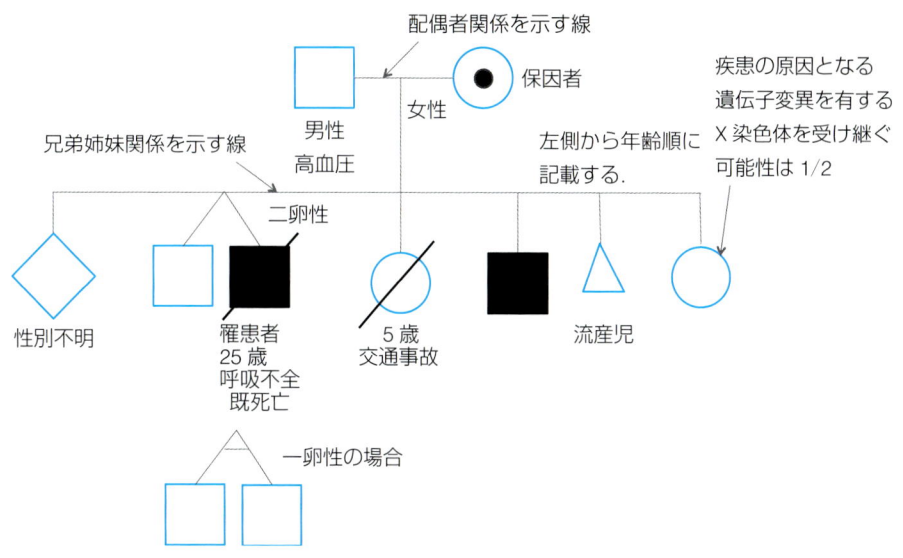

図1 Duchenne型筋ジストロフィー家系図の例

（病名等）を記入する．この場合は母が保因者であるが，黒い小さい丸を真んなかに加えることにより保因者であることを示す．

③対象となるヒトの遺伝的危険率を推定する

　例えば，図1の家系で7番目の女性が妊娠した場合，子どもがDuchenne型筋ジストロフィーに罹患する可能性について相談された場合を考えてみる．

　Duchenne型筋ジストロフィーの場合には，1/3は保因者ではない母親から突然変異により出生する．しかし家系図をみると兄2人が罹患していることから，母は保因者であると推測される．もし兄1人が罹患者の場合は突然変異により孤発する可能性もあるが，この場合は2名が罹患しているため突然変異による可能性はきわめて低い．そのため，この7番目の女性が保因者である可能性は1/2，子どもが男児でDuchenne型筋ジストロフィーに罹患する可能性は$1/2 \times 1/2 = 1/4$，女児でDuchenne型筋ジストロフィーに罹患する可能性は0，Duchenne型筋ジストロフィーの保因者となる可能性は$1/2 \times 1/2 = 1/4$ということになる．

④再発率がある程度高い場合，着床前診断，出生前診断，保因者診断など，それを回避する方法や検査を希望する場合には，どこで受けられるかを紹介する

　これらの遺伝学的検査および診断を行うにあたっては，倫理的および社会的問題を包含していることに留意する必要があり，詳細は別項（165頁参照）に譲る．多くの場合，限られた施設で，症例ごとに倫理委員会等の審査を経て行われている．

　保因者診断については胎児期の検査ではないため，受ける本人の同意のもとで行われるが，保因者であることが確定した場合などでは検査を受けた本人の将来のライフプランが大きく変わる可能性があるため，検査を受ける前の十分なカウンセリングが必要となる．

⑤上記の事柄をクライアント（カウンセリングを受けにきた人）の文化的背景，理解度を考慮しつつ，正確に伝えて，これからどうするか意思決定の援助をする

　日本は文化的背景が比較的均一であるが，理解度は個々の例によって様々である．クライアントの遺伝学的な理解を深めたうえで，指示的にならないように配慮しながらクライアントの意思決定をサポートする．ときにはカウンセラーの信条に反するような決定をクライアントがする場合もあるが，カウンセラーの基本的な態度としてはクライアントの決定を支持することが推奨される．

3. 遺伝子検査の適応

染色体やゲノムは「究極の個人情報」であるため，本人の同意なしに検査を行うことは原則できない．理解能力のある成人の場合，本人が検査の意義や意味について理解して同意すれば原則どのような遺伝子検査も受けることができる．しかし，出生後間もない乳幼児や小児は，検査の意義や意味について理解することは困難であり，本人から直接同意を得ることはできないので遺伝子検査を行うことはできない．ただし，以下の場合は保護者（親権者）の代諾により，小児の遺伝子検査を行うことができる．

①遺伝子検査によって診断を確定する場合

症状が類似するいくつかの疾患では確定診断として遺伝子検査や染色体検査が行われる．これは遺伝子（染色体）検査により診断が確定し，診断を受けた小児本人に利益があると考えられるからである．

②遺伝子検査によって検査を受けた小児本人の予後が改善する場合

ある種の癌遺伝子は乳幼児期に癌が発生する可能性があるため，遺伝子型によっては生後すぐに遺伝子検査を行うことが推奨されている．成人期発症であることが確定している場合には，原則的に本人が理解できる年齢に達してから本人に説明して同意を得たうえで遺伝子検査を行う．親が希望しても，子ども自身に利益のない遺伝子検査を行うことはできない．

4. 遺伝カウンセリングの必要性

ヒトにおいては皮膚や眼の色など容姿を決める遺伝子から，病気の発症にかかわっているものまで，どのようなゲノムの変化がどのような表現型の差（見た目の差異や病気のなりやすさなど）に関連しているかについて，すでに膨大な量の遺伝情報が一般の人にも無料でインターネットから閲覧可能となっている．

そこで遺伝情報をどのように解釈するかが問題となってくる．マスコミでも話題になったが，遺伝子検査によって「子どもの才能を評価する」「太りやすい体質かどうかについて調べる」などが手軽に行える．これらは口腔粘膜（頬を軽くブラシでこするだけ）や唾液からDNAを採取して行われることが多く，医療機関を受診することなしに郵送で検査が可能である．結果については，同じく郵送で行われる．これは，DTC遺伝学的検査（direct-to-consumer genetic testing）と呼ばれているが，これらのなかには必ずしも科学的根拠に基づいていないものも含まれている．

日本人類遺伝学会ではホームページでDTC遺伝学的検査について，以下の見解を述べている（http://jshg.jp/dtc/index.html）．

1）DTC遺伝学的検査においては，その依頼から結果解釈までのプロセスに十分な遺伝医学的知識のある専門家（臨床遺伝専門医等）が関与すべきである．
2）DTC遺伝学的検査を実施する際は関連するガイドライン等を遵守すべきである．
3）公的機関はDTC遺伝学的検査について監督する方法を早急に検討すべきである．
4）消費者が不利益を受けないように，関係者はあらゆる機会を通じて，一般市民に対し，遺伝学の基礎およびDTC遺伝学的検査について教育・啓発を行なうべきである．

としている．

現在，遺伝カウンセリングを行っているのは臨床遺伝専門医や遺伝カウンセラーであるが，絶対的な数が不足している．ゲノムや遺伝子検査の知識をもつ専門家の重要性が今後ますます高まっていくと思われる．

（野口恵美子）

チェックリスト

□遺伝カウンセリングのステップを説明せよ．
□家系図の作成方法について述べよ．
□小児の遺伝子検査を親権者の代諾によって行うことができる例を述べよ．
□遺伝カウンセリングの必要性について説明せよ．

VII 遺伝子検査の役割と課題

3 個別化医療

1. 総 論

個人の遺伝情報を利用して，ある個人に最適な予防法や治療法を選択することを個別化医療（personalized medicine，オーダーメイド医療，テーラーメイド医療）という（図1）．従来の（レディーメイド）医療では，病気の種類や重症度に応じて投薬されていたが，薬効に個人差があり，副作用が出る可能性もあった．ゲノム情報を基盤とする治療法では，投薬前から治療効果や副作用を予測できるため，安全かつ有効な治療が可能になると期待されている．また，疾患の病態が遺伝子レベルで解明され，疾患感受性遺伝子など個人の遺伝要因も明らかになってきた．生活習慣病においても20～70％は遺伝要因が関与していると考えられるため，遺伝子多型情報に基づくアプローチは，生活習慣病の予防対策にも貢献すると考えられる．また，ゲノム創薬による新薬の開発により，今後治療成績が飛躍的に向上する可能性もある．本項では個別化医療に関連する重要事項について概説する．

A. 薬理ゲノミクス

個別化医療の中で実用化が最も進んでいるのは，薬剤応答性における個人差を解析する薬理ゲノミクス（pharmacogenomics：PGx）の分野である．薬剤応答性に関連する遺伝子を解明し，最適な薬物療法を実現すること，すなわち薬が効く症例と効かない症例の遺伝子の塩基配列を比較することにより，遺伝子多型と薬剤の効果や副作用との関連を解明し，実際に個別化医療に応用するのが薬理ゲノミクスである．ある遺伝子多型が薬効

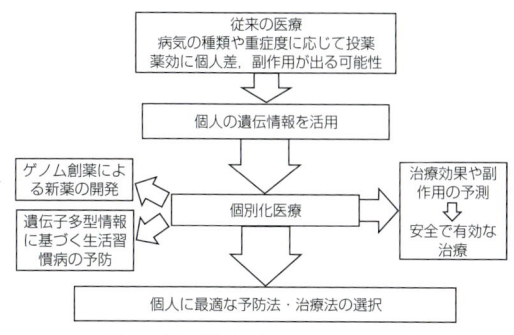

図1 個別化医療の実用化の流れ

に影響を与えることが明らかになれば，薬剤を投与する前にその遺伝子多型を解析することにより個人の体質に合わせた投与量に調節することができるため，安全かつ有効な薬物治療を行うことができる．特に薬剤の体内動態に影響を及ぼす薬物代謝酵素や薬物トランスポーターなどの遺伝子多型の解析が進められている．

B. 解析技術の発展

近年，数万個の遺伝子発現を網羅的に同時に解析できるDNAマイクロアレイや，ゲノム全領域に配置された200万個の一塩基多型（single nucleotide polymorphism：SNP）を同時に解析できるSNPチップなどによる大量の情報解析技術の発達によって個人個人における遺伝情報の相違をゲノム全域にわたり検出することが可能になった．SNPチップを用いた解析により，SNPやコピー数多型（copy number variation：CNV）をマーカーとするゲノム全領域関連解析（genome-wide association study：GWAS）が行われるようになった．生活習慣病のような多因子疾患や様々な表現型について，大規模な GWAS が世界的に急速な勢いで進行しており，米国 NIH の A Catalog of Published Genome-Wide Association Studies（http://www.genome.gov/gwastudies/）には 2011 年 5 月 26 日の時点で，GWAS に関する 888 論文，4,396 個の SNP が登録されている．また，コピー数多型についても，Database of Genetic Variants（http://projects.tcag.ca/variation/）には 2010 年 11 月 2 日の時点で 42 論文，66,741 個の CNV が登録されており，疾患との関連解析が急速な勢いで進んでいる．さらに最近では高速シークエンサーの開発により，個人のゲノムをすべて解読することが可能になった．米国では 1,000 ドルで個人の全ゲノムを解読することを目標に低コスト化が進められており，まさにパーソナルゲノム時代と呼ばれる状況になってきた．

C. 個別化医療の実現のためのゲノムプロジェクト

ヒトゲノム計画の完了に続き，白人，黒人，中国人，日本人における SNP やハプロタイプの決定およびタグ SNP（連鎖不平衡ブロックにおいて特定の SNP を調べれば残りの SNP の遺伝子型も推定できるとき，その SNP をタグ SNP という）の特定を目的とする国際 HapMap 計画（http://hapmap.ncbi.nlm.nih.gov/index.html.ja）が開始された．国際 HapMap 計画は，ヒトの疾患や薬剤に対する反応性にかかわる遺伝子を発見するための基盤を整備するプロジェクトで，2002 年に開始され，当初は 100 万個の SNP の位置や構造を解析する計画であった．2005 年に当初の目的のハプロタイプ地図が完成したため，さらに詳細なハプロタイプ地図の作成が計画され，全 SNP の 2 分の 1 にあたる 500 万個の SNP の位置情報を含む地図を作成することを目標に現在計画が進行している．

さらに，2008 年にはヒトの遺伝的多様性に関する国際研究協力プロジェクトである 1,000 人ゲノムプロジェクト（http://www.1000genomes.org/page.php）が開始された．このプロジェクトは，世界中の 1,000 人以上（目標は 2,500 人）のゲノム情報を解読し，これまでで最も詳細かつ医学的に有用なヒトの遺伝的変異情報マップを作成し，人口の 1% 以上に現れるゲノム全体に存在する変異型や，人口の 0.5% 以下に現れる遺伝子内に存在する変異型などを含むカタログを作成することを目的としている．2010 年 6 月にパイロットプロジェクトが完了し，データが利用可能になった．このプロジェクトは，人々がゲノム解析を受け，疾患のリスクや薬剤への反応を予測する個別化医療の基礎を築くものとして期待されている．

D. パーソナルゲノム時代の到来

生活習慣病に関連する遺伝因子の解明は世界的に急速な勢いで進行している．これらのアプローチは疾患の病態を解明し，個別化医療の実現に結びつくものと期待されている．個々の生活習慣病の病態において重要な役割を果たしている遺伝子が同定できれば，その遺伝子または蛋白質をターゲットにした創薬の可能性が生まれてくる．実際に疾患感受性遺伝子の多型情報に基づく創薬もすでに始まっており，その有効性が報告されている．生活習慣病の感受性遺伝子の解明は，疾患の新しい予防法や治療法を開発できる可能性を秘めており，その将来性に大きな期待が寄せられている．疾患感受性遺伝子の解明により，個人の遺伝要因に応じた疾患の新しい予防法や治療法が開発され，個人が自分のゲノムを調べ病気の予防や健康作りに役立てるパーソナルゲノム時代が到来する日も近い．

（山田芳司）

2. 薬物治療の際の個別化医療の実際

「話題の新しい医療」として，患者の薬物の代謝能力を遺伝子レベルで調べ，患者個人の体質に合った，患者にやさしい処方を提供する個別化医療について，最近の知見を提示し，さらに諸外国の現状も比較考慮して紹介する．

表1 日本人の主な薬物代謝酵素 CYP2D6 の遺伝子型と酵素活性

遺伝子多型	酵素活性
CYP2D6＊1	正常（wild type）
CYP2D6＊2	正常（wild type）
CYP2D6＊2×N	亢進（increased）
（CYP2D6＊1，＊35 を複数回コピー）	
CYP2D6＊5	活性欠損（none）
CYP2D6＊14	活性欠損（none）
CYP2D6＊10	やや低活性（impaired）
（CYP2D6＊10 と＊36 が縦に重なっている場合あり）	

CYP2D6＊5, CYP2D6＊14 は homozygote であれば，その人は活性が完全欠損（PM）．CYP2D6＊10 の homozygote の人，および CYP2D6＊10 と CYP2D6＊5 か CYP2D6＊14 との heterozygote の人はやや低活性（IM）となる．CYP2D6＊2×N〔CYP2D6＊1～＊35 を N（2～13）回重複して有する〕の homozygote か＊1 あるいは＊2 と heterozygote の人は活性が亢進

A. 向精神薬・抗癌剤治療への応用

抗癌剤や抗生物質，向精神薬などの経口薬は一般に胃や腸管からの吸収，肝臓での代謝（水酸化［OH⁻］と脱メチル化［CH₃⁻］），体内分布および排泄の薬物動態の過程を経て，その薬物血中濃度が維持される．この過程の一番重要な臨床薬理遺伝的要因は肝臓の薬物代謝酵素といわれている．

これらの薬物の治療効果は，基本的には薬物の血中濃度に相関するといわれ，その副作用も同様で，薬物血中濃度が高ければ副作用も出やすいということになる．

B. アルコール依存症などへの応用

例えば，お酒を飲める人と少量の飲酒でも顔が赤くなって気分が悪くなる人がいるように，薬にも合う（強い）人と合わない人がいる．

お酒であれば，飲めない体質だとおちょこ1杯で顔が赤くなる（代謝できない）のですぐわかるが，薬の場合は，しばらく飲んで体の調子が悪くなる（副作用）まで，その薬が体に合うかどうかわからないことがある．そこで患者一人一人について薬の代謝能（強さ）を調べ，その人に合った薬の種類，量を遺伝子情報から類推して処方するという個別化医療が必要となる．北欧諸国の一部ではすでにこのような医療が始まっている．

C. 薬物代謝酵素の活性

肝臓の薬物代謝酵素のなかでもヒト肝 CYP1A2, CYP2C9, CYP2C19, CYP2D6, CYP2E1 および CYP3A4 といったチトクロム P450 酵素群が現在医療に使われている薬物の大部分を代謝しているといわれている．人によっては，これらの遺伝子に変異があり，酵素活性が変化していれば，薬剤の代謝がうまくできない．その結果，代謝するはずの薬剤は血中に残り，副作用が出てくる．このうち今現在，明らかに薬理遺伝多型の表現型（phenotype）と遺伝子型（genotype）が一致（遺伝子型をみれば実際の酵素活性が予測可能）するのは CYP2D6, CYP2C19 などの酵素である．この CYP2D6 と CYP2C19 の2つの酵素は正常な酵素活性を示す人（extensive metabolizer：EM）と欠損を示す人（poor metabolizer：PM）が存在し，日本人において特に多くの薬物を代謝する CYP2D6 に関しては，やや低活性を示す人（intermediate metabolizer：IM）の割合が約20％，酵素活性が完全に欠損している人（PM）が約1％，逆に活性が正常型より強い活性亢進を示す（ultrarapid metabolizer：UM）人が約1％存在するといわれている（表1）．したがって，もし CYP2D6 の遺伝子型が UM タイプであれば通常は表2に示し

表2　CYP2D6によって代謝される主な薬物

ハロペリドール，リスペリドンなど	抗精神病薬
パロキセチン，フルボキサミンなど選択的セロトニン取込み阻害剤（SRI）	抗うつ薬
プロパフェノン，キニジンなど	抗不整脈剤
コミナゾール，テルビナフィンなど	抗真菌剤
メトプロロール，カルテオロールなどのβブロッカー	降圧剤
タモキシフェン，ドキソルビシンなど	抗癌剤

た薬物の代謝が亢進しているため血中濃度が上がりにくく，その薬理効果は通常の投与量では期待できず，その一方でIMやPMであれば血中濃度が上昇しすぎて，その副作用が出やすいと推測される．ただ，乳癌の抗癌剤のタモキシフェンの場合は少し複雑で，CYP2D6によって代謝されて生じた活性代謝物エンドキシフェンが抗癌作用を発揮するとされるが，IMやPMではこの活性中間代謝産物ができにくいため，この遺伝子型の患者では再発率が高いという．

このように，自分自身の薬物代謝能を知り，薬物間相互作用などの臨床薬理遺伝学知見を導入して，患者個々の血中濃度の予測をし，併用薬（複数の薬）を含めて個人にあった処方を行うことで，薬の治療効果を高めるとともに副作用の出現率を低くすることが可能になる．

今後は，代謝酵素に関して遺伝子検査をするとともに，薬物作用標的細胞の受容体やそのトランスポーターなどの遺伝子多型も総合的に解析することにより，薬剤に対するレスポンダー（薬がよく効く人）とノンレスポンダー（効きにくい人）を投薬前に予測し，薬物治療効果を上げていくことも可能となるであろう．将来的には我が国で臨床検査技師がその業務拡大として，この遺伝子検査サービスを通じて検査を行うのみならず，検査結果を主治医立会いのもとでカウンセリングも行えるようになることが期待される．

（岩橋和彦）

チェックリスト

□個別化医療について説明せよ．
□薬理ゲノミクスについて説明せよ．
□SNPチップを用いた解析の有用性を説明せよ．
□臨床薬理遺伝的要因について説明せよ．
□日本人のCYP2D6の遺伝子多型について説明せよ．
□CYP2D6によって代謝される薬物について述べよ．

資　料

遺伝子検査に関するガイドライン

1 ヒトゲノム・遺伝子解析研究に関する倫理指針
   文部科学省，厚生労働省，経済産業省
   　　　平成13年 3 月29日（平成16年12月28日全部改正）
   　　　　　　　　　　　　（平成17年 6 月29日一部改正）
   　　　　　　　　　　　　（平成20年12月 1 日一部改正）
   http://www.mhlw.go.jp/general/seido/kousei/i-kenkyu/genome/0504sisin.html

2 遺伝学的検査受託に関する倫理指針
   日本衛生検査所協会
   　　　平成13年 4 月10日（平成16年 9 月16日改正）
   　　　　　　　　　　　　（平成19年 4 月 1 日改正）
   　　　　　　　　　　　　（平成23年10月 1 日改正）
   http://www.jrcla.or.jp/info/info/dna.pdf

3 遺伝子治療臨床研究に関する指針
   文部科学省，厚生労働省
   　　　平成14年 3 月27日（平成16年12月28日全部改正）
   　　　　　　　　　　　　（平成20年12月 1 日一部改正）
   http://www.mhlw.go.jp/general/seido/kousei/i-kenkyu/idenshi/0504sisin.html

4 臨床研究に関する倫理指針
   厚生労働省
   　　　平成15年 7 月30日（平成16年12月28日全部改正）
   　　　　　　　　　　　　（平成20年 7 月31日全部改正）
   http://www.mhlw.go.jp/general/seido/kousei/i-kenkyu/rinri/0504sisin.html

5 遺伝学的検査に関するガイドライン
   遺伝医学関連学会
   　　　平成15年 8 月
   http://www.congre.co.jp/gene/11guideline.pdf

6 医療・介護関係事業者における個人情報の適切な取扱いのためのガイドライン
厚生労働省
平成16年12月24日
http://www.mhlw.go.jp/houdou/2004/12/dl/h1227-6a.pdf

7 分子遺伝学的検査における質保証に関するOECDガイドライン
OECD（経済協力開発機構）
平成19年5月10日
http://www.jba.or.jp/publish/publication/pdf/OECD%20Guideline%20QA_final.pdf

8 ゲノム薬理学を利用した治験について
厚生労働省
平成20年9月30日
http://www.pmda.go.jp/operations/shonin/outline/shinrai/file/tuchi/1_0930007.pdf

9 ファーマコゲノミクス検査の運用指針
日本臨床検査医学会，日本人類遺伝学会，日本臨床検査標準協議会
平成21年3月24日（平成21年11月2日改定）
　　　　　　　　　　（平成22年12月1日改定）
http://www.jslm.org/others/news/genomics101201.pdf

10 臨床検査を終了した検体の業務，教育，研究のための使用について
日本臨床検査医学会
平成21年12月19日
http://www.jslm.org/committees/ethic/kaikoku201002.pdf

11 医療における遺伝学的検査・診断に関するガイドライン
日本医学会
平成23年2月
http://jams.med.or.jp/guideline/genetics-diagnosis.pdf

和文索引

あ
アガロースゲル電気泳動　56, 88
アクチンリング　11
アクリルアミド　116
アデニン　15
アニーリング反応　97
アフィニティ精製　60, 119
アルカリ-SDS法　56
アルカリホスファターゼ　57, 93
アルコール依存症　175
アレル　32, 148
アンカーオリゴdTプライマー　100
アンチセンスオリゴ　48
アンチセンス鎖　15
アンチセンスプライマー　97

い
イオン交換　60
鋳型DNA　97
位相差顕微鏡　68
異質染色質　72
異数性　75, 120, 141
一塩基多型　25, 39, 106, 145
一倍体　6, 14, 38
遺伝暗号　18, 44
遺伝カウンセリング　168, 170
遺伝子異常　77
遺伝子改変マウス　63
遺伝子型　32, 123, 175
遺伝子組換え　12
遺伝子コピー数　106
遺伝子座　17, 32
遺伝子診断　170
遺伝子多型　105, 125, 150
遺伝子探索　161
遺伝子治療　39
遺伝子ノックダウン　48
遺伝子配列データベース　160

遺伝子発現異常　139
遺伝子変異　28
遺伝子マーカー　152
遺伝子マッピング　79
遺伝性疾患検索　162
遺伝性ポリポーシス大腸癌　26
インターカレーター法　105
イントロン　19, 41
インフォームドコンセント　166
インプリンティング　130

う
ウェスタンブロット法　61, 116
ウラシル　16

え
エキソサイトーシス　4
エキソヌクレアーゼ　49, 105
エクソン　19, 41, 101
エチジウムブロマイド　67
エチレンビニルアセテートポリマー　146
エッセン-メラーの式　153
エピゲノム　45
エラスチン線維　5
エレクトロポレーション　54, 63
塩基置換　23
塩基配列解析　108
エンドサイトーシス　4
エンドヌクレアーゼ　49

お
応答エレメント　23
オーダーメイド医療　173
オートファジー　4
オープンリーディングフレーム　47
親子鑑定　154
オリゴdTセルロース　53

オリゴヌクレオチド　97
オルガネラ　1

か
介在配列　19
開始コドン　19, 22
解析ツール　160
解糖系　6
回文配列　49
界面活性剤　84
カウンセラー　171
化学発光法　96
核型　73, 121
核型異常　76
核型進化　74
核酸　84
核酸増幅法　156
核小体　2, 72
核膜　2
家系分析　45
滑面小胞体　2
カドヘリン　5
カラーセレクション　51
カルノア液　67, 81, 143
癌遺伝子　44
還元分裂　13
癌抑制遺伝子　44

き
偽遺伝子　44
キシレンシアノール　90
キナクリンマスタード　71
偽妊娠マウス　63
機能獲得　29, 61
機能喪失　29, 61
基本的倫理原則　165
ギムザ染色　69, 143
キメラマウス　64

逆位　73
逆転写酵素　100
キャップ構造　22
急性骨髄性白血病　139
急性リンパ性白血病　103, 139
共役輸送　6
共焦点レーザースキャナー　109
均一染色部位　73
筋強直性ジストロフィー　35, 42, 129, 170

く

グアニジンチオシオネート　94
グアニン　15
偶発突然変異率　140
クエン酸回路　6
組換え蛋白質　59
クライアント　171
クラスⅠ抗原, クラスⅡ抗原　148
繰り返し配列　150
グルタチオンセファロース　61
クローニング　49
クローン　74
クローン配列解析　157
クロマチン　2, 6, 17
クロモマイシン A3 蛍光染色　72

け

蛍光標識　108
蛍光マイクロビーズアレイ法　148
形質転換　54
欠失　23, 73, 77
血小板輸血不適応　150
血友病　39
ゲノム暗号　44
ゲノムサイズ　41
ゲノム指針　166
ゲノムの刷り込み　35
ゲノム不安定性　140
ゲノムライブラリー　52
ゲルろ過　60

原核細胞　1
原核生物　19
減数分裂　12

こ

抗凝固剤　65
口唇口蓋裂　36
構成的核型　76
高精度分染法　72, 122
構造異常　120, 142
高速塩基配列決定法　145
コード領域　19
国際 HapMap 計画　174
極長鎖アシル-CoA 脱水素酵素欠損症　122, 126
個人識別　151
コスミドベクター　50
骨髄異形成症候群　139
骨髄細胞　65
骨髄穿刺液　66
固定処理　67
コドン　18
コヒーシン　10
コピー数多型　174
コピー数変異　25
個別化医療　173
コラーゲン線維　5
ゴルジ装置　3
コルセミド　66
コルヒチン処理　81
コロニーハイブリダイゼーション　56
混成核型　76
コンティグ　39
コンデンシン　10
コンピテントセル　54, 57

さ

サーマルサイクラー　104
サイクリン　7
サイクリングプローブ法　105
サイクル数　99

サイトプラスト　135
細胞外マトリックス　5
細胞骨格　4
細胞質体　135
細胞周期エンジン　7
細胞周期ブレーキ　8
細胞分裂　10
細胞分裂促進剤　65
細胞膜　1
サイレント変異　25
サザンブロットハイブリダイゼーション　56, 88, 130, 143
サンガー法　112
三倍体　75

し

シークエンス解析　112
色素性乾皮症　26
識別率　152
シグナル伝達　4
始原遺伝子　44
ジゴキシゲニン　77, 89
脂質ラフト　2
シストロン　18
次世代型高速シークエンサー　115, 157
質的形質　31
質量分析　48, 115
ジデオキシ法　112
自動シークエンサー　113
シトシン　15
脂肪酸β酸化系　126
姉妹染色分体　13
シャイン・ダルガノ配列　20
臭化エチジウム　90
13トリソミー症候群　121
終止コドン　19, 22
18トリソミー症候群　121
絨毛細胞　67
縦列反復配列変異　25
受精卵　1

180

出生前診断　66, 168, 171
ジュネーブ宣言　165
主要組織適合性複合体　148
受容能　54
娘細胞　14
常染色体　29, 38, 74
常染色体優性遺伝　29, 32
常染色体劣性遺伝　29, 33, 122, 125
小胞体　2
ショットガン DNA シークエンシング　40
ショットガンライブラリー　40
シリカ　85
真核細胞　1
真核生物　20
心筋肥大症　39
新生児同種免疫性血小板減少性紫斑病　150
伸長　19, 97, 109

す
水酸化バリウム　72
水素結合　15
ストレプトアビジン　150
スフィンゴ脂質　2
スプライシング　125
スリップ鎖誤対合　24

せ
制限酵素　49
制限酵素地図　54
精原細胞　65
脆弱 X 症候群　35, 122, 129
生殖細胞　12
性染色体　38, 74
セカンドメッセンジャー　4
セルフライゲーション　57
線維芽細胞　126
前駆体 mRNA　21
全血培養法　65
染色体　6, 17

染色体 FISH 法　122, 126
染色体異常　32, 36, 120, 140
染色体解析　142
染色体検査　132
染色体地図　17
染色体転座　24
染色体標本　68
染色体分染法　69
染色体分配　10
染色体歩行　39
センス鎖　15
センスプライマー　97
選択的スプライシング　106
先天性染色体異常症　76
先天代謝異常症　122
セントラルドグマ　19, 38
セントロメア　38, 42
1,000 人ゲノムプロジェクト　174

そ
造血幹細胞　103
相同組換え　24
相同性クローニング　56
相同性検索　160
相同染色体　12
挿入　23, 73
挿入欠失変異　25
増幅　77
相補性　15
粗面小胞体　2

た
ターゲッティング　63
体細胞性突然変異　138
体細胞分裂　13
ダイターミネーター法　113
大腸癌　139
大腸菌 DNA ポリメラーゼ I　91
胎盤胞　63
タイピング解析　156
対立遺伝子　32

多因子形質　32
多因子疾患　28, 36, 174
タグ融合蛋白質　118
多型　25, 148
多段階説　138
単一遺伝子病　28, 35, 136
蛋白質の機能予測　162
蛋白質立体構造　161

ち・つ
チェーンターミネーター法　112
チェックポイント制御機構　11
置換変異　77
チミジン　67
チミン　15
着床前診断　171
中心体　10
チューブリン　10
超音波診断装置　66
重複　44
ツーステップ RT-PCR 法　100
ツーハイブリッド法　60, 87

て
低張処理　67
低頻度反復配列　42
低沸点アガロース　158
定量的リアルタイム PCR　144
テーラーメイド医療　173
デオキシリボース　15
デオキシリボヌクレオシド　15
デオキシリボヌクレオシド三リン酸　112
デオキシリボヌクレオチド　15
テキサスレッド　81
テトラソミー　75
デルタデルタ Ct 法　106
テロメア　6, 38, 42
テロメラーゼ　42
転移 RNA　17, 102
展開処理　67

電気穿孔法　54
転座　73，77
転写　19
転写後修飾　22，125
転写終結配列　19
デンハルト液　92
伝令 RNA　17，53

と

動原体　6，12
糖原病 Ia 型　126
統合失調症　36
倒立培養顕微鏡　65
突然変異　23，39，47，140
ドナー　148
ドメイン　39，47
トランジション　23
トランスクリプトーム解析　108
トランスジェニックマウス　63
トランスバージョン　23
トランスフェクション　48
トリソミー　75
トリプレット　18
トリプレットリピート病　35，42，128

な・に

ナイロン膜　90
ナンセンス変異　25，126
二次元電気泳動法　116
二重らせん構造　15
2 色法　108
ニックトランスレーション法　82，91
ニトロセルロース膜　89
二倍体　6，14，38，75

ぬ・ね・の

ヌクレアーゼ　49
ヌクレオソーム　17
猫なき症候群　123
熱変性　97

能動輸送　6
ノーザンブロットハイブリダイゼーション　94，144
ノックアウト　61
ノックダウン　61

は

バイオインフォマティクス　158，160
バイサルファイト処理　132
倍数性　75，120，142
ハイブリダイゼーション　77，91，108
ハイブリッド形成法　156
配列特異的プライマー　100
パイロシークエンス法　113
ハウスキーピング遺伝子　21，158
バキュロウイルス　59
バクテリオファージ　51
派生染色体　74
発現ベクター　61
パネットの四角形　32
ハム F12　65
パルスフィールドゲル電気泳動法　158
ハンクス液　66
半数体　75
反復配列　24，42

ひ

ビオチン　77，149
ビオチン標識　82，92
比較ゲノムハイブリダイゼーション　81
非関連クローン　76
非コード領域　19
ヒストン　2，17
非働化ウシ胎仔血清　65
ヒト血小板抗原　150
ヒトゲノムプロジェクト　38，165，174
ヒト好中球抗原-1　150

ヒト白血球抗原　148
皮膚線維芽細胞　66
非メンデル遺伝様式　35
表現型　32，123，175
標識プローブ　89
標準型 21 トリソミー　120
表面プラズモン共鳴　108
ピリミジン誘導体　15

ふ

ファージベクター　50
フィトヘマグルチニン　65
フィブロネクチン　5
フィラデルフィア染色体　103
フェノール/クロロホルム法　85
フェノール/クロロホルム溶液　56，85
不完全浸透　36
複合ヘテロ接合体　29
複製　19
複製起点　50
付着末端　49
物質輸送　5
プラークハイブリダイゼーション　56
プライマー　97，100
プラスミドベクター　40，50
プリン誘導体　15
フルオログラフィー　92
フレームシフト変異　25，126，141
プレハイブリダイゼーション液　96
フローサイトメトリー　149
プロセシング　125
プロテアソーム　9
プロテイナーゼ K　84
プロテイン A　118
プロテイン G 固相化セファロース　118
プロテオーム解析　118
プロファイリング　83
プロモーター配列　19
プロモーター領域　45

ブロモフェノールブルー　90
分子系統樹　161
分離比　32

へ
平滑末端　49
β-ガラクトシダーゼ　54
β酸化　6
ヘキスト 33258　71
ベクター　50
ヘテロクロマチン　72
ヘテロ接合体　29, 32, 64, 124
ヘテロプラスミー　134
ヘパリン　65
ヘミ接合体　34, 124
ペルオキシソーム　4
ヘルシンキ宣言　165
ベルモントレポート　165
変異アレル　32

ほ
保因者診断　171
紡錘糸　10
紡錘糸チェックポイント機能　141
紡錘体　12
母系遺伝　37, 133
ポジショナルクローニング　45
ホスホジエステル結合　15
ホモ接合体　32, 64, 125
ホモプラスミー　135
ホモロジー検索　160
ポリアクリルアミドゲル　90
ポリヒドリンプロモーター　59
ポリペプチド　22
ポリメラーゼ連鎖反応　97, 144, 156
ホルムアルデヒド　94
翻訳　19

ま
マイクロアレイ解析　146
マイクロサテライト　24, 151

マイクロサテライト不安定性　141
マイクロダイセクション法　77, 146
マイトジェン　65
マキサム-ギルバート法　113
末梢血液リンパ球　65
マルチカラーFISH法　79
マルチクローニングサイト　51
慢性骨髄性白血病　103, 139, 147

み・む
ミスセンス変異　25, 125
ミスマッチ修復機構　27
ミトコンドリア　3, 39
ミトコンドリアDNA　133
ミトコンドリア遺伝子形質　32
ミトコンドリア脳筋症　136
ミトコンドリア病　36, 133
ミトコンドリアマトリックス　3
無細胞翻訳系　59
娘細胞　14

め
メタゲノム解析法　157
メチオニン　22
メチル化解析　108
メトトレキサート　67
免疫共沈降法　60
免疫グロブリン　139
免疫沈降法　117
免疫複合体　118
免疫不全症　39
メンデル遺伝病　28
メンデル形質　32

も
毛細血管拡張性失調症　122
網膜芽細胞腫　139
モチーフ　39, 47
モチーフ検索　161
モノソミー　75

や・ゆ・よ
薬剤感受性試験　155
薬剤耐性遺伝子　54
薬剤バイオマーカー　163
薬物代謝酵素　175
薬物代謝能　176
薬理ゲノミクス　173
野生型アレル　32
輸血後紫斑病　150
ユニバーサルプライマー　157
ユビキチン　9
羊水細胞培養　66
四倍体　75

ら
ライゲーション　52, 57
ラミニン　5
ランダムプライマー法　91, 100

り
リアルタイムPCR法　105, 126
リーダーペプチド　23
リスクベネフィット評価　166
リソソーム　4
リボース　16
リボソームRNA　17
リポフェクション　62
量的形質　31
リンケージ解析　143
リン酸エステル結合　52
リン酸ジエステル結合　49
リン脂質　1
臨床研究に関する倫理指針　167
隣接遺伝子症候群　24, 122
倫理審査　166

る
累積的機序　140
ルシフェラーゼ　114
ルシフェリン　114

れ

レーザー補足マイクロダイセクション　146
レシピエント　148
レディーメイド医療　173

レトロトランスポゾン　42
連結反応　52
連鎖解析　45
レンチウイルス　63

ろ・わ

ローダミン　81
ローダミン標識　82
ワンステップ RT-PCR 法　100

欧文索引

A

Affymetrix 方式　108
Ag-NOR 法　72
AGPC 法　94
Alu ファミリー　69
AML　139
Angelman 症候群　123, 131

B

BAC DNA　83
BAC アレイ　83
BAC クローン　39
BAC ベクター　50
BAP　57
Becker 型筋ジストロフィー　170
BLAST　160
Bloom 症候群　122
BrdU-ヘキスト法　72
BSG 法　72

C

CAAT ボックス　21
CBC　39
cDNA　52, 100
cDNA クローン　41
cDNA ライブラリー　41
CGH アレイ法　83, 111, 126, 132
CGH 法　81, 111, 145
CIAP　57
Clustal W　161
CO_2 インキュベーター　65
COP II 小胞　3

CpG アイランド　131
Cy3　83, 109
Cy5　83, 109
C 分染法　72

D

DAPI　73, 82
DDBJ　160
DGGE 法　157
DIG 標識　92
DMEM　65
DNA 塩基配列決定　145
DNA 鑑定　152
DNA 診断　39
DNA 損傷修復　26
DNA 損傷チェックポイント機能　12, 141
DNA タイピング　148
DNA チップ　45, 108
DNA フィンガープリント法　143
DNA ポリメラーゼ　99, 112
DNA マイクロアレイ　44, 83, 108
DNA メチル化解析　105
DNA リガーゼ　52
dNTP　112
Down 症候群　36, 120
DTC 遺伝学的検査　172
Duchenne 型筋ジストロフィー　171

E

Edwards 症候群　121
EMBL　160

ES 細胞　63

F

Fanconi 貧血　122
FASTA　160
FISH 法　77, 87, 132
FITC　81
FLAG タグ　60
Friedreich 運動失調症　129

G

G1 期　7
G2 期　7
GenBank　160
GST プルダウン法　60
GTG 法　69
GWAS　174
G バンド法　121, 143
G 分染法　69

H

HA タグ　60
His タグ　60
HLA タイピング　148
Huntington 病　35, 39, 129

I

IGF2 変異　35
in vitro transcription 法　95
IPTG　54
ISH 法　77

184

K

Kearns-Sayre 症候群　136
Klenow 酵素　91

L

L1 ファミリー　69
lac プロモーター　59
Laemmli 法　116
LAMP 法　100, 156
LB 寒天培地　58
Leber 病　39, 136
Lynch 症候群　27

M

M (mitosis) 期　7
MALDI-TOF MS　115
MCS　51
MDRP　158
MELAS　136
MERRF　136
microRNA　44
Miller-Dieker 症候群　123
MLPA 法　126
MOPS　94
mRNA　17, 53
MRSA　158
multiplex-FISH 法　77, 145
myc タグ　60

N

NADH 脱水素酵素　136
NASBA 法　156
NCBI　160
NMR　48
non-coding RNA　44
NOR 分染法　72

O・P・Q

ORF　47
ORF Finder　161
Parkinson 病　47
Patau 症候群　121
PCR-rSSO 法　148
PCR-SSCP 法　144
PCR-SBT 法　149
PCR 法　97, 144, 156
PDB　161
PFGE　156
Ph 染色体　139
Prader-Willi 症候群　35, 123, 130
PROSITE　161
PSI-BLAST　160
Q 分染法　71

R

rec 遺伝子　54
RFLPs　143
RNase　85
RNaseH 活性　100
RNase プロテクションアッセイ法　144
RNA 干渉　48, 62
RNA スプライシング　22
RNA ポリメラーゼ　19, 63
RPMI1640　65
rRNA　17, 102
rRNA 遺伝子　72
RT-nested PCR　103
RT-PCR 法　100, 139, 144
R 分染法　72

S

S (DNA synthesis) 期　7
S1 マッピング法　144
SDS-PAGE　59, 116
shRNA　63
siRNA　48, 62
SKY 法　73, 145
SNP　25, 39, 106, 145
SNP アレイ法　126
SNP 解析　108
SNP 情報　164
SNP タイピング　105
SNP チップ　173
SOB　57
SP6　95
SPR　108
SSC　92
SSCP　145
Stanford 方式　108
STR-PCR 法　150

T

T-RFLP 法　157
T3 RNA ポリメラーゼ　95
T4 リガーゼ　57
Taq DNA ポリメラーゼ　97, 105
TaqMan プローブ法　105
TATA ボックス　21
TA ベクター　57
TMA 法　100, 156
Tm 値　99
tRNA　17
Turner 症候群　121
two-hit theory　139
T 細胞受容体　139

W

WGS　39
Williams 症候群　123
wolf-Hirschhorn 症候群　123

X

X-gal　54
X 線回折　48
X 染色体　34, 121
X 連鎖遺伝　29, 34, 124, 129
X 連鎖劣性遺伝病　124

Y

YAC ベクター　50
Y 染色体　121
Y 連鎖遺伝　34

メディカルサイエンス遺伝子検査学

2012年2月10日　発行
2018年4月　1日　第一版3刷

編　　集　有波忠雄・太田敏子・清水淑子・
　　　　　福島亜紀子・三村邦裕

発　行　者　菅原律子

発　行　所　株式会社　近代出版
　　　　　〒150-0002　東京都渋谷区渋谷 2-10-9
　　　　　電話：03-3499-5191　FAX：03-3499-5204
　　　　　E-mail：mail@kindai-s.co.jp
　　　　　URL：http://www.kindai-s.co.jp

印刷・製本　シナノ印刷株式会社

ISBN978-4-87402-178-1　　　　　　©2012 Printed in Japan

JCOPY〈(社)出版者著作権管理機構委託出版物〉
本書の無断複写は、著作権法上での例外を除き禁じられています。本書を複写される場合は、そのつど事前に(社)出版者著作権管理機構（電話 03-3513-6969, FAX 03-3513-6979, e-mail：info@jcopy.or.jp）の許諾を得てください。